湖南民族医学史

田华咏　滕建卓　田　菂　编著

中医古籍出版社

图书在版编目（CIP）数据

湖南民族医学史/田华咏编著. -北京：中医古籍出版社，2009.2

ISBN 978-7-80174-664-1

Ⅰ.湖… Ⅱ.田… Ⅲ.少数民族-民族医学-医学史-湖南省 Ⅳ.R-092

中国版本图书馆 CIP 数据核字（2008）第160916号

湖南民族医学史

田华咏　滕建卓　田　菂　编著

责任编辑　伊广谦
封面设计　天水工作室
出版发行　中医古籍出版社
社　　址　北京东直门内南小街16号（100700）
印　　刷　**北京亚太印务有限公司**
开　　本　850mm×1168mm　1/32
印　　张　10.125　彩插4页
字　　数　257千字
版　　次　2009年2月第1版　2009年2月第1次印刷
书　　号　ISBN 978-7-80174-664-1
定　　价　18.00元

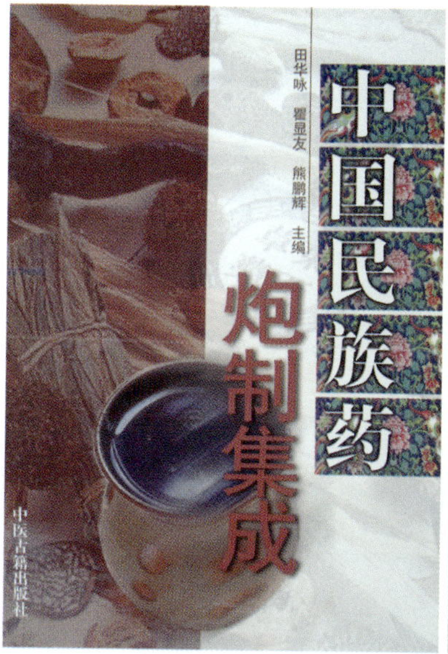
中国民族药
炮制集成
田华咏 瞿显友 熊鹏辉 主编
中医古籍出版社

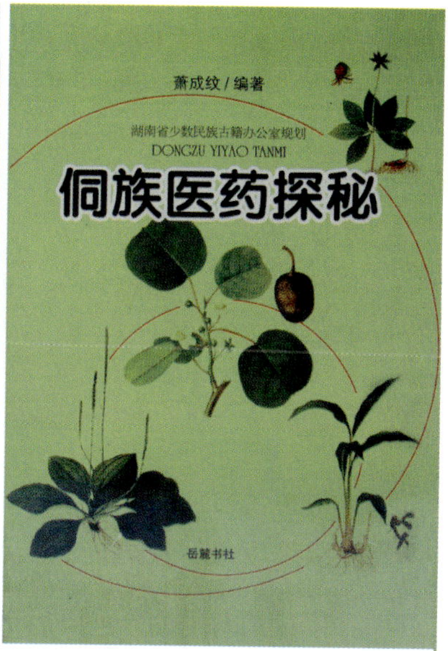
萧成纹 / 编著
湖南省少数民族古籍办公室规划
DONGZU YIYAO TANMI
侗族医药探秘
岳麓书社

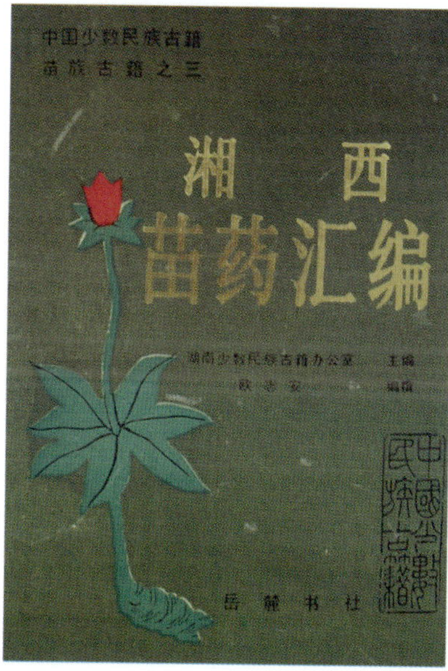
中国少数民族古籍
苗族古籍之三
湘西
苗药汇编
岳麓书社

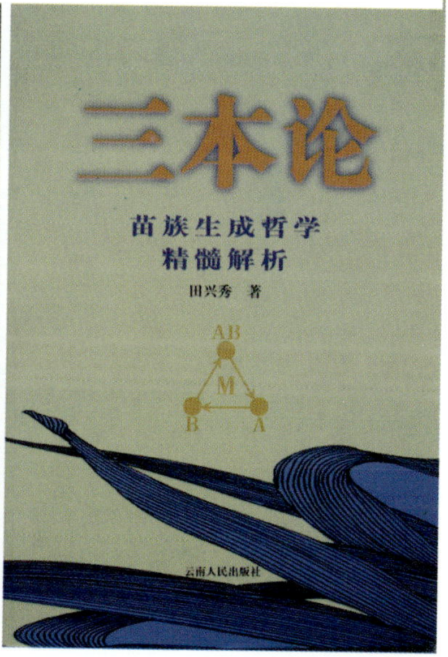
三本论
苗族生成哲学
精髓解析
田兴秀 著
AB
M
B
A
云南人民出版社

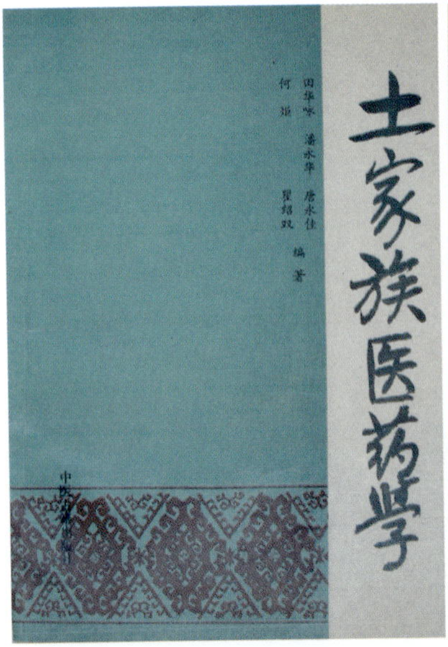
土家族医药学

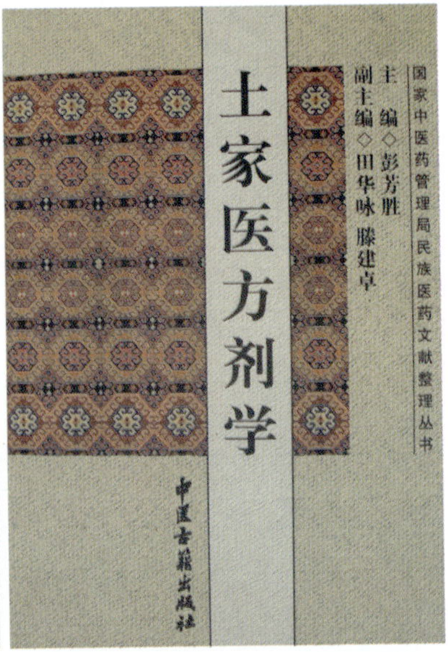
国家中医药管理局民族医药文献整理丛书
土家医方剂学
主　编◇彭芳胜
副主编◇田华咏　滕建卓
中医古籍出版社

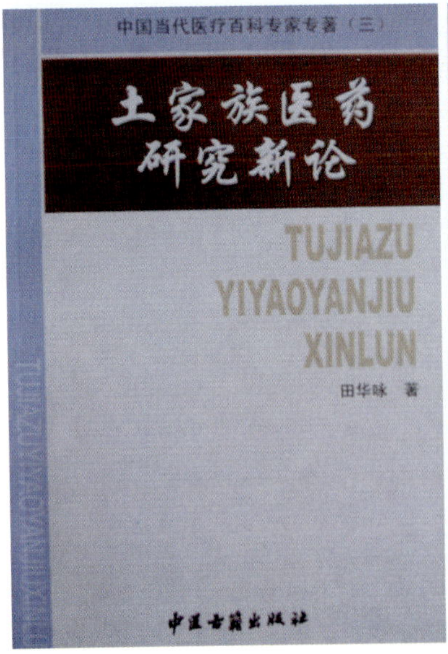
中国当代医疗百科专家专著（三）
土家族医药
研究新论
TUJIAZU
YIYAOYANJIU
XINLUN
田华咏　著
中医古籍出版社

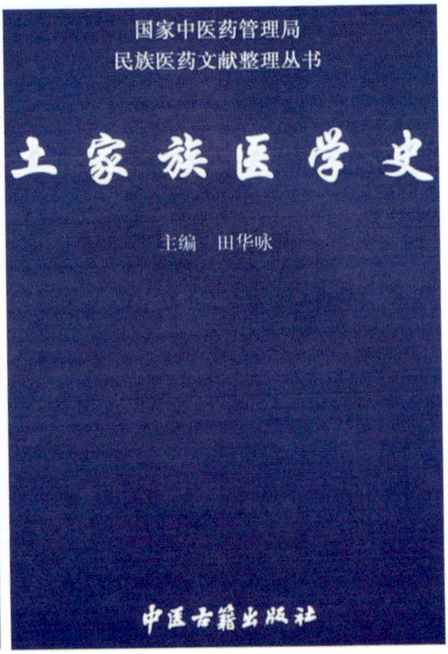
国家中医药管理局
民族医药文献整理丛书
土家族医学史
主编　田华咏
中医古籍出版社

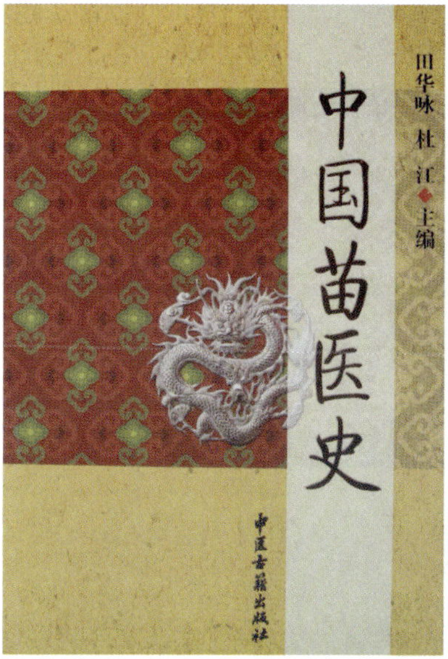
中国苗医史
田华咏 杜江◆主编
中医古籍出版社

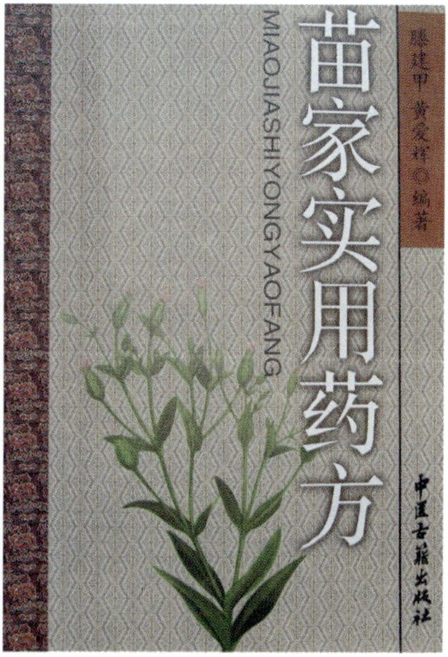
苗家实用药方
MIAOJIASHIYONGYAOFANG
滕建甲 黄爱祥◎编著
中医古籍出版社

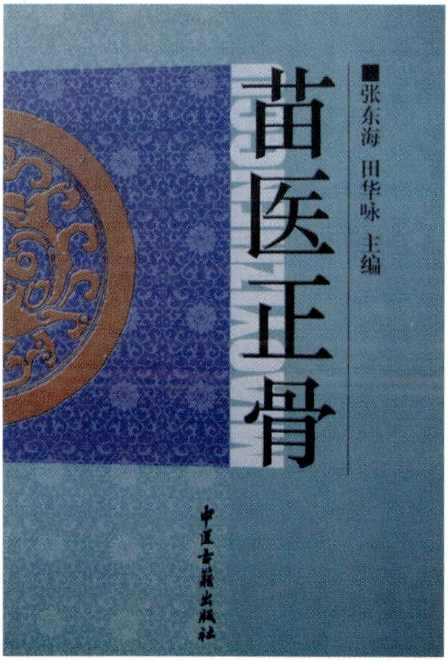
苗医正骨
■张东海 田华咏 主编
中医古籍出版社

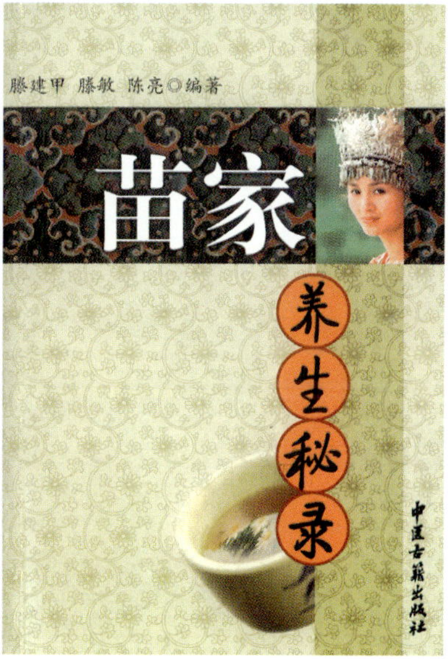
滕建甲 滕敏 陈亮◎编著
苗家
养生秘录
中医古籍出版社

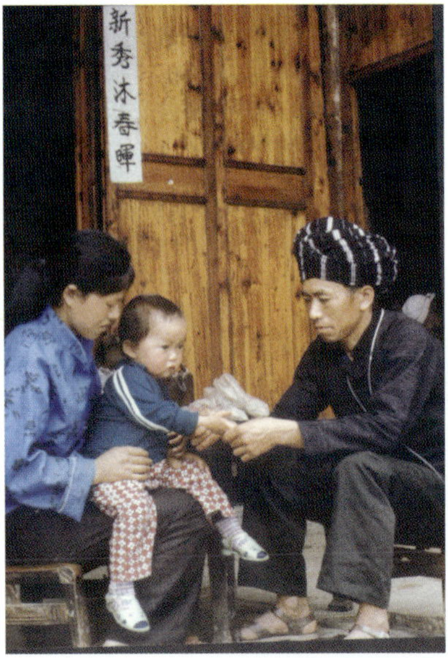
新秀沐春暉

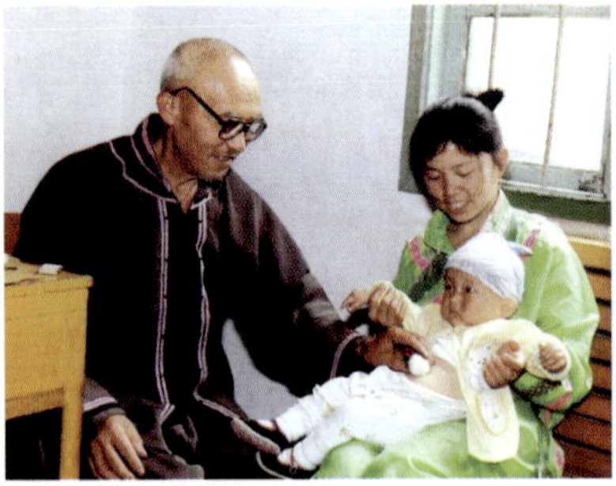

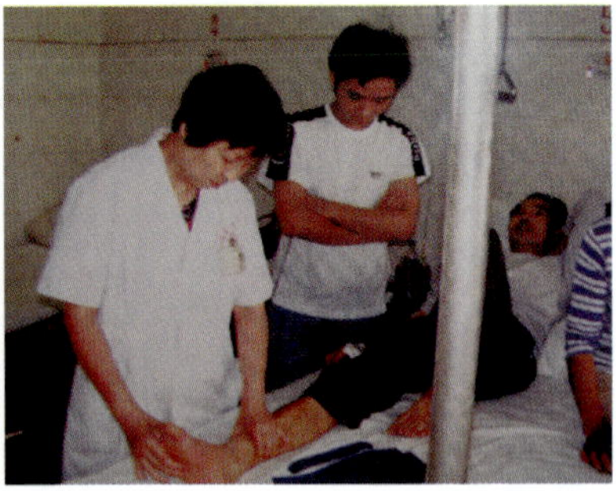

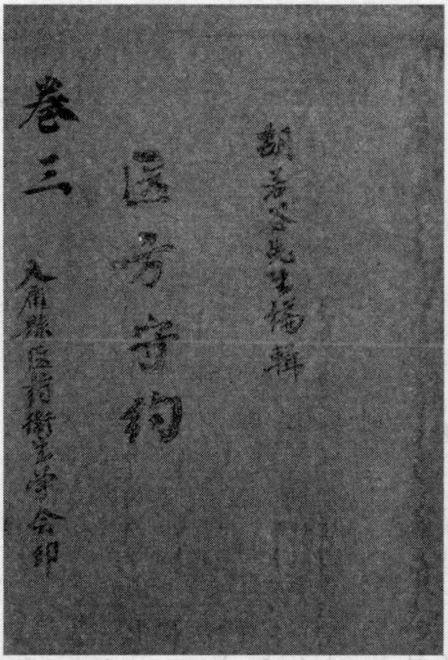
卷三
大庸縣醫藥衛生學會印

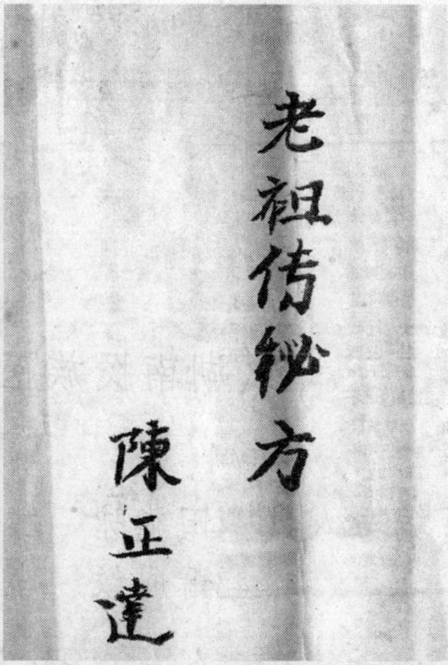
老祖传秘方
陳正達

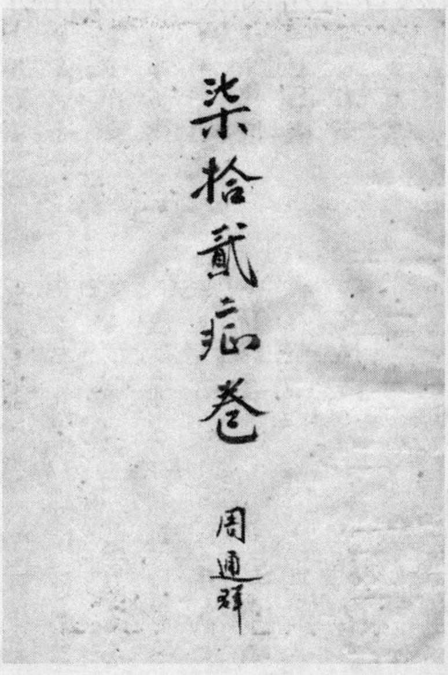
柒拾貳症卷

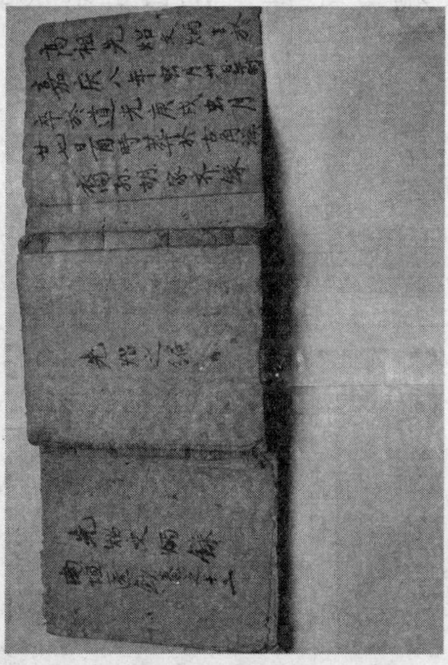

《湖南民族医学史》编写组

编写人员　田华咏　滕建卓　田　菂
　　　　　萧成纹　李如海　张元忠

编写单位　湘西土家族苗族自治州民族医药研究所

前　言

湖南省是我国少数民族大省，少数民族55个，近700万人口，排在祖国大陆31个省市自治区少数民族人口数的第6位。民族自治区域较大，有一个民族自治州，7个民族自治县，99个民族乡。湖南民族医药历史悠久，可追溯到五、六千年前神农“尝百草，疗民疾”的神话传说时代的早期湖湘民族医药文化之源。湖南省民族医药资源丰富，省内四大主要世居少数民族都有自已的传统医学，即土家族医学、苗族医学、侗族医学、瑶族医学，是我国民族医学的重要组成部分。2006年12月5日，国家中医药管理局发布通告，将土家医、苗医、侗医、瑶医同国内藏医、蒙医、维吾尔医、傣医、壮医、朝医、彝医、回医、哈萨克医、布依医、羌医共15种民族医定为“已经设置民族医医院的民族医”。由此可见土家医、苗医、侗医、瑶医在我国民族医药中的地位。

20多年来，湖南省民族医药工作者对省内土家族、苗族、侗族、瑶族、白族等主要世居少数民族传统医药进行发掘、收集、整理研究，取得了显著的成效。值得一提的是，湖南苗族医药研究始于上世纪70年代，在国内率先开展；土家族医药及侗族医药研究系统深入，在学术上有较高建树，湖湘民族医药得到国内同行认可。最近，湖南省湘西自治州和怀化市通道侗族自治县被中国民族医药学会确定为我国土家族医药和侗族医药的学术牵头单位。

鉴于湖湘民族医药的悠久历史、丰富资源、特色特技及临床活力，有必要对湖南省民族医药发展历史进行整理研究。2004年，我们向湖南省中医管理局申报了《湖南省民族医药发展史研究》项目，并获立项资助。经过3年广泛调查，多方收集资料和系统整理研究，于2006年10月完成科研课题，其成果通过鉴定，并获2007年度湘西土家族苗族自治州科技进步一等奖。这本《湖南民族医学史》就是在《湖南省民族医药发展史研究》成果材料上编著而成的。

本书共十章，25万字。各章分别介绍了湖南少数民族概况，湖南土家族医药发展史、湖南苗族医药发展史、湖南侗族医药发展史、湖南瑶族医药发展史、湖南白族医药发展史、湖南民族药资源、湖南省民族医药研究成果、湖南省民族医药学术团体及学术交流、湖南省民族医药历史人物等。

本书编写中最大的遗珠之憾，是未能将散居在我省的回族、壮族、维吾尔族等人数较少的兄弟民族传统医药收入书中。究其原因，主要是广西壮族自治区黄汉儒先生主编出版了《壮族医药史》；宁夏回族自治区单于德先生主编出版了《回族医药学简史》；有关维吾尔族医药发展史，新疆自治区维吾尔医学有系列专著。故对上述医药历史的研究不敢造次，所以本书未收载这几个民族医药历史的真正原因基于上述。关于土家族、苗族医药发展史研究，近20年来笔者用了较多的时间和心血进行探讨和研究。2005年主编出版了《土家族医学史》，2008年主编出版了《中国苗医史》。在编写《湖南民族医学史》中的土家族医药史、苗族医药史时有所借鉴和参考。目前，国内尚未出版侗族医学史、瑶族医药史、白族医药史，在编著这三个民族医药发展历史时，可供借鉴的资料不多，只能最大限度地用手头调研资料及参考相关学术资料，故书中史料显得不够充实，尚待以后深入研究，收集资料，以充实湖南主要世居少数民族医药发展史料，使这本《湖南民族医学史》起到借鉴历史，造福未来，为各民族健康贡献力量的作用。

田华咏

戊子年六月初六于湘西吉首

目　录

绪论

一

湖南省是我国少数民族人口较多的省份，占全国少数民族人口总数的6.18%，在祖国大陆31个省、市、自治区中居第六位。湖南省西部是土家族、苗族、侗族、瑶族、白族等主要世居少数民族居住地。据2000年全国第五次人口普查统计，湖南省有少数民族55个，实现了56个民族三湘大团圆。少数民族人口657.53万人，占全省总人数的10.21%，其中土家族263.95万人，苗族192.15万人，侗族84.21万人，瑶族70.46万人，白族12.56万人，回族9.74万人，壮族2.36万人。少数民族主要居住在湖南西线的湘西北、湘西及湘西南一带的1个自治州、7个自治县、近100个民族乡，以及其它享受民族自治地方优惠政策待遇的县区。湖南少数民族呈小聚居、大分散态势，全省少数民族居住地面积占全省总面积的28%。大湘西的武陵山区，被称为中国的“第三后花园”，是最适合人类居住的地区之一。

二

湖南民族医药文化历史悠久，可追溯到神农氏“尝百草，以疗民疾”的5~6千年前。相传炎帝神农氏早年活动在五溪一带。晋《伏滔集·习凿齿论青楚人物》载：“神农生于黔中。”沅湘一带历史上称黔中郡，其治所在沅陵。据近代考证，沅陵县盘古乡境内有“神农洞”，沅陵山三角坪附近有“神农庙”。在沅陵民间有许多关于神农在此居住或活动的传说故事。在以沅陵为中心的五溪一带，各地也建有先农坛、神农庙，以祀神农。还在五溪一带的洪江高庙、会同县连山等地出土了相关神农氏族图腾的太阳和凤鸟图案，神农氏族首领神像等等，“这些都是全国迄今发现崇拜神农的物证。因此，说神农氏族源于黔中的沅水流域并非空穴来风和凭空臆造”。[1] 炎帝神农氏曾在湘东酃县（今炎陵县）尝药辨药，其陵寝即在酃县。在炎帝陵西北天池附近建有“味药亭”，亭边有清泉一泓，冬夏不涸，是炎帝原洗药之处，故名洗药池，又称天池。在炎帝陵西南十里许，有一座名曰为峤梁岭，相传神农采药曾路过此池，后人在山上铸有“尝药鼎”，以纪念神农氏。炎帝神农氏在历史上功绩显赫，被奉为药祖。历史典籍中记载较多，如《太平御览》载：“炎帝神农氏……始教天下耕种五谷而食之，以省杀生。尝味草木，尝药疗疾，救死伤之命。”《医学渊源诠》曰：“医书之古者《内经》，则医之祖乃岐黄也。本草起于神农，则又在黄帝之前，可知医之起，起于药也。”以上论述，充分证明了神农氏对祖国医学的贡献，同时也印证了神农早年、晚年活动在湖湘大地的五溪一带和湘东一带的崇山峻岭尝百草、疗民疾的医疗活动生涯，炎帝神农氏为湖湘医药文化的重要源头是有史实根据的。

炎帝神农氏与远古苗族医药有着渊源关系。一是神农活动的地域是苗族先民的“家园”；二是苗族之族称为苗，与其先民最早学会种植水稻有关，神农氏“播五谷”发明农耕，苗族的农耕与神农氏有渊源关系；三是《神农本草经》中记载的365种药物，有些是用苗语记音的。欧氏认为：“苗药在古代书典著中被广泛汲取收载，越是古代《本草》，用苗语记音的药物越多，如《神农本草经》中三百六十余味药物用苗语记音（也就是苗药）的达三分之一以上。这些苗语记音的药名仅仅是苗语东部方言区标准尚能听懂的，因语言的演变结果，还有相当部分无法辨认。”[2] 四是苗族祭祀神农氏及其后裔蚩尤。以上史实说明，神农是苗族的农医始祖。[3]

有学者认为："中国医学三大渊源均源于湖南，湖南医学可谓中国医学之滥觞，稀世之圭璧。"[4]这里所指的"中国医学三大渊源"，系长沙马王堆古医书14种，乃中国医学基础理论之渊源；炎帝著《神农本草经》，乃中医药物之渊源；长沙太守张仲景著《伤寒杂病论》，乃中医临床医学之渊源。中医基础理论、中医药物、中医临床三大学科渊源于湖湘，揭示了湖湘医药文化的悠久历史和丰富的医药资源。

三

神奇美丽的湖南西部，气候宜人，植被覆盖面广，生物呈多样性，药材资源丰富，特别是民族医药资源丰富，是我国著名的"华中药库"。按照《中国中药区划》报告，大湘西一带属于"湘、鄂、渝、黔山原山地二级区"，"本区中草药资源约有4200多种，其中植物药近4000种，动物药200种，矿物药70多种"。在湘、鄂、渝、黔山原山地区有野生植物类中草药、民族药材品种约3500余种。还有学者指出："本区野生种子植物（不含引种、栽培和归发）共有201科，1005属，4119种（含变种、亚种和变型）。"在这些种子植物中，约50%作为药用。大湘西各地报道中草药民族药情况如下：湘西自治州（含桑植县、永定区）有药物品种1835种，其中植物药199科1665种，动物药86科147种，矿物药23种。石门县壶瓶山国家级自然保护区有野生动植物6670种，其中药用植物2000余种。桑植县八大公山国家级自然保护区内有高等植物216科2876种，其中包括51种濒危种类，药用植物84科258属1379种。通道侗族自治县侗药2161种。龙山县有土家族常用药用植物84科190种。

方药文化资源也十分丰富，各地有单方、验方上万首。其中侗医单验方2456个；《土家族医药学》一书中收载土家族方剂2010首；《苗家养生秘录》与《苗家实用药方》两书收集苗药方剂近万首，再现了“苗药三千，单方八百”的苗医药历史画卷；《湘西苗族实地调查报告》中收载苗药方140首；《桑植县中草药资源名录》中收载单验方1062首，大庸县《农村常用中草药单方验方秘方集》中收载741个单验秘方；《湘西苗药汇编》中收载苗药585种，其中植物药561种，动物药24种，药方2000余首；《苗医秘藏》收载苗药方1024首，《苗医正骨》一书收载常用骨伤科苗药210种，接骨斗榫及伤科方药近千首，《土家族药物学》收载土家族药422种等等。这些丰富的民族医药方药文化资源是历代民族医药人员的经验总结和宝贵医药遗产，是湖南省民族医药产业发展的重要源头。

四

湖湘文化源远流长，湖湘文化绚丽多彩，是中华文明重要组成部分。湖南西部是多民族居住地，同时也是湖湘多元文化地带。这一地带，历史上称为五溪地区，是我国南北文化和东西文化的碰撞和汇聚之地。楚文化和越文化在这交汇，巴文化和苗瑶文化在这里结合，湖湘文化和夜郎文化在这里沉积。这里汇集了神农文化、蚩尤文化、巴文化等古代文化；有苗瑶文化、壮侗文化、土家族文化、白族文化等世居民族文化；有巫傩文化、梯玛文化、冲傩文化等巫文化遗迹；还是独具地域特色的盘古文化、盘瓠文化、五溪文化的发祥地；从民族语言角度可诠释出汉藏语系多种语族语支，即苗瑶语族的苗语支（苗族用语）、瑶语支（瑶族用语），壮侗语族水语支（侗族用语）、壮傣语支（壮族用语），藏缅语族的土家语支（土家族用语）、白语支（白族用语）等多民族语言文化。从出土考古角度，湖南西部也证实了地下的多元文化，如高庙文化、浦市遗址、高坝垅稻作文化、里耶秦简文化等文化遗存。从以上远古文化、民族文化、巫文化、地域特色文化、语言文化及地下遗存文化等多视角来考察湖南西部的多元文化背景，说明这一带确实是一条既长又厚的文化沉积带，同时也是我国南方多维民族文化交汇地带。湖南西部的多维民族文化是可谓支撑湖湘文化的半壁江山，同时也滋育了湖湘世居少数民族在这里繁衍，共铸湖湘历史辉煌。

由于各世居少数民族文化背景不同，生活区域的不同，各族所创造的传统医药也不尽相同，各具特色。这里简要介绍土家族、苗族、侗族、瑶族、白族等五个主要世居少数民族医药特点。

1. 湖南土家族医药学术特点

一是土家族医药基础理论及其特色。土家族医学以“天人合一”为认识观；以“三元学说”为指导，认识人体结构和生理功能，认识疾病的邪气、情志、伤疾的成因特点、病理变化特点；以看、问、听、脉、摸“五诊法”为基础的疾病诊断学特点；“七法”、“八则”和内外兼治的临床治疗学特点；以健康促长寿的土家族养生特点。

二是土家族医学临床医学体系及特色。

土家医对疾病命名的六大特点；疾病按时象、按病因、按序数分类的特点；临床证候与证治的特点；“三分治疗，七分服侍”的土家医“五大”服侍技术的护理特点。

三是土家医药学体系及特点。

土家医药学独特的三大性能（冷性药、热性药、平性药），八种性味（酸、甜、苦、辣、咸、麻、淡）的特点；药物分性能、作用、序数分类的特点；用药方法的特点；土家医方的学术特点；临床药物反忌学术特点；土家药炮制特点。

四是土家族人文医学特点。

土家族医药学具有悠久的人文医学历史；口传和文传特殊的传承方式；土家族医学的人文关怀；土家族医药护为一家的人文医学模式。

2. 湖南苗族医药学术特点

一是苗族医药历史悠久。从神话传说时代的原始苗医，秦汉至明清时代的古代苗医药，以近现代苗医药的发展，大约经历了六七千年的漫长历史。湖南苗医药这个历史发展过程，大体经历了三个发展阶段而在不同期形成的三种不同的医药文化现象。以神为象征，以神为主，神药两解的苗族原始医药文化形态，即氏族部落医药文化；以沟通鬼神的巫教为象征的巫医结合的巫医文化形态；三是以医药治病为象征的苗医药文化形态。

二是用苗族生存哲学为指导，认识人体，认识疾病的发生、发展及转归过程。

三是对疾病的分内病、孺儿、外病、妇病四大门类，以及“三十六症”，“七十二疾”临床病证的特色。

四是对苗药分类和苗药炮制加工的特点。

五是苗医人文医学的巫医一家、医药一家、医护一家、医武一家的苗医四大特点。

3. 湖南侗族医药学术特点

一是以楚巫文化为背景而形成的冲傩医学为特征的早期侗族医学。

二是外邪（风、寒、暑、水、火）和内因致病的病因特点。

三是侗医虚、寒、热三种形态的病变化。

四是侗医将疾病分为热病、冷病两大类，在临床治疗上，讲究“冷病用热药，热病用冷药”的治疗原则。

四是在疾病命名上，以病因、症状、发病地、患病部位、取类比象、生理功能失常、巫傩等特点命名。

4. 湖南瑶族医药学术特点

一是瑶医在三元和谐论的指导下，认识疾病的原因，疾病的病理变化及转归。

二是在疾病诊断上，采用问、望、摸（触）、闻（嗅）、照的传统瑶医诊断方法。

三是在瑶药分类上，将瑶药分为虎药（五虎）、牛药（九牛）、钻药（十八钻）、风药（七十二风）四大类，在按药物作用分为表药、打药、暖药、补药、晾药五大类。

四是瑶医治疗的五大法则，即祛因为要，风亏打盈，治求专方，恶疗不补，按母擒子。

五是疾病的十大疗法，即解毒除蛊法、启关透窍法、穿经走脉法、泻热逐邪法、添火逼寒法、补气益气法、去风散邪法、导滞开结法、涩滑固脱法及兼多应杂法。

六是用药原则上，讲究盈亏平衡理论，用凉药以清热解毒，用暖药以驱寒湿。

5. 湖南白族医药学术特点

一是在病因上，认为寒湿是主要病因，许多疾病都是“病从寒起”，“病从脚起”。脚是受寒湿的主要部位，故寒病先从脚起。

二是在疾病的诊断上，白族医生主要通过看、问、摸三种方法诊断疾病。

三是在药物的认识上，多按数字记录。如一点血、二宝花、三步跳、四两麻、五虎进、六月雪、七叶莲、八月瓜、九牛造、十大功劳等。

四是在疾病的治疗主张内外兼治。

五是白族医生看病讲究医得，主要体现在“精通医道、能晓药理、诊疗精心、用药要准”的四项基本医得上，还要不贪钱财，多做善事等高尚的医德医风。

五

湖南省民族医药历史悠久、资源丰富，人文医药厚重，民族医药特色突出，在我国民族医药中占有重要地位。

土家族医药的研究一直处于国内领先地位，国家中医药管理局、中国民族医药学会将湖南省列为全国土家族医药学术牵头省份。湘西州民族医药研究所田华咏等人，用20多年时间，走遍全国30多个土家族居住地县市区，深入调查研究，收集整理出土家族医药资料数百万字，编著并出版了《土家族医药学》、《土家族医学史》、《中国民族药炮制集成》、《土家医方剂学》、《土家族医药研究新论》等5部专著。待出版的有杨德胜等人编著的《土家族药材鉴别学》、《土家族药学》。湖南省土家族医药研究项目被国家中医药管理局列为民族医药研究专项的有："土家医结肠炎专病建设"项目，列为全国第一批民族医药专科专病建设项目（2002年度）；列为第二批全国民族医药专科建设项目为:《土家医肝病专科》、《土家医苗医脾胃病专科》（2007年度）。《土家族医药发展史研究》及《土家族方剂学》，被列为全国第二批民族医药文献整理项目。土家族医药研究有四项成果分获国家中医药管理局基础研究及湖南省科技进步奖，有10余项成果分获湖南省中医药科技进步奖和湘西自治州科技进步奖。

湖南省苗医药研究，从上世纪70年代中期就率先在国内开展。湘西自治州凤凰县欧志安苗医从上世纪60年代中期就着手收集当地苗医方药应用于临床，并取得较好疗效。尔后，深入苗乡采集苗药标本和收集单方验方，探讨苗族医学历史，进行文献整理，于上世纪80年代编著出版了《湘西苗医史考》、《湘西苗药汇编》，90年代，田兴秀等人主编的《苗族医药学》等三部苗医专著。最近，湖南省苗族药研究又取得新的成果，出版了几部苗医专著，有怀化市麻阳苗族自治县滕建甲等人主编的《苗家养生秘录》，滕建甲、黄爱辉主编的《苗家实用药方》。湘西自治州民族医药研究所田华咏与贵阳中医学院杜江等联合主编的《苗族医药发展史》，湘西自治州龙山县民族骨伤科医院张东海与田华咏主编的《苗医正骨》，湘西自治州民族医药研究所田华咏等主编的《中国苗医史》，均由中医古籍出版社出版，公开发行。20多年来，湖南省民族医药工作者先后出版了8部苗族医药专著，占目前全国出版苗医专著的40%，说明湖南苗族医药在国内苗族医药学术的地位。另外，全省有10余项苗族医药科技成果，分获省、厅（州）级科技奖励。

湖南省侗族医药研究在国内也处于领先地位。上世纪80年代，湖南省中医药研究院谌铁民、刘育衡等研究人员与通道侗族自治县吴永徐等人，对湖南侗族医药进行深入的调查研究，完成了《湖南侗族医药研究》项目，其成果先后获湖南省卫生厅医药卫生科技奖励和湖南省科技奖励。尔后湖南中医药研究院刘育衡、蔡光先、丁锋等研究人员在湖南侗族医药研究的基础上，又申报立项开展全国性的侗族医药研究，完成了《中国侗族医药研究》，其成果获湖南省科技进步二等奖。近年来，怀化市萧成纹等人在侗族民间深入调研，在文献整理基础上，开展了临床应用研究，完成了《湖南侗族医药文献整理及临床应用》项目，其成果获怀化市科技进步奖。由萧成纹编著的《侗族医药探秘》也公开出版发行。湖南省侗族医药研究较为活跃，经常组织侗医药人员开展学术交流或域间科技协作，还有一支常年活跃在侗家山寨的侗医药人员为群众防病治病，为人民健康作出了贡献。由于湖南省侗族医药开展得较好，中国民族医药学会确定湖南省通道侗族自治县为全国侗医药学术牵头单位。

瑶族医药研究，从上世纪80年代中期，永州市江华瑶族自治县开展了调研，收集到许多瑶医验方，采集到常用瑶药标本，也进行了文献整理，发表了学术论文或经验总结。湖南省瑶医的研究，目前江华瑶族自治县中医院成立了民族医药研究所，着手对该县瑶医药的开发与应用研究。

过去的20年，湖南省民族医药研究取得了可喜的成绩，特别是土家族、苗族、侗族医药研究上一直处于国内领先地位或保持先进水平。湖南省虽然不是民族自治区，但取得的民族医药成果比兄弟少数民族省区要多。如湖南省土家族、苗族、侗族医药研究取得的省部级科技进步奖就有8项。湖南省获厅（市、州）级的民族医药科技进步奖有20余项。

六

湖南省民族医药在学术交流及学术建设上，也取得显著成效。目前，湖南省民族医药学术团体7家。其中省级两家，即湖南省中医药学会民族医药专业委员会（1988年成立）、湖南省中西医结合学会民族医药专业委员会（1993年成立）；市州两家，即怀化市民族民间医药研究会（1997年成立），湘西民族民间医药研究会（2005年成立）。县级3家，即怀化市通道县民族民间医药研究会（1989年成立），怀化市洪江区民族民间医药研究会（成立于2003年），怀化市芷江侗族自治县民族民间医药学会（成立于2004年）。

从湖南省中医药学会民族医药专业委员会1988年成立以来，先后与湖南省中西医结合民族医药专业委员会召开民族医药学术交流会或研究会15次，还协办或承办全国土家族医药学术会议2次，全国侗医药学术会议1次。共交流民族医药学术论文近2000篇。

20多年来，据不完全统计湖南省作者在专业期刊或省以上专业学术会议上发表有关民族医药学术论文近500篇。其中土家族医药学术论文200余篇，苗族医药学术论文100余篇，侗族医药学术论文100余篇，瑶族及其民族医药学术论文20余篇。湖南省作者发表的民族医药学术论文，不管在数量上或质量上，在国内同类水平相比都在较高层面上。特别的土家族医药、苗族医药、侗族医药发表的许多学术论文，都代表着当今国内这几个民族医药学术的领先水平或先进水平。

参考文献

[1] 刘冰清，周光烈．盘古文化研究 [M]．北京，中国文史出版社，2005：27~28

[2] 欧志安．湘西苗医初考 [J]．中南民族学院学报（自然科学版），1984，2：5

[3] 石朝江．中国苗学 [M]．贵阳，贵州民族出版社，1999：24

[4] 曾勇、曾晓．湖南中医源流 [M]．长沙，湖南科技出版社，2008：1

第一章　湖南省少数民族概况

第一节　湖南省概况

湖南省位于长江中游南岸，因在洞庭湖之南而得名。湘江是境内最大河流，故湖南省简称湘。省会长沙市。湖南地处东经108°47′~114°51′，北纬24°38′~30°08′之间。省内最低海拔为23M（临湘谷花洲），最高海拔2099M（石门壶瓶山）。东与江西省交界，北与湖北省接壤，西与贵州省、重庆市毗邻，南与广东省、广西壮族自治区相邻。全省面积为21.18万平方公里。2005年末全省总人口为6732.1万。

湖南，在西周为熊绎始封之地，战国时为七雄之一，属楚。秦（公元前221年~前206年）置有黔中、长沙两郡。西汉（公元前206年~公元25年）属荆州，辖武陵郡、桂阳郡、零陵郡和长沙国。东汉（公元25~220年，将王莽乱政时所改郡县名全部恢复原名。三国时期（公元220~265年），属荆州，分10郡。西晋时期（公元265~317年）改设9郡。东晋时期（公元317~420年）分属荆州、湘州、江州。南北朝（420~589年）时期，州、郡几经变动。到隋（公元581~618年）统一全国后，实行裁州并县政策，改州、郡、县三级为郡、县二级制，湖南境内分8郡。唐（公元618~907年）复改郡为州。宋（公元960~1279年）分属荆湖南路和荆湖北路。元（公元1271~1368年）建立省制，属湖广行省。明（公元1368~1644年）属湖广布政使司。清康熙三年（公元1664年）置湖南布政使司，始称湖南省。中华民国元年（公元1912年）起，湖南废除府、厅、州，保留道、县两级，并改变部分县名。民国29年（公元1940年），湖南划为10个行政督察区，各区辖6~10县不等。到1949年7月，湖南共设10个行政区，2个市，77个县。

1949年8月5日，湖南和平解放。8月19日成立军事管制委员会，8月29日建立人民政权。随后建立10个专员公署：长沙、衡阳、郴县、常德、益阳、邵阳、零陵、永顺、沅陵、会同，分管77个县。1950年1月，成立湘西行政公署，辖沅陵、会同、永顺3个专署。2002年底，全省设地级市13个，1个自治州；设县级市16个，7个自治县，65个县，34个市辖区，共122个县级行政建制；设221个街道办事处，1228个乡，99个民族乡。

第二节 湖南省少数民族概况

一、湖南省少数民族基本情况

湖南省是多民族省份。据2000年全国第五次人口普查统计，湖南省共有56个民族，其中少数民族55个，实现“56个民族三湘大团圆”。湖南省少数民族人数为657.53万人占全省总人口6440万的10.21%。全省55个少数民族人口数最多的是土家族，为263.95万人，人口最少的少数民族是裕固族，为3人。湖南省少数民族人口数占全国少数民族总人口数10449.07万人的6.29%。据《湖南省200年1%人口抽样调查主要数据公报》公布的民族人口数为680万人，占全省总人口数（常住人口数）6326万的10.76%，与2000年第五次全国人口普查相比，少数民族人口增加了22万人，增长率为3.34%。据“五普”资料，湖南省少数民族人口较多的是：土家族263.95万人，占全省少数民族人口总数（下同）的41.18%，苗族192.15万人，占

29.99%，侗族84.21万人，占13.14%，瑶族70.46万人，占10.99%，白族12.56万人，占1.93%，回族9.74万人，占1.52%，壮族2.36万人，占0.37%，蒙古族1.59万人，占0.25%，满族8260人，占0.13%，维吾尔族7939人，占0.12%。

二、湖南省少数民族分布

湖南少数民族分布全省各市州。全省122个县级行政区均有少数民族居住。民族自治地方和民族地区的国土面积占全省面积的17.8%和28%。少数民族主要分布在湘西土家族苗族自治州、张家界市、怀化市、永州市、邵阳市、常德市、郴州市等州市。湖南省少数民族呈小聚居，大分散态势。

湖南省民族自治区域有一个自治州州，7个自治县和99个民族乡。它们是：湘西土家族苗族自治州、江华瑶族自治县、城步苗族自治县、麻阳苗族自治县、通道侗族自治县、芷江侗族自治县、新晃侗族自治县、靖州苗族侗族自治县。还有几个享受民族自治地方优惠待遇的县区，如张家界市的桑植县、永定区等。另外，不是民族自治区域，但少数民族人口超过总人口数半数以上的县区有会同县（21万人）、绥宁县（22万人）、沅陵县（36.46万人）、江永县（15万人）、石门县（39万人）、慈利县（40万人）及武陵源区（4万人）。以上各县括号内为该县区少数民族人口数。少数民族人口数在10万以上的地级市有：怀化市190万人，占全市总人口数的40%，主要是侗族、苗族和土家族；常德市有少数民族40多万，主要是土家族、维吾尔族；张家界市有少数民族116万人，主要是土家族、白族和苗族；邵阳市有少数民族近40万人，主要是苗族、瑶族；永州市有少数民族50余万，主要是瑶族、壮族。全省99个民族乡（指全省区域调整前的民族乡）分布在9个市，其中株州市1个瑶族乡，衡阳市1个瑶族乡，益阳市1个民族乡，常德市4个民族乡，郴州市13个瑶族乡（后调整为11个民族乡），邵阳市21个民族乡（其中6个瑶族乡），张家界15个民族乡（主要是白族和土家族乡），永州市22个民族乡（其中21个瑶族乡），怀化市21个民族乡（其中8个瑶族乡）。

三、湖南省主要世居少数民族人口

以下各民族自治区域或民族地区的少数民族人口数，以全国五普人口数据结合各地近几年统计人口数据介绍如下。

1. 土家族人口

全省各地土家族人口数为263.95万人。主要分布在湘西土家族苗族自治州、张家界市、常德市、怀化市等州市。其中湘西自治州2007年末土家族为口数为113.26万人，其中龙山县30多万，永顺县35万，古丈县6万人，保靖县16万余人，花垣县2万人，凤凰县7万余人，泸溪县5万余人，吉首市约10万人。

张家界市有土家族102.37万人，其中永定区32万人，桑植县27万人，慈利县40万人，武陵源区4.3万人。

常德市有土家族约40万人，主要聚居在石门县。

怀化市有土家族10余万人，主要聚居在沅陵、叙浦、麻阳、芷江等县，有2个土家族乡。

2. 苗族人口

全省有苗族192.15万人，主要分布在湘西土家族苗族自治州、怀化市、邵阳市、张家界市等州市。2007年底，湘西自治州有苗族人口90.13万人，其中凤凰县21万人，花垣县21万人，吉首市12万人，泸溪县12万人，龙山县7万人，保靖县6.5万人，古丈县6.5万人，永顺县5万人。

张家界有苗族3万人，主要分布在桑植县（2.5万人）。怀化市有苗族60余万人，主要分布在麻阳苗族自治县30余万人，占全县总人口数的78.8%，其它分布在靖州苗族侗族自治县、沅陵县、会同县、芷江侗族自治县、新晃侗族自治县、通道侗族自治县等。邵阳市有苗族30多万人，主要分布在城步苗族自治县13万多人，绥宁县18万多人。省内其它地级市也有分布，上1000苗族人口的城市有长沙市、株州市、湘潭市、衡阳市、常德市、娄底市、永州市等。

3. 侗族人口

全省有侗族人口84.21万人，占全国侗族人口总数（296.63万人）的28.39%。侗族主要聚居在怀化市的通道侗族自治县、芷江侗族自治县、新晃侗族自治县、靖州苗族侗族自治县、会同县、黔阳县、洪江区等县区。邵阳市近3万侗族、主要分布在绥宁县、城步自治县。侗族还散在其它市州，从几百人到上千人不等。上千人的有长沙市和湘西自治州。湘西自治州内约2300人，是湖南省市州侗族人口数的第三位，仅次于怀化市和邵阳市。

4. 瑶族人口

全省有瑶族70.46万人，占全国瑶族人口总数（263.74万人）的26.72%。瑶族主要聚居在永州市的江华瑶族自治县（27.3万人）、江永县（14.7万人）、道县（3万人）、宁远县（2万人）、蓝山县（2万人）以及新田、祁阳等县。怀化市有瑶族5万多人，主要住居在辰溪县（近3万人）、溆浦县（1.5万人）、黔阳县（3000多人）、通道侗族自治县（近2000人）以及中方县及鹤城区。邵阳市有瑶族3万多人，主要居住在新宁县（1.3万人）、洞口县（9000人）、隆回县（6000多人）等县。郴州市有瑶族近2万人，主要居住在郴县（6000余人）、宜章县（4000多人）、资兴市（4000多人）、桂阳县（2500多人）。衡阳市有瑶族3000多人，主要居住常宁县（1000多人）。株州市瑶族 1300 多人，主居住炎陵县（900 余人）。湘西自治州有瑶族 2300 多人，散居在各县市。其它市都有瑶族散居，人数在几十人到几百人。

5. 白族人口

全省有白族 12.56 万人，占全国白族人口总数的 6.76%。白族主聚居在张家界市桑植县的 7 个白族乡。它们是芙蓉桥白族乡、洪家关白族乡、马合口白族乡、刘家坪白族乡、瑞塔铺白族乡、走马坪白族乡、麦地坪白族乡。桑植的白族占全省白族的 90% 以上，怀化市的沅陵县有白族 1.3 万余人。另外，湘西自治州有白族近 2000 人，散居各县市。

6. 回族人口

全省有回族 9.74 万人，占全国回族人口总数（981.68 万人）的 0.99%。回族主要分布在：常德市 4 万多人，其中汉寿县 1.4 万人，鼎城区 1.3 万人，桃源县 4000 人；邵阳市 3 万人，主要居住在隆回县（1.2 万人），邵阳市郊区（约 7000 人）；益阳市 8000 多人，主要居住在桃江县（6500 多人）；湘西自治州 8000 多人，主要居住在龙山县等地；长沙市约 3000 人；怀化市 2000 多人；张家界市 1500 多人；株州市约 900 人；衡阳市约 900 人；岳阳市约 800 人。其它各市均有分布。

7. 壮族人口

全省壮族 23600 人，占全国壮族人口总数（1617.15 万人）0.15%。全省壮族主要聚居在永州市（1.5 万人）、江华瑶族自治县（约 1.2 万人）。其它市州有壮族 1.1 万人，分布在长沙市（1200 多人）、衡阳市（1100 多人）、邵阳市（800 多人）、株州市（近 800 人）等市州。

8. 维吾尔族

全省有维吾尔族 7939 人。主要聚居在常德市桃源县的枫树维吾尔回族乡和青林回族维吾尔族乡（约5000人），鼎城区（约500人）。其它各市州也有维吾尔族分布。

四、民族语言

本文所介绍的民族语言，指人口较多的土家族、苗族、侗族、瑶族、白族、壮族、维吾尔族等七个民族语言，包括民族语属、语系、语族、语支、方言及土语等。

1. 土家族语言

土家族语言属汉藏语系藏缅语族。关于土家族语支属问题，目前学术界有几种学术观点：一是湘西田荆贵先生认为："土家语接近彝语支的一种独立语言。"[1]二是马学良先生认为："土家语是汉藏语系藏缅族土家语支。"[2]三是中南民族大学何天贞教授认为："土家语属羌语支。"[3]国内土家族学术界多倾向于王静如等人的意见，认为"土家语为汉藏语系藏缅语族彝语支的一个独立语言。"[4]土家语分南北两个方言，南部方言分布在泸溪县的潭溪镇一带；北部方言分布在龙山县、永顺县、保靖县、古丈县等地。[5]

2. 苗族语言

苗族语言属汉藏语系苗瑶语族苗语支。苗语又分三大方言，即湘西方言（也称东部方言）、黔东方言（也称中部方言）、川黔滇方言（也称西部方言）。湖南省苗族主使用两大方言。一是湘西方言。湘西方言又分两个语区：居住在花垣、凤凰、吉首、保靖、古丈、龙山、桑植、麻阳、新晃、芷江等县市的苗族属东部方言内的西部土语；居住在泸溪、沅陵以及吉首、古丈部分苗族的语言属东部方言内的东部土语。二是黔东方言。主要是指居住在靖州、通道、城步、绥宁、会同等县的苗族使用的苗语。

3. 侗族语言

侗族语言属汉藏语系壮侗语族侗水语支。侗族又分南北两个方言。湖南侗族使用三种侗族土语。一是通道侗族自治县和靖州，城步的部分乡镇的侗族使用南部方言第一土语；二是新晃、芷江两个侗族自治县使用侗族语言，属北部方言的第二土语；三是靖州自治县境内烂泥冲一带的侗族使用的是北部方言第三土语。

4. 瑶族语言

瑶族语言，属汉藏语系苗瑶语族瑶语支。湖南省境内的瑶族，由于各地称谓不同，故使用的语言也不同，大体分三大类。居住在湘南和湘西南一带的瑶族的语言叫“勉语”，属汉藏语系苗瑶语族瑶语支。居住在怀化市及邵阳市隆回县的瑶族语言称为“布努语”，属汉藏语系苗瑶语族苗语支。瑶语“勉语”又分三个方言，即尤勉方言、标敏方言、藻敏方言。尤勉方言分布在永州市、郴州市、衡阳市、邵阳市，以及株州市的炎陵县，怀化市的辰溪县。标敏方言主要分布永州区与道县。藻敏方言主要分布在郴州市的宜章县。[6]

5. 白族语言

白族语言属汉藏语系藏缅语族白语支。湖南省白族于宋末元初由云南省大理迁徙而来，长期与当地土家族、汉族、苗族人民相处和文化交流，现今居住在湘西北一带的白族通晓汉语和使用汉语。

6. 壮族语言

壮族语言属汉藏语系壮侗语族壮傣语支，分南北两个方言，十二个土语。湖南壮族语言属北部方言中的一个土语，接近来宾土语。

7. 维吾尔族语言

维吾尔族语言属阿尔泰语系突厥语族维吾尔语。居住在常德市的维吾尔族长期与当地汉族杂居，能用汉语、汉文，但在宗教活动或日常生活中仍夹杂阿拉伯语和波斯语。

参考文献

[1] 胡令明．湖南散居少数民族问题初探［J］．民族研究，2008，1：24

[2] 田荆贵．土家纵横谈［M］．西安，未来出版社，2007：184

[3] 马学良，胡坦，戴庆夏．藏缅语新论［M］．北京，中央民族出版社，1994：17

[4] 周兴茂．土家学概论［M］．贵阳，贵州民族出版社，2004：133

[5] 彭继宽．湖南土家族社会历史调查资料精选［M］．长沙，岳麓书社，2002：242

[6] 湖南省地方志编纂委员会编．湖南省志·民族志［M］．长沙，湖南人民出版社，1998：523～524

第二章　湖南土家族医药发展史

第一节　湖南土家族简况

一、湖南土家族源流概况

有关土家族族源问题，目前国内学者有多种说法。综合目前的土家族族源研究，主要有巴人说、氐羌说、土著先民说、江西迁来说、乌蛮说、蛮蜒说、板楯蛮说、賨人说、东夷说、毕方和兹方说、多元说等多种学说或学术观点。这些土家族族源学术研究，推动了我国土家学的发展。就局部而言，鄂西土家族的学者们认为，当地土家族是古代巴人的后裔。湖南学者认为，史前就居住在湘西一带的土著是土家族先民的主体，在尔后逐渐融合了先后迁徙和定居在湘西山区的巴人、濮人、蛮蜒、乌蛮等古代部落的一部分，在唐宋年间形成一个以湘西山区为共同地区、共同语言、共同经济生活、共同风俗习惯的民族共同体——湖南土家族。

我国著名土家族研究学者田荆贵先生研究土家族族源五十年，他在《土家族族源综论》一文中指出，我国土家族族源主要有五种说法："一曰巴人（廪君神）说；二曰乌蛮（白罗罗一支）说；三曰西迁来说；四曰土著先民说；五曰賨人（板楯蛮）说。"最近田荆贵先生在新著《土家纵横谈》一书中关于土家族族源的研究成果认为："从诸说中比较而言'賨人（板楯蛮）说'的论据较扎实而全面，应是土家族的主源；'賨人（板楯蛮）说'同'土著先民说'是承前启后的关系，同'乌蛮一支说’，是主与客的关系或源与流的关系，同‘巴人说’是名与实的关系，期间没有对立的矛盾；土家族是一个统一的整体……但其主源来说，只有一源没有多源，现今分布在湘鄂渝黔四省市边境30多个县市区的土家族，都是同出一源，是賨人（板楯蛮）的后裔，賨人（板楯蛮）是整个土家族共同的先民。”[1]

土家族自称“毕兹卡”或“毕际卡”。在历史上是有语言而无文字的少数民族，通用汉字。1957年1月3日，土家族被中央确认为单一的民族。

二、湖南土家族分布

土家族从古至今就居住在湘、鄂、渝、黔四省市边区的武陵山区一带，是一个相对稳定的历史地理单元。湖南省土家族主要分布在湘西土家族苗族自治州及所辖的8县市：龙山县、永顺县、保靖县、花垣县、古丈县、吉首市、凤凰县、泸溪县；张家界市的桑植县、慈利县、永定区、武陵源区；常德市的石门县；怀化市的沅陵县、芷江县、溆浦县、麻阳县。

三、湖南历史上土家族人口

关于土家族人口，历史上资料不详。清代湘西各县志有土民人口记载，如乾隆二十八年《永顺府志》载：“府属土苗客民，编户八万五千九百四十二口，三十八万五千一百六十五。内土户四万六千三百一十一，口二十二万三十四……”以上为永顺县、保靖县、龙山县、桑植县四县总数。其中永顺县：“土苗客民编户三万四千一百八十七，口一十八万五千二十一，内土户二万三百四十六，口一十一万三千七百六十五……”

保靖县：“土苗客民编户一万三千五百九十七，口五万二千四百三十五。内土户七千九百五十二，口三万四千四百九十七……”内土户九千九百八十二，口五万五百五十五……桑植县：

“苗土客民编二万七百四十一，口五万二千五百九十二。内土户八千三十一，口二万一千二百一十九……”1953 年 9 月，中央民族学院汪明瑀等人赴湘西调研土家族，土家族人口为 247306 人，其中龙山县为 125000 人，保靖县为 31400 人，永顺县为 65206 人，古丈县 20000 人，桑植县为 5000 人。与 1953 年中央民委会统计的湘西苗族自治区土家族人口为 235157 人，与调查组调查人口较为接近。

目前湖南省有土家族 264 万，约占全国 33%。主要分布在湘西自治州、张家界市、常德市、怀化市等州市。

四、湖南土家族语言

语言，是构成民族的重要因素，每个民族都有自已的语言。土家族是有语言的少数民族，自称“毕兹卡”，历史上称土家族为土人或土家。在交通不便地区多用土家语作为交际工具，交通方便地区一般兼通汉语。有关土家族语言，1956 年 8 月，中央土家问题调查组民族语言学专家，在湘西实地调查了永顺、龙山两县土家族聚居的对山乡、岩冲乡等地土家语。经过与汉语、彝语比较分析，认为“土家”语言是汉藏语系，藏缅语族，比较接近于彝语支的一个独立语言。马学良等人在《藏缅语新论》一书中，认为“土家语是汉藏语系藏缅语族土家语支”。土家语的基本特点是：有声调，无复辅音；复合之音较多，辅音韵尾较少；词汇以复音词占优势；句子基本语序是“主语－谓语”，“主语－宾语－谓语”的结构形式，名词和领格代词定语在修饰语之前；形容词，数量词定语在被修饰语之后；指示代词位于所修饰的名词之前。

土家语分北部方言和南部方言。讲北部方言的有湘西酉水沿岸的龙山县，永顺县、保靖县、古丈县等，各地都能通话，讲南部分言的主要是沅江沿岸的湘西泸溪县境，其语言，词汇均与北部方言有较大的差别。目前，在龙山、永顺、保靖、古丈等县尚有 20 万人操土家语。

有关土家语的基本情况，湖南省吉首大学土家族语言专家叶德书教授与其它学者经过系统的调研，认为“土家语地区苦于没有文字，用单一的汉语文字教学是达不到教学效果，必须制定土家文字，实行双语教学，才能发展土家族经济，文化及社会进步。”叶氏等人根据周恩来关于创制民族文字的基本原则，结合土家语的实际情况，以土家语北部方言的音位系统创制了《土家语拼音方案》，编了《土家语课本》（一、二册）试用教材，并于 1986 年秋天，开始了土家语，汉语双语教学“实验”，实现了由讲土家语到讲普通话，这一成果得到国家认定。

五、湖南土家族的基本特点

一是有自已的民族语言。土家族语言属汉藏语系藏缅语族土家族语支的一种独立语言。

二是有自已独立的民族节日。土家族主要节日有：过年日或称赶年日；六月六晒龙袍日；社巴节，即称摆手节或称调年节等。

三是有民族特色的饮食。土家族的独特食品或饮料主要有：如过年糍粑、油炸团馓、火薰腊肉、油茶汤、砸酒、甜酒等特色食品及饮料。

四是有建筑特殊的居室。土家族人喜欢在依山傍水的阳光之地聚族而居。在修建上造型别致，飞檐翘角的“转角楼”，一般又俗称“吊角楼”，最具土家族民族特色。

五是有朴素而华丽的民族服饰。土家族服饰，从总体上讲是比较朴素的，但朴素而又华丽是土家族服饰，特别是土家族“房中闺秀”的一特色所在。一般老人和妇女仍习贯穿满襟衣。闺女身穿花边满襟衣，长发独辨，扎红头绳，耳穿银环，手戴银圈和戒指。

六是有特色鲜明的民族文化艺术。土家族是能歌善舞的民族，有传统的民歌、舞蹈、器乐和工艺品。如《摆手歌》、《摆手舞》、《毛古斯舞》、《土家镏子》、《咚咚喹》、《西兰卡普》（即土家族织绵）等。

七是有传统的民族信仰。土家族的信仰是崇敬祖先，敬奉土王，相信梯玛（即土老司、土巫）法事。

八是有医药一家和“五术一体”的医疗方术。土家族人民在世代生息繁衍中，创造了自已的医疗治病方法。主要表现在医巫结合，医药一家，在治疗方法上有五术一体的外治方法，世代为民防病治病。“五术一体”的传统外治法，即用“刀、针、水、火、药”五法集一体的治疗方法，该法是土家族医学史上经典传统疗法。

六、湖南土家族民族区域自治

土家族区域自治的实施，前后经历了半个世纪。在此过程中，大体分为三个阶段：第一阶段是土家族成分的确认和民族区域自治的初步实施；第二阶段是土家族成分大规模的恢复和民族区域自治地方的普遍建立；第三阶段是土家族杂散居区民族成分的继续恢复和土家族民族乡的建立。

1957 年 9 月 20 日，湘西土家族苗族自治州成立，实现了土家族民族区域自治。尔后还先后在土家族居住比较集中的湘西、张家界、怀化市等州市的县成立了民族乡，如沅陵县火场土家族乡，芷江侗族自治县的公坪土家族乡；张家界市慈利县金岩土家族乡、许家坊土家族、赵家岗土家族乡，三官寺土家族乡、阳和土家族乡、高峰土家族乡，武陵源区的索溪浴土家族乡。

七、湖南省土家族地区建置沿革

中华人民共和国成立后，湘西土家族地区的建制为：1950年元月，湘西行政公署成立，下辖两个专区，区域各县分属永顺、沅陵两个专区。1952年8月1日，成立湘西苗族自治区，下辖保靖、古丈、泸溪、乾城、凤凰、永绥6县，永顺、龙山、桑植、大庸4县划归自治区代管。1952年9月，湘西行政公署及所属永顺、沅陵、会同3专区撤销。1959年12月，永顺、龙山、保靖、桑植4县由湘西苗族自治区正式接管。1955年4月，湘西苗族自治区改为湘西苗族自治州，其州治州域不变。1957年9月，设置湘西土家族苗族自治州，并撤销湘西苗族自治州，州辖为吉首、古丈、花垣、泸溪、凤凰、保靖、永顺、龙山、桑植、大庸10县，州府设吉首县。1988年，设置大庸市（地级市），将桑植、大庸从湘西州划出，慈利从常德划出，归大庸市管辖。市辖永定区、武陵源区、桑植县、慈利县。1994年4月4日，经国务院批准大庸市更名为张家界市，市治市辖不变。湖南的土家族主要集中居住在湘西自治州和张家界市外，还有一个聚居集中的县，即常德市石门县，其建置沿革变化不大，1949年10月后，一直属常德专区，常德地区、常德市所管辖。

第二节　湖南土家族医药的起源

一、土家族先民原始医药知识的积累

土家族先民的早期医药知识是伴随于人类的生产生活而源起。土家族医药的起源，同其他兄弟民族一样是与人类最初的生产生活活动紧密相连。他们在长期的社会生活实践中，在与大自然的抗争中，在与疾病作斗争中，积累了防病治病经验，创造了

本民族的医药知识。在原始的生产活动和医疗活动中，火给土家族先民带来了生产生活和医疗的好处，有了火，就改变了土家族先民的生活、生产和医疗条件。如火改变了饮食方式，从生食逐渐过度到熟食，也改善了饮食条件。火除了改善摄食之外，还能烤火取暖，防寒防潮，为身体健康提供物资保障。在烤火取暖的同时，先民们逐渐知道把烧热的石头、植物根茎或果实以及动物的皮毛等烤热包裹好后放在身体的某些部位，以减轻或消除某些原因引起的肚子痛、骨节痛等疾病，就产生了原始的焐热法。焐热法，千百年来一直流传在土家族民间。现今的滚蛋法、扑灰碗、熨法等，都是承传焐热法之经验而发展起来的外治法。先民们在生活实践中，又摸索和创造出一些简单的治疗工具和方法，如麝针挑治脓疱，就是土家族民间的一种常用方法。土家族祖先在漫长的生活岁月中，在采集野果、植物种子和根茎过程中，逐步分辨出哪些植物吃后对人体无害，哪些植物能用来治病，哪些能食药两用，哪些对人体有害。通过不断的实践积累，总结出一整套植物药用知识。同时，还通过渔猎、畜牧和制造生产生活用具等生活实践，累积了许多防治疾病的方法。

二、历史传说与土家族医药

由于土家族是有语言而无文字的民族，有关民族医药知识的传承主要靠“口承”这一载体传承至今。

土家族民间还流传着许多关于医和药的故事。如药王菩萨为民治百病，最后骑白虎登天成佛的传说；太上老君派弟子下凡，扯百草治百病的传说等。传说药王菩萨肚皮上有一面镜子，能照见人体疾病所在。他经常寻找药物为百姓治疗。一天，药王菩萨路过河边，看见岩板上有一滴滴的鲜血，便问旁人，旁人曰：“刚死一产妇，出葬从这里路过。”药王菩萨听后大惊，曰：“世人不善医药而误人致死，惨也。”他追上送葬之人，见坑已挖好，产妇尚未下葬。药王菩萨便对他们讲："此妇人未死；为何葬之?"众人皆惊，便问药王，"何知其未死?"药王菩萨回答说："人死则血止而发黑，今见沿途滴血不绝，故可知其未死。"家人听后，便请药王诊治。药王速取针二根，深刺一穴。少顷，妇人叹息一声，再少顷，妇人少腹蠕动，产下一子，而得救两人性命。一日，药王到山中采药，尝后中毒便倒在一蔸茶树下昏死过去。次晨，茶树叶上露水滴入药王口中，药王便慢慢苏醒，于是便知茶叶有解毒之功。后来，茶能解药性，吃药不能喝茶水，一直流传至今，妇孺皆知。又一日，药王路过一山，一只白虎突然跑到他面前，张着口，药王大惊，说："我一辈子为民诊疗，没做亏心事，今天你要吃我，请点头三下，若不吃我，请摇头三下。"老虎听后，便摇头三下，双目流泪，似在乞求解难。药王大胆走近老虎身边，见老虎被一大块猪骨头卡住喉咙。药王便用了一点药，速将猪骨头从虎口中取出。老虎仍然不走，横身靠近药王，此时药王便明虎意，于是骑上虎背，白虎腾空而去，于是药王同白虎一道升天成佛。（部分土家族人民图腾崇拜白虎）为了纪念药王，明朝时在沅水河畔的泸溪县浦市修建了"药王庙"，庙中香火连年不断，祈祷药王菩萨保佑庶民，直到建国初期，绵延440多年。据记载，庙里还挂了一面铜镜，可透"阴阳八卦，天地人相随，全身血脉，药物走性"。这面铜镜据说是药王菩萨留下为民诊疗疾病的。民间还传说上天太上老君派弟子下凡为民治病。弟子说："徒儿不懂医药，怎能解除凡人疾苦呢?"于是太上老君给弟子仙丹三粒，口服后他们便浑身透明，接着又封弟子随便扯到草即是治疗病的药。这就是后来百草都是药，百草能治病的来由。这些关于土家族医药的民间故事，虽为传说，但千百年来，土家族人民仍世代不忘药王菩萨、太上老君弟子为他们治百病，拯救苍生的恩惠。

如《采山草》中云："五月初五去看郎，郎被毒蛇一口伤，胸口不见一口气，灵芝一朵人还阳。”土家医对一些急救药物称之为“还阳”。在鄂西南、湘西北土家族民间还阳药物较多，称为“七十二还阳”[3]，是多种急救药物的泛称。《神医》诗中云：“仙山采得仙药来，治得百病都断根，身上化脓烂了眼，四片叶子草铜钱；喉通眼迷尿不通，清热解毒鱼腥草，身上长疱和长疔，熬服膏药贴上面。遇上大灾和大病，去问寨里老土医，毒蛇咬伤有良药，饭后残水调熬用，心口绞痛用磁针，外配汤药一两服。”

在湘西永顺县传说古时候落了一个太阳，落在不二门的热水坑。传说，古时候天上有十二个太阳，昼夜不停地晒，晒得石头破裂，树木枯焦，地也晒得黑焦焦的。世上一共二十姓人，晒绝了二十姓，人类有全部晒死的危险。古代土家族先民中有个名字叫卵雨的英雄，有一天，他带上桃弓柳箭，爬上马桑树对着太阳射了起来，连射十箭，射下十个太阳，天上还留了两个太阳。卵雨给他们安排了功夫，哥哥改名叫月亮，妹妹叫太阳。哥哥走夜路，妹妹走白天。这俩兄妹乖乖地听卵雨的话，日夜不停地老老实实地给人类做事。被卵雨射落的十个太阳，落到九国九洲之地，其中一个落到土家族山寨的不二门热水坑（永顺县城郊猛洞河边）。因为热水坑有个火红的太阳在坑下面，所以坑里的水一年四季都是热气腾腾，适宜人们洗浴。洗浴后全身清爽，透身舒畅，具有祛疾疗病作用，被当地土家族称为“地涌泉，是地方兴望之兆”，“能治百病”的好热水。[4]

三、巫医的传入与土家族医药文化

秦代，土家族聚居地实行郡县制度，郡下设县的郡县制一直沿袭到隋代。由于土家族没有本民族的文字，现存的古文献中很难反映古代土家族医药发展的历史史实。早在春秋战国及秦汉时期，土家族先民在漫长艰难的生活岁月中，在生产活动中“尝草识药”，“治验病疾”，防病治病的医药知识开始了萌芽，在医疗活动中积累了一些简单的防病治病的知识，医药文化逐步在土家族居民中形成。这种医药文化是一种地域性医药文化，这种医药文化，包括人文医药、巫医及药物，疗法等。

(一) 土家族医药发展史上的巫医现象

在土家族医药发展历史上，一个不可忽略的问题就是巫风与医，巫医一家问题。“所谓巫风，是远古人神不分的意识残余”。巫风是指女巫主持的祭祖降神的风气。《国语·楚语》曰：“在男曰觋，在女曰巫。”古代的巫，觋是职业，是以歌舞娱神降神，为人祈福、治病的一种方法。[5]关于巫风起源问题，有学者认为：巫风起源于远古，而兴盛于殷商。到了周朝，人民重农务实，北方巫风因之逐渐减弱。而僻在蛮夷的南方楚国，沅湘流域，溪深村密，人迹罕到，外间思潮，很少影响到这里，所以巫风于此独得保存。[6]土家族先民千百年来一直居住在称之为南方“蛮夷”之地，由于中原“重农务实”事兴民旺，巫风在逐减，而逐渐渗到“蛮夷”之地。在土家族历史上，巫是外来的，应该说是楚巫带进土家族地区的。土家族巫师自称“梯玛”。土语“梯”为女性生殖器；“玛”同汉语——动物马。“梯玛”的土语本义应为“马氏族之神女”，“梯”既指巫的性别也表示对巫的善崇，“马”则是以氏族图腾马来框定这个巫的所属。“梯玛”是女巫在土家族代言人，或女巫是“梯玛”的前任。经过历史的变迁和土家族祭礼活动的延续，后来的梯玛由女人变成男人，现在土家族祭祀活动中的梯玛已经是男人的天下了。[7]不管是古代的巫或“梯玛”及现今的“梯玛”，都是土家族人对本民族专门从事祭神活动人的特有称呼。他们“皆通医道，皆事医术”。他们的“巫经”自古以来都口耳相传，通过梯玛歌的形式流传至今。梯玛是人神合一的统一体，既是“神”的代言人，能够对人传达“神”的旨意；又是人的代言人，能够向“百神”表达人的祈求，为人排扰解难，消除病灾和保佑人丁兴旺。[8]梯玛的医道、医术是建立在“神”与药的基础之上，是土家族医药发展史上，特别是早期发展史上不可忽略的现象。关于土家族历史上的巫，金氏认为：“作为土家族巫师，自称谓“梯玛”，本身就为我们储存了一个‘土家族巫师源于远古母系社会’的极宝贵的历史信息。”也有专家认为，土家地区的巫是在战国时代从楚国的巫风传入的。这一点可从屈原流放沅湘时，在湘西沅江上游所作《九歌》《招魂》等作品中记下的巫觋文化中得以印证。被称为先秦时期百科全书的《山海经》，是由楚国或楚地区巫师们传留下来的古之巫书。书中记载了许多医药知识，至今仍有医药之谜未解。《山海经》中记载的疾病，如“蛊疫”“心痛”与土家族医中的“水蛊胀”“心痛症”，药物中的“善走药”“不怒药”“大力药”“不孕药”，与土家医中隔稀药（避孕药）、打药、不老药等有其渊源关系。《山海经》中因较多地记载了巫术、医道，也被后人称为我国最早的巫医结合。在南方地方医学流派中，苗医、土家族医、侗医、瑶医、壮医等都与巫文化有关系。巫医的核心，是信仰鬼神与医术结合，“神药”共通的巫术产物。巫医的活动范围所涉面广，远不止于敬神消灾、驱邪、年初祈禳氏族繁衍、婚丧、生育、卜居迁徙等，还对人的生老病死，疾病治疗，巫师（法师）们都要祈求，求神保佑，辅助医术以治疗疾病。历史上土家族人十分相信“梯玛”，凡有病痛，请他驱邪医治；为使儿童健康成长，要请“梯玛”“赶白虎”“祛邪魔”“解结坑”“退煞气”，对育龄夫妇，要做一堂“梯玛”法事，以求生子等。

（二）梯玛“法术”疗法的兴起

在巫医逐渐远离土家族“巫坛”之后，取而代之的是梯玛。梯玛、水师、药匠是土家族医药发展过程中的三种人员。早期梯玛的医术比药匠（土家族称医生为药匠）、水师要高。到后来，药匠取代了梯玛和水师，成为土家医的治病医生。梯玛的医术高明之处在于融药物、医术、精神于一体，在药物治疗或施治手法之时，再借助“神灵”之手，解除病人精神上的顾虑。在精神治疗时，要奉行“法事”，其形式有“还愿”、“解结”、“退邪”，使病人得到精神安慰，心理平衡，增强抗病能力。梯玛主要靠“法术”、“神法”的神药之术治病消灾，水师以“神水”封刀、“法水”接骨、占卜预测疾病的转归等三大形式防病疗疾。当患伤疾、出血、烧烫伤、噎喉、小儿惊吓等疾病时，梯玛一边念咒，一边行画水的“法术”。如骨刺噎喉画“鹭鸶水”，烧伤画“雪山水”，刀伤画“封刀口水”，保胎儿平安的画“催胎水”。在画水时还念“安胎口决”。水师，顾名思义，是用“法水”“神水”治病的医师。水师主要治筋骨疾病、皮肤疮疡等外伤科疾病。也是先“画水”、喷水，然后正骨复位，用草药外敷，再用树皮或树枝固定。水师治病的“水”有药物止痛功能或有“神”的心理功能，有利于疾病的康复。梯玛的卜筮占验，现在土家族民间又称“抽签”，由抽签来预测凶吉或疾病的转归，这里面孕育着早期土家族的预防医学知识。如在傩祭中“目疾”祭词就有：“汝来佛前问眼疾，古物作戏呈病根……，要想眼睛得清亮，还须良医开良言；我上灵山求佛佑，神药两解得安康。”从预防思想角度来讲，重点讲到“古物作戏是病根”，“古物”，指生殖器，“作戏”，指房事，意为要节制房事，不可放纵，以预防目疾。

（三）梯玛文化对土家族人类学及医学的认识

梯玛文化是土家族先民在祭祀仪式活动中形成的一种文化现象。主要表现形式为歌舞，如摆手歌（舍巴歌，可意译为“祈禳歌”）、服司妥歌（还愿歌）、杰卵番案歌（踩地刀梯），可译为“解邪歌”。摆手，土家族语叫“社巴日”。在摆手活动时，歌舞并用，故名“摆手歌舞”，是由土家族先民賨人的军事舞蹈演变而来的。从有关史料中发现，土家族的摆手歌舞，源于商、周时代，是从土家族古代先民——賨人的军事舞流传下来的。世代居住在巴楚之国边境的古代賨人，在公元前1066年，武王伐纣时，賨人应召参与巴师，在商丘牧野的灭纣大战中，賨人前歌后舞，以凌賨人，前徒倒戈，称世称为“武王伐纣，前歌后舞也”。公元前206年，汉高祖灭秦时，募賨人为汉人冲锋陷阵，賨人亦以歌舞振已锐气，迷敌心神，而立战功，被汉高祖刘邦称为“此乃武王伐纣之歌也。”唐代以后土家族形成，居住在巴楚之国边境的賨人被列入泛称为“武陵蛮”的“蛮人”范围内。在随后的战事活动中，賨人的军事舞蹈成为土家族、苗族首领们的厅堂舞。在土司制度时期，土司王将这种舞蹈定名为“摆手”，世代沿袭至今。在土家族的历史上，民族文化多用歌谣以口碑形式传诵土家族先民探索世界本质和人类发展的哲学思想，多以神话、傩辞、古歌等民间文学反映出来，是它们追求遥远，对自然界、人类社会和思维发展的普遍规律的初步认识。《社巴歌》的首篇——《天地人类来源歌》，从天再造、人类复兴、万物更新到洪水泛滥、人类毁灭、兄妹成亲、人类延续等多方面进行神话般的叙述，简述了土家族先民的生存、发展和变化的社会发展史。《社巴歌》对人类认识主要体现在“天地形成说”、“人类起源说”等，就在于对人类的进化、发展认识上的独特性。

1. 梯玛神歌的意义与价值

“梯玛神歌”是土家族梯玛为祭祀祖先神灵时演唱的敬神之歌或娱神之歌，土家族民间称之为“梯玛神歌。”[1]梯玛为土家族语言，既土老司，汉语称巫师。[2]在土家族的历史上，梯玛是土家族文化的传承人之一，是上传民意，下传神旨的“神权、族权”的集权者，是土家族早期的“知识分子”，梯玛还皆通医道、皆事医术。梯玛在土家族地区有极高的社会地位，可谓精神领袖。他们往往兼任民族首领和祭司，是权力极大的民族、地方和自然领袖。梯玛集占卜、算命、风水、祭祀、招魂、祈祷、求学、求雨、还愿、消灾祛疾等于一身。他们是掌握历史、天文、自然、歌舞、医药及生产生活知识较多的上层知识人才，也称之为“人与神之间的媒介人物”或称祈神的使者。“梯玛既从事巫教活动，又进行疾病医疗……”[3]在土司统治时期，梯玛依附于土司，凡当地土民的祭祀、诉讼、婚表、庆典、生育、居住、迁徙、求雨、延巫祛疾治病等诸多事项都由梯玛操纵和掌管。梯玛神歌就是在祭神娱神之时演唱的一部大型古歌。在演唱的形式为一唱一和、一问一答，上及天文、下涉地理、天上地下，古今中外的万事万物皆可入歌，梯玛神歌被称为土家族口传的“百科全书”，“梯玛神歌”是一副古老而辉煌的历史画卷，是土家族人民在千百年来的生活实践中形成和发展起来的，是记录土家族人民与大自然作斗争的一部光辉的民族史诗。梯玛神歌将歌、乐、舞、词汇聚一体，堪称土家族民间文学艺术之大成，它直接或间接地记录或印记了土家族祖先的历史步履。[4]梯玛神歌是土家族传承历史的“经书”，如同藏族史诗“格萨尔”，蒙古族史诗“江格尔”，纳西族史诗《东巴经》，侗族史诗《侗歌》或称《侗族古歌》……是珍贵的历史文化，是民族文化承传，特别是口承文化的脊梁，是这些兄弟民族文化的中百科全书，它见证了民族文化的历史，它还锦延了文化的脉络。通过传唱这些史诗，真实再现了这些民族的历史文明。“梯玛神歌”因其不同的祭祀仪式，可分为以下几种。一是舍巴歌，土家族俗称“摆手歌”，可意译为“祈禳歌”。二是服司要歌，意为给祖先神还愿歌，可意译为“还愿歌”，俗称“梯玛歌”。三是杰卯番祭歌，意为占卜驱邪或踩地刀梯，可译为“解邪歌”。

“梯玛神歌”内容丰富，涵盖土家族文化的方方面面，从开天辟地、人类起源、祭祖请神、捉魔求雨、驱邪逐鬼、招财进宝、天文地理、历史、哲学、政治、经济、文化生活、卫生保健、民俗民风、文学艺术等等，无不猎涉。“梯玛神歌”对土家族医药文化的传承贡献起到了重要作用，通过悉心解读“梯玛神歌”，从“神歌”中来探讨土家族医药发展轨迹。

2. 梯玛神歌对土家族医药文化的贡献

（1）梯玛神歌对人类发展的认识

“梯玛神歌”阐述了对人类发展的认识，集中体现在“社巴歌”中。“社巴歌”是在做“社巴日”时，表演的“摆手唱歌”。湘西土家族民间，做社巴日的规模分“大摆手”和“小摆手”两种。在摆手前要进行祭祖仪式，由梯玛领唱，众摆手歌舞者齐唱“请神歌”。清乾隆《永顺府志·杂志》载：“每年正月初三至十五，土民齐集，披五花被，锦帕裹头，击鼓鸣铳，舞蹈唱歌。舞时男女相携，翩跹进退，谓之摆手。往往通宵达旦，不知疲也。”“摆手舞”是土家族的一种传统舞蹈。早在商周时期，“毕兹卡”先民就曾以“前歌后舞”著称于世，其形象生动、动作优美、落落大方，深为“毕兹犬”喜爱。摆手歌舞一般分七场，在第三场“墨日里日”（即创世纪），这部分主要演绎人类治天治地创造人类万物的故事。[5]“摆手歌”采用自由诗体，灵活多样，用土家语演唱。土家语的摆手歌保留了千百年流传至今的土家族古老语言和传统文化。在摆手舞第三场“兄妹成亲”中表演的主要内容为“创世纪”，歌中颂扬了土家族祖先“衣恶阿巴”如何做人，雷公毁灭人类、土家族“补所”（男）、雍妮（女）躲进葫芦里避难（土家族民间也称葫芦兄妹），然后成亲生儿育女，征服了太阳公公，后由太阳公公安排了上苍，有了日月星辰，求得水土和火木，种地得到了五谷杂粮。他们在生活中征服了毒蛇猛兽，表现了毕兹卡先民生活信念，对大自然现象的朴素理解和认识。“社巴歌”对人类延续进行神话般的描述，简述了土家族先民的生存、发展和变化的社会发展史。“社巴歌”对人类的认识主要体现在“天地形成说”、“人类起源说”

等。它把人类的进化发展分为三个不同的阶段。在歌中唱到："先摘葫芦做脑壳，斫些竹子做骨架，和合泥土做肌肉，剥张树皮做皮肤，摘张树皮做肝肺，又将豇豆做肠子，还用茅草做汗毛。"在《摆手歌·无地人类来源歌》中，"既叙述了天地再造、人类复兴、万物再生的过程，又记述了洪水泛滥、人类毁灭、兄弟成顽、人类延续的神话"。将原始形式的人叫做"初劫的人"，"二劫的人"、"依窝阿巴做的人"这样三个阶段，通过"梯玛神歌"认识了毕兹卡人类祖先自身在外表形象上，体质结构上都在不断的进化中面发展，即从低级阶段向高级阶段发展而来。[6]在摆手活动中要演"茅古斯"，表演茅古期时有唱、有对话、有动作、有情节、有场次。茅古斯歌舞中有狩猎、砍火畲、挖土、扯草、播种、打粑粑等种粮的动作。还值得一提的是它还保留有土家族生殖器崇拜遗俗，其中有男性祖先崇拜而产生的男根崇拜的表演形式，即跳茅古斯的人身上要扎一根"神棒"。在"耍神棒"场面，上场的茅古斯（男人）们以一根裹了茅草的"神棒"夹在胯下，奔走呼叫，隐约传递着原始的生殖崇拜信息，跳动着子孙繁荣的愿望。[7]它反映了毕兹卡先民祈求繁衍的一种原始宗教活动，是毕兹卡先民生育实践知识的再现。

在"摆手舞"第二场纪念八部大王（意为祭祀祖先神灵）的歌舞中唱到："生儿多了养不好呵，粗茶淡饭吃不饱呵，拖到外面把饭讨呵！"从中印证了毕兹卡先民早期对计划生育的认识。当他们求助神仙赐法宝时，神仙唱到："跟你讲个道，不要出去讨，丢到山上好。"意为神仙告诫人们、孩子不要生多了，生多了养不起，要节生。在丧葬祭祀的"梯玛神歌"中的"送亡歌"，有十月怀胎的描记："三年哺乳十月怀胎，七尺身长何处来！"一月怀胎无踪影、二月怀胎不现形、三月怀胎男和女、四月怀胎毛发生、五月怀胎长五腑、六月怀胎长六根、七月怀胎左脚动、八月怀胎右手伸、九月怀胎儿三转、十月分娩要临盆。

在“十月怀胎歌”中唱得更为生动，“专讲母亲怀儿恩”，有“阳间怀儿千般苦”、“阴问遭罪坐血盆”等十月怀胎的描述。

“《摆手歌》既有对自然界与人类之间关系的初略探索，并在一定程度上反映了古代的土家族先民对自然界、人类社会和思维发展的普遍规律的初步认识。”[8]这种思维无疑是符合辩证法的，是对人类发展的一个朴素的辩证的认识。

（2）“梯玛神歌”对土家族保健学的认识

在“梯玛神歌”中有许多关于消除疫瘟和预防疫病的认识，这些知识在土家族歌舞中得到体现。在《社巴歌》的“扫堂词”里有描述：一群象征毕兹卡先民的毛人——“茅古斯”，把竹扫把夹在腋下，一边跳舞（扫出扫进的动作），一边唱词，再现了土家族先民古朴粗犷的原始文化。在唱词中唱到：“扫扫扫扫扫，天瘟地瘟扫出去，扫！风调雨顺的扫进来，扫！……清清洁洁的扫进来，坏的丑的统统扫出去！扫扫扫扫扫！一年四季风调雨顺了！各家各户清洗平安了！”。在“梯玛歌”，土语为“服司妥歌”的活动中，有一段收邪时演唱的咒语，即“五钉手。念到“年年有灾啊，我五钉手！月月有难啊，我五钉手！病在牙床，五钉手！脑壳昏昏的，我五钉手！肚皮痛痛的，我五钉手！日里瞌睡多的，五钉手！夜来乱做梦的，五钉手！牛瘟进他屋啊/马瘟进他屋啊，鸡瘟进堂/鸭瘟进殿，五钉手！十月瘟神来，五钉手！衣服生霉，五钉手！腊肉涩口，五钉手！盐巴长蛆，五钉手！”梯玛通过“五钉手”，把邪气赶走，保佑平安。梯玛在“扫堂”中唱到：“瘟年瘟月扫出去，猪瘟牛瘟扫出去；蛇喙虎咬扫出去，病痛灾难扫出去；装神弄鬼的扫出去，是非口舌扫出去，一齐扫到千潭万水去。”在《还傩愿》中也有扫出瘟疫的唱词。“天瘟扫送天堂去，地瘟扫入地狱门。牛瘟扫归牛客去，猪瘟扫送卖猪人。麻瘟扫送麻山去，痘瘟扫入痘山林。五瘟百鬼扫出去，且莫耗动主东君。扫进金来扫进银，田塘五谷要谢东君。”土家族民间将瘟疫的原因归纳为“天瘟、地瘟、牛瘟、猪瘟、麻瘟、痘瘟”六大类，也有将麻瘟与痘瘟归为一类，即麻痘瘟疫，故有“五瘟百鬼扫出去”的唱词。还在“和尚词”中也讲了疾病的预防方法，即“口渴莫上魚团湾，肚肌莫上洗溪滩”。意为口渴了不要随便喝不干净的水，肌饿了不要下水游泳等预防措施。

在生活保健方面，“摆手歌舞”中唱到：“蜂糖泡的包谷酒哟/你要一口一口的唱嘛；‘叭鲁鲁’的猪脚肉哟/你要一只只的啃嘛；你要慢慢儿嚼哟/你要慢慢儿的咽哟；莫把牙齿扯痛了哟/莫让喉咙梗到了哟”。告诫人民要吃饭时要细嚼慢咽，有助于食物的消化。农民外出劳作时，常摘一些野果随身携带的解肌渴”。唱词中唱到：“田坎上的三月泡红鲜鲜的/摘几包袱一路上解渴嘛。山顶上的救命粮红鲜鲜的/摘几口袋一路上莫饿着嘛。”

在食疗保健方面，土家族民间喜爱将一些具有药食两用的野果，野菜采回加工成饮料或食品供食用。在唱词中唱到：“沙包上的灯笼果亮冬冬的/摘几扎笼回家好烤酒；棉藤花摘几背笼/扑酸菜开口味哩；水麻叶摘一背笼/揉神仙豆腐退凉哩；地米菜刁一篮子/煮鸡蛋祛瘟哩；野枞菌扯一背笼/打碗汤好鲜哟……”灯笼果、棉藤花、水麻叶、地米菜都是土家族药匠常用的民族药，也是土家餐桌上的佳品。社巴公公在“吃新”中唱到：“大蒜香葱炒狛面（即獾），莴菜打汤下黄鳝，野鸡麂子一大钵，陈年腊肉手板宽。”

（3）“梯玛神歌”对疾病原因的认识

土家族祖先认为人生病的原因较多，主要是由邪和瘟而引起。在“梯玛神歌”中除了祭祖外更主要的是“除邪驱瘟”保平安。在“社巴日”第一场闯堂祭祖有这么一个唱段：“天瘟地瘟/年瘟月瘟；牛瘟羊瘟/鸡瘟鸭瘟，莫引来，甩在山沟沟里去。”“那些鬼日毛头的莫引来/那些赖呆的莫引来，那些蒙天烂臭的莫引来，把它甩到天坑里去。”唱词中的“鬼日毛头”指鬼邪之气，瘟指瘟疫之毒气，瘟有风、寒、湿、火等四种瘟气。土家族药匠认为，疾病致病原因主要是邪气和毒气，邪气和毒气是疫病的病因。“蒙天烂臭”是指不洁的物品，如衣服、食物等。“蒙天烂臭”之物是致病的物质，即现代医学所指的病原微生物。“鬼日毛头”谓之鬼厉。土家族民间有畏“鬼”习俗，认为某些疾病是“病气乃厉鬼摄去魂魄所改，只要降伏或驱逐之，人之病就可以痊愈。”[9]“鬼厉”致病，多为心理或精神因素所致疾病，在科学技术和认识水平尚处于“低级阶段”时，用鬼邪解释病因也“无不道理”。《韩非子·解老》云：“凡所谓祟者，魂魄去而精神乱。鬼不祟人则魂魄不去，魂魄不去而精神不乱。”土家族梯玛（巫师）治病，就有驱鬼，制鬼的法子。土家族先民将生活中灾难病疾都归咎于恶鬼作祟。在土家族人民的信仰中，鬼有数十种，最凶的有两种，一是烟火鬼，二是麻阳鬼。能致病的是“麻阳鬼”。土家俗称之为“煞气”，为女性，是最恶的鬼。传说“煞气”是非正常死亡之鬼，或称厉鬼。相传“麻阳鬼共有五种，即五姐妹，分住在五个山洞里，人称‘五洞麻阳’……麻阳鬼主要是疾病之鬼，若人口服歪斜，手脚抽搐，神魂颠倒错乱，即认为是麻阳鬼作祟，必请巫师梯玛作法禳解。”[10]

（4）“祭鬼”消灾祛疾，土家族最原始的“神药两解”治病现象

在上文提到土家人生病多与鬼邪有关，为了消灾祛疾，请梯玛作法事“祭鬼”。“祭鬼”消灾祛疾有几种方法。一是解邪祛病。解邪祛病用“解洗”为法事，解即解脱或解散的意思，“洗”即清洗或洗涤之意。可解释为请神来“解”，用药来“洗”，其意为“神药两解”。在梯玛神歌相关唱词，念词中对“神”和“药”说得有很清楚。“神是什么神？太上老君，梯玛

的祖师……药是什么药？东坝扯药药王公，西坝扯药药王母，上山扯药师，下河洗药师，铁锅熬药师，铜锅熬药师，药公药母，药子药生，药王童子，请你得来，奉你得来。符！脚踩病人床，邪神野鬼见我哭，脚踩病人床，邪神野鬼见我进杀场。杀不留情，打不留命，砍做你两块，剁你两截，鼻子流血各有道路，吾奉太子老君急急如令！”请了这么神，扯了这么的药，如解“解洗”？“烧油火烧毁，架起蛮雷打退，用张天师给的‘一把刀’(斩鬼刀)、‘一把伞’(保护伞)、太上老君赐的‘一垛符’、‘一颗印’，把邪神野鬼消灭在不知不觉，无形无影之中。使得病者早日康复，家庭和睦吉祥。”“解洗”是“祭鬼”中最常用的一堂，在土家族山寨，人们一旦有了病，一般是先请神，再求医，体现了古代土家族原始医药文化的“神药两解”现象。

二是放麻阳鬼，解救疯癫病。土家族民间认为，疯癫之病为麻阳鬼“作祟”。疯癫之病，民间无特效药物治疗，请梯玛来放麻阳鬼，达到“以疯治疯”、“以癫治癫”的目的。在放麻阳鬼的法事中，梯玛身背烂背笼，画成鬼脸，手提铜锣，鸣呼喧天，装成疯子，边走边唱，“人扮鬼像”、“引鬼出门”，把麻阳鬼引到水洞处进行祭祀，意为放鬼出门，使疯癫之人康复。还有一堂叫《诊癫子》的演唱，其目的与“放麻阳鬼”类似。在《诊癫子》一堂中唱到：“得了神癫之病，急需雄鸡一只退煞，皇母娘娘开恩惠赠，求难中的东家孩童，别人拿去无用处，弟子拿做退煞鸡。天煞归天、地煞归地、神煞归位。要退快退，若还不退，弟子发动五百蛮雷打退。吾奉太上老君，急急如令！鸡血落地，大吉大利（杀鸡）”。

三是招魂。在土家山寨有人精神不振，夜不能寐，梦中惊叫等现象时，认为是“落魂”，要请梯玛“喊魂”，意为将失落的魂招回来。通过梯玛做“喊魂”法事，使病人“魂归原位”，以求病愈。其中有一段唱词为“早晨去的晚上回，牛路去的马路回，阴路去的阳路回，窍路去的直路回，回家得到，转家得回……喊魂人间：XXX 回来了没有？家里人答应：回来了，回来了……”“喊魂”若能治疗“失魂”的精神病患者？与心理疗法有必然的联系。

“梯玛根据山寨里常见的疯、瘫、哑、害等疑难杂证，借用巫术去解决，制定了《解说》、《喊魂》、《放麻阳鬼》、《诊癫子》、《架桥》等堂项，以巫术的心理为人排忧解难，这些活动只是梯玛活动的延续部分……”[11]在梯玛活动的许多法事中，都要请天宫里三清之一的太上老君，其目的就是借助其“通天道、下阴曹、除鬼神”的法力，以镇鬼压邪祛疾。

“梯玛神歌”主要流传于湘西、鄂土家族民间，主要传唱地是酉水中游一带的龙山、来凤、保靖、永顺和古丈等县能讲土家语的土家族民间。土家族梯玛随着时间的流逝，活跃在民间的梯玛越来越少。目前湘西土家族民间能用土家语演唱梯玛神歌的梯玛还有多少？是否面临后继无人的现象，有待调查。由梯玛世代传唱的“梯玛神歌”，由于不同传唱人传唱，各地内容大同小异，也有不同的版本。最近，湘西学者收集整理出几本有关梯玛神歌的著作。如龙泽瑞、龙利农编著的《牛角里吹出的古歌——梯玛神歌》（中国文联出版社）、彭秀槊收集整理的《梯玛神歌》（人民日报出版社）、刘善福收集整理的《舍巴日》（人民日报出版社），以及金述富、彭荣德编著的《土家族仪式歌漫谈》（中国民间文艺出版社）等，以上版本较为翔实而真实的记录了“梯玛”演唱的“神歌”，是弥足珍贵的土家族文化史料，是土家族文化世代延续的脊梁。解读“梯玛神歌”，让人们从“梯玛神歌”的“万象”丛中窥视土家族文化朵朵奇葩，神奇的土家族医药文化就是其中艳丽的一朵，她的绽放，催开了毕兹卡繁衍生息和健康之路。通过解读梯玛神歌，深入探讨土家族医药发展历史，让远古的土家族医药文化为当今各族人民健康服务。

（四）巫文化传衍出来的土家族早期特殊医学

巫文化，在春秋战国时代所起的医疗保健作用是耳闻目睹和众所周知的。在土家族地区的黔中郡、溪州、施州等地，巫、梯玛（土老司）为人治病是常事。有关巫的记载，在土家族地方史籍中时有记载。现选录有关资料如下：

“病不用医，惟椎牛羊，延师巫击鼓卜筶，以祝鬼。”（《永顺府志·卷十风俗》乾隆二十八年抄刻本）

“信鬼巫，病则无医，惟惟牛羊，师巫击鼓铃，卜竹筶以祀鬼。”

“凡遇疾病死丧必杀牛祭鬼……”“他若疾病不事医药，歌丧哭嫁，崇巫尚鬼。”（《永顺县志·卷四风土志》，乾隆五十八年抄本）

“灵病－病迎。”意为病不吃药，惟延巫觋，请巫医治病。

“畏鬼信巫。”（《乾州厅志·卷之四卷十六》，乾隆四年本）

“賨人敬信巫觋，多往奉”（唐房玄龄《晋书·李特传》）賨人，又称之为板盾蛮，是土家族先民。有专家认为，賨人的后裔，即现今的土家族。

“昔楚南郢之邑，沅湘之间，其俗信鬼而好祀，其祀必使巫觋作乐，歌舞以如神。”（宋朱熹《楚辞集注》）

“蛮俗好巫，每淫祠鼓舞，必歌俚辞……以教巫祝，故武陵溪洞夷歌，率多禹锡之辞也。”（后晋刘煦《旧唐书·刘禹锡传》）

“顺巫讽咒礼神，讨筶以卜吉凶。”（乾隆《永顺县志·风土志》卷四）

“疾病服药之外，惟听命于巫，幸而愈，则巫之功；不愈则巫之过。”（乾隆《辰州府志·风俗》卷十四）

“疾病凡医治外，均听命于巫。有病赴庙祈佑，许以牲醴。愈则酬之……以巫者祝而祭之。”（光绪《龙山县志·风俗》卷

十一）

“查土俗四例，凡遇病死丧，必杀牛祭鬼。”（光绪《桑植县志·风俗》卷二）

“疾病祭竹王，俗称白帝天王。”（乾隆四年本乾州厅志·风俗志）卷之二）

“农夫争视土牛色，占水旱疾疫；眉色占棉花；视勾芒笠鞋，占春早迟及晴雨寒暖。”（光绪三年本《乾州厅志·风俗志》卷之五）

“土民散处山谷间……尚巫信鬼，语言侏离，不识文字。”（《永顺府志·风俗》卷十，乾隆二十八年抄刻本）

“他若疾病不事医药，歌丧哭嫁，崇巫尚鬼……”（《永顺县志·风土志》卷四，乾隆五十八年抄本）

土家族民间素有崇巫尚卜的习俗。在巫术文化事象中，按其性质大致可分为驱邪巫术、求福巫术和预知巫术三种形态事象。“信巫鬼，重淫祀”，巫风弥漫在巴楚之地几千年，成为巴文化、楚文化的特征之一。

原西德汉学家文树德教授（pauU·Unschuld）在《中国医学——思想史》一书中提出，把中国医学按历史时期可分为七大系统，即占卜治疗学、巫术治疗学、宗教治疗学（或称宗教医术）、实用药物治疗学、佛教医学、整体相关医学和西方现代医学共七个系统。其中前三个系统均涉及巫医的相关内容。文氏的中国医学分期，也适用国内各民族医药发展实情，特别适于中国南方民族医药发展实际。如深深打上巴楚文化烙印的土家族医药、苗族医药、侗族医药、瑶族医药、彝族医药、畲族医药、仡佬族医药等。苗族、土家族医药楚巫痕迹比其它南方民族医药更深。究其原因，早在二千多年前，苗族、土家族先民就生活在巴文化、楚文化的圈中之圈，其它南方民族医药文化则受楚巫文化辐射而受其影响的。

在战国先秦时期，土家族先民的医者（巫医）他们除了医治疾病外，巫（觋）还要司职占筮、医药、赛祷、祈雨、禳灾、娱神、降神、诅咒、设蛊、算命、相面、预言以及主持巫术仪式等多种活动。医药只是巫的职司之一，乃至巫医也，历史上故称“巫医同源”。土家族医药发展也是沿着巫、巫医、梯玛（水师）到药匠（医生）之路，一步一步的自我传衍至今的。土家族医学发展之路，同传统中医一样，“巫即是祖国医学发生发展的源头之一。”

参考文献

[1] 金述富、彭荣德．土家族仪式歌漫谈［M］．北京．中国民间文艺出版社，1989：37

[2] 田华咏．土家族医药研究新论［M］．北京．中医古籍出版社，2006：189

[3] 彭官章，土家族文化［M］．长春．吉林教育出版社，1991：238～239

[4] 龙泽瑞、龙利民．牛角里吹出的古歌——梯玛神歌［M］．北京．中国文联出版社．2003：43

[5] 刘善福．舍巴日［M］．北京，人民日报出版社．2006：21～23

[6] 田华咏．梯玛文化与土家医药［J］．中国民族医药杂志。2002.2：1～2

[7] 周明阜、张应和、谢心宁．沅湘傩辞汇览［M］，香港．香港国际展望出版社．1992：414～

[8] 曹毅．土家族民间文化的瑰宝——“毛古斯”［J］．民间文学论坛．1994：2

[9] 周仁政．巫觋文化——沈从文与巫楚文化［M］．长沙．岳麓书社，2005：26～27

[10] 胡炳章．土家族文化精神［M］．北京．民族出版社．1999：114～115

[11] 龙泽瑞、龙利农，牛角里吹出的古歌——梯玛神歌［M］．北京．中国文联出版社．2003：564

第三节 湖南土家族医药的形成与发展

土家族先民不管是春秋战国时期的巴人，或后称为“乌蛮”的蛮人、“赍人”（板盾蛮），唐宋时代的“土人”、“土民”等，早在二千多年前就是定居在湘、鄂、渝、黔边区一带的人群。在漫长的历史演进中，生活在西楚之地（即现今湘西或五溪之地）的土家人民用自己的勤劳和智慧，开发和建设了自己的美好家园，创造了具有民族特色的民间自然状态的灿烂文化。从秦汉到明清二千多年的漫长岁月中，土家族也深受封建王朝的影响，其发展历程可分五个时期。第一阶段是秦至隋的郡县制度时期；第二阶段是唐宋的羁縻州县制度时期；第三是元明至清初的土司制度时期；第四阶段是清代中晚“改土归流”后的府县制度时期；五是近现代时期。土家族社会发展史也包涵其民族医药发展史。

土家族医药起源于先民们早期的生产生活实践活动，特别是到春秋战国时代，土家族医药开始有了医药知识积累。秦汉以来至“土司制度”时期是土家族医药从初始的简单医药防病治病知识到有文献零星记载的医药史料，逐渐形成有本民族特色的医药知识。到了明清时期，在土家族地区实行府县制度，各地相继出现了医药手抄本、木刻本的土家族医药文献，土家族医药进入了发展时期。

一、秦汉至南北朝时期有关土家族医药文献资料考证

早在春秋战国时代，楚国大夫屈原流放五溪地区沅江时，著千古不朽之诗篇《离骚》，就记下了“纫秋兰以为佩”，即兰香草。其功效为主利水道，杀蛊毒，具有“毒蛊风除，千金良是”的功效。兰草是土家族民间常用药物。

成书于秦汉时期的我国第一部本草学专著《神农本草经》，

黄连，《神农本草经》列为上品，早在2000多年前，黄连已入药用。现已成为驰名中外的名贵药材，具有清热、泻火、燥湿、解毒、清心除烦等功用。是土家族地方的道地药材，湘西龙山、桑植等县的黄连质地好。

艾叶，在《荆楚岁时记》中曰：五月五日，四民并踏百草，又有斗百草之戏采艾以为人，悬门户上，以禳气。叶艾，又称艾蒿，是多年生草本植物，具有芳香作用，民间用于杀虫、防病虫害。在土家族山寨，将艾叶剪成虎形、妇人争相佩戴，用于祛邪除恶。在端午这天，土家族山寨家家门上挂艾叶、菖蒲，这一习俗沿袭数千年之久。因为土家族居住在南方山区，此时多雨潮湿，天气开始转热，蚊虫叮咬及疫邪时有流行，用艾叶、菖蒲的芳香气味，起到清新空气、净化环境、祛瘟疫、驱虫疾的作用。

丹砂，又名“朱砂”、“辰砂”。《神农本草经》将其列为上品。道家称为“仙药”、“不死之药”，是他们炼丹的主要原料。辰砂，因出产于古武陵郡溪州、辰州（今湘西辰溪一带）、而得名，为我国著名道地药材。味甘，微寒，主身体五脏百病，养精神，安魂魄，益气，明目，杀精魅邪恶鬼，久服通神明，不老。能化为汞，生山谷。《吴普本草》曰：丹沙，神农：甘；黄帝：苦，有毒；扁鹊：苦；李氏：大寒。或生武陵，采无时，能化未成水银，畏磁石，恶咸水（《太平御览》）。——《神农本草经》卷一，上经。

女贞实，味苦，平，主补中，安五脏，养精神，除百疾，久服肥健、轻身、不老。生山谷。《名医》曰：生武陵，立冬采。——《神农本草经》卷一，上经。

杜若，今之高良姜，又名杜蘅。《神农本草经》曰：生武陵。该药味辛，微温，主胸胁不逆气，温中，风入脑户，头肿痛，多涕泪出，久服，益精。《名医》曰：一名杜连，一名白连，一名白苓，一名若芝，生武陵及冤句，二月、八月采根，曝干。——《神农本草经》卷一，上经。

《本草经集注》书中收载产于武陵土家的药物

南北朝时梁陶弘景《本草经集注》（成书于494年）中记载产于武陵的药物有：

黑石脂，味咸，平，无毒。主治养肾气，强阴，主阴蚀疮，止肠澼泄痢，治口疮咽痛。久服益气，不饥，延年。一名石涅，一名石墨。好者亦出武陵、建平、义阳。——《本草经集注》玉石三品，上品。

楮实，味甘，寒，无毒。主治阴痿水肿，益气，充肌肤，明目。久服不饥，不老轻身。生少室山，一名谷实，所在有之。八月、九月采实，日干，四十日成。叶，味甘，无毒。主治小儿身热，食不生肌，可作浴汤。又主治恶疮生肉。树皮，主逐水，利小便。茎，主瘾疹痒，单煮洗浴。其皮间白汁治癣。此即今谷树子也，《仙方》采捣取汁和丹用，亦干服，使人通神见鬼。南人呼谷纸，亦为楮纸，作褚音。"武陵人作谷皮衣，又甚坚好尔也"，主治阴痿水肿，益气，充肌肤，明目。久服不饥，不老轻身。叶，树皮、茎均可入药，为本草上品。——《本草经集注》草木上品。

犀角，味苦、咸、酸，寒、微寒，无毒。主治百毒蛊疰，邪鬼，瘴气，杀钩吻、鸩羽、蛇毒，除邪，不迷惑魇寐。治伤寒，温疫，头痛，寒热，诸毒气。久服轻身骏健。生永昌川谷及益州（松脂为之使，恶藋菌、雷丸。）今出武陵、交州、宁州诸远山。犀有二角，以额上者为胜，又有通天犀，角上有一白缕，直上至端，此至神验。或云是水犀，角出水中。——《本草经集注》虫兽三品，中品。

二、唐宋羁縻制度时期土家族医药文献资料

唐代，封建王朝在土家族聚居区实行"怀柔远人，义在羁

縻"，"附则受而不逆，叛则弃而不追"的羁縻政策，有利于土家族地区的经济发展。唐代是土家族经济发展的最好时期，社会经济的发展也加快了医药的发展与繁荣。在土家族的经济发展历史上，秦汉以前是"鸿蒙未辟"，"狉狉榛榛"的渔猎生活的原始经济，人们不事农业，专以渔猎为生。《全唐诗选·空灵山应田叟》曰："湖南无村落，山舍乡黄茆；牧音唱巴歌，野老亦献嘲；土俗不尚农，岂暇论肥硗。"这首诗即是描写当时湘西土家族人民的经济生活状况。进入唐五代以来，土家族地区经济较前有了长足发展，出现工、商并举的格局，在土家族社会经济发展史上揭开了新的篇章。土家族地区农业经济发展的重要标志是畲田运动的兴起。畲田运动是唐代以三峡土家族地区土地开发，从沿江地带向山区地带发展的一个标志。工农发展主要标志是矿业的开发，如三峡一带的盐业，武陵（湘西）一带的丹砂（辰砂），以及当地的铁、侗矿、金矿的开发。商业活动是利用土家族地区的"水陆要津"通商，进行商务发展，活跃经济，发展经济。由于唐代以来的畲田运动，矿业开发和商务活动，促进了土家族地区的经济发展，医事也随之而兴，医药知识用汉字记载也出现在有关史料上或考古物证上。

唐代以来，对居住在湘、鄂、川、黔一带的巴人、賨人、蛮夷，称之为土人、土民，这意味着土家族作为一个民族的形成。在有关医药史籍中也出现了土人、土民用土药治疗的记载。

《经史证类备急本草》中有关土家族地区的药物记载

药物学巨著《经史证类备急本草》32卷、60多万字，简称《证类本草》。《证类本草》收载药物1558种，多附药图，并说明药物的采集、炮制方法和主治功能，在每药之后附载有关方剂，首创了沿用至今的"方药对照"的编写方法。在李时珍的《本草纲目》问世之前的近500年间，这本书一直是中国极具威望的药典。李时珍撰写《本草纲目》，就是以此书为蓝本加以增补考证而成的。

蜀椒，生武陵川谷……多作园圃种之。高四、五尺，似茱萸而小，有针刺。叶坚而滑，可煮饮食，甚辛香。四月结子，无花，但生于叶间，如小豆颗而圆，皮紫赤色，八月采实，焙干。施州又有一种崖椒，彼土人四季采皮入药，云味辛，性热，无毒。主肺气上喘兼咳嗽，并野姜筛末，酒服钱匕，甚效。忌盐下。——证类本草、卷第十四。

三、元明至清初土司制度时期土家族医药

土医的出现、土家族疗法及土家族药物学形成于元明至清初土司制度时期。

土司制度一般指元代以后，在少数民族地区实施的与内地郡县相比，在政治、经济上享有一定特殊待遇，且土司长官可世袭的政治制度。至元十二年（公元1275年），元朝政府对土家族地区实行土司制度。在湘西、鄂西、川东、黔东北土家族区共设立八个宣慰司，四个宣抚司，十一个安抚司，六个土知州，三十九个长官司，五个蛮夷长官司。土司制度到雍正十三年（1735年）实行“改土归流”，宣告460年的土司制度结束。土司制度下的土家族地区“山多田少，刀耕火神”（同治《保靖县志·卷三》。“土人……时喜鱼猎，食膻腥”（同治《永顺县志·卷六》）。土司制度下的土家族地区在政治、经济上享有一定的特殊待遇，但人民仍然生活在贫困之中，疾病时有流行传播，如痨病（结核病），打摆子（疟疾），出麻子（天花）这些古老疾病长期在土家族地区时有蔓延。在元明时期，土家族医学发展主要有以下三个特点：

一是土医、药匠、水师、接生婆的出现，使土家族医药进入了有专门的“土医”的时代。除了上述从事医疗活动的人员外，还有“梯玛法师”仍然活跃在医和“神”的舞台，给患者精神

与药物治疗，也解除了部分患者的身心疾患。由于土医、药匠、水师、接生婆的出现，土家族医药也开始出现了分科诊疗疾病，如接生婆接生婴儿及医治妇人病。水师是以封刀接骨斗榫，治疗骨伤，跌打损伤为特长的外科疾病，土医（土家族民间称药匠）是较为全面的医生，兼治各种病证。

二是土家医疗法的形成与临床应用。由梯玛或水师掌握的“封刀接骨斗榫”“推抹按摩”“刀针破疮”（或瓦针），“火罐疗法”“灯火疗法”，磁针（瓦针）放血等外治疗法。土医用“凉水止血”，“童尿解毒”、“火罐退热”、“灯火消炎”等治法，被后人总结为“刀、针、水、火、药”的土家族五术一体的土方土法，形成土家族医疗体系而世代相传。土家医疗法，特别是外治法内容丰富，具有鲜明的土家族特色，最具有代表性要数火功疗法，推抹疗法，在土司时期逐渐成熟，在民间广泛运用。

三是土家族药物的临床应用步入常规时期，土家族药物学初步形成。这一时期，土家族药匠在临床实践中，逐渐摸索总结出用药经验，对土家族药物根据临床应用进行分类。如专治跌打损伤的打伤药，清热泻火的败毒药等。对某些有毒性的药物进行加工炮制。出现了一些特殊的炮制方法，如尿制法、焙制法、汗渍法、炭制法等。

土司制度时期的土家族医药史料出现有关医籍及地方史书中。

四、府县制度时期的土家族医药

土家族历史上的府、县制度，是清雍正四年至十三年（1726~1735），对土家族地区实行“改土归流”后，清廷在土家族聚居区设立府、县制，革除“汉不入峒、蛮不出境”等土司禁令和各种陋规，与外界加强了交流，加快了土家族地区的社会和经济发展。从改土归流后，在土家族地区实行府县制度到清末的近 180 年里，土家族民间医药，或土医土药得到普及与发展，主要表现在以下方面：

一是从民间土医的一草一方，到坐堂纳脉诊病，从散在民间到集镇开设官药（中药）草药铺（店、堂）。如乾隆年间（1736～1795）在湘西永顺县城出现私人官药店，嘉庆年间（1796～1820）龙山县城和里耶也开设中草药铺 6 家，有土家族医生刘之馀、刘世杰、向德清、黄绍清等当地中草医坐堂诊病。这些中草铺坐堂医生中，有相当一部分是当地民族医，也称药匠或草医。

二是土家族药匠、土医开始著书之说。明、清以来土家族民间出现了许多医药手抄本，这些抄本一般为相互传抄，或师徒传抄等形式手抄流传。但到了清末土家族医生中的有识之士，着手著书立说，将千百年流传下来的医药经验，进行收集整理，结合医生本人临证经验，编写出有关土家族医药验方，验案及综合性著作。改土归流后，土家族地区府有府志，厅有厅志，县有县志。嘉庆年间和光绪年间的厅，县志记载了部分医药方面的内容。嘉庆《龙山县志》卷八物产篇中记载食药两用的植物有粟、麦、甜菜、蕨、姜、木姜子，土耳、胡桃，杏、白果，饭瓜（南瓜、牛腿瓜）、包谷、脂麻等 66 种，另记载黄精，白及、细辛、荆芥、香附子、艾，牛膝、木贼、麦冬、独摇草（独活）、克马草（车前）、天南星，三步跳，葛粉，鸳鸯藤、合欢藤、益母草、王连、夏枯草、灯心草等 36 种民间常用草药。对疾病的预防方面也有记载："三月三，摘地菜花和饭作，日作节气；清明插柳叶于门，簪柳于首，曰避毒疫。挈榼提壶上坟祭扫挂褚钱于墓树前祭毕席地而饮。五月端午，悬艾于门，饮菖蒲酒，以角黍盐，昼夜相馈，遗以雄黄，点儿额及手足心，云辟疫。采百草煎汤，合家洗澡，云辟疥疮。乡村以五月初五日为小端午，十五日为大端午，云其俗自，反复波始。"关于医家，《龙山县志》（光绪版）卷十四载名医："刘之余，本城里人，业儒精医术，性嗜施济人，有贫而病者，之余经诊之，且资以药饵。家故素封职，以窘生业，之余固弗憾也，日后当宿墓侧，一夜有虎至，之余觉，固不为惊，而虎亦旋去，家人劝之归，之余弗应，后以感犯，婴沈疾乃，舁而归年八十六，后孙世杰补诸生传其医太。”刘之余医术高明，还乐于济人，名传一时，连虎也不伤。这与传说中的药王菩萨治病救人，最后骑白虎升天成佛有其偶合之意。在民间还流传土人多寿民。据嘉庆《龙山县志》卷之十二寿民篇记载49人，卒者，寿年最长128岁，平均寿年96.3岁，健在的32人中最大；的为96岁，平均86.53岁。其中一老翁86岁时，齿落复生。有的医籍在清代以前已出现，有的药物考证可追溯到一千多年以前。“贫穷无力得病者，一时疾病则皆以草药治之。若铁石重伤及跌撞塌压肢体碎折者，用以接骨生肌，功效较神得之，而又易收效，故邑人用草药者十之七，而用官药者十之三，然性多峻烈，寻常或感冒风寒体弱人忌服之”土家医治疗以跌打损伤、断骨、疱疮见长，并兼治其他内儿诸科惊疾症。近年来，发现不少土家族老药匠手中存有各种医药方面的抄本。如光绪十八年三月（公元1892年）龙山县彭建堂手抄本《小儿二十四警》，书中对小儿二十四警症从病名、治法分别有论述。龙山县洗车河镇土家族老药匠，年逾八旬的彭大善先生手中有《二十四惊症》抄本，对病名、症状、治法、药方均有简单的记述。还把24惊症绘成图，便于理解记忆。大庸市大坪乡赵善林老药匠手中尚存《七十二症》、《二十四惊风》等抄本。永顺县石堤西乡陈正达老药匠善于武打气功，是医武结合的土家医，手中有关于擒打气功方面的抄本。书中对人体的穴位，不是按传统中医经络穴位描述，而是按人体位置和部位描述的，在记述的近300个穴位中，大部分为土家族药匠命名的穴位。并附图37幅。陈先生还存《老祖传秘方》抄本，载方101个。其他方药抄本数百个。当地土家医陈复兴抄本《急救药方》载方60个，均为土家医治疗急症之验方。关于上述例举的土家医抄本的抄写年代，大部是晚清至民国年间抄本，据药匠们回顾，这些医书，都是师传自抄。一代一代承袭至今，具体年代颇难稽考。湘西大庸县道光元年至光绪元年（1821～1875）有9位当地土家族医生著有医学著作，其中有胡先容的《医方守约》，胡先兆的《医方济世》，汤开瑾的《寿世津梁》等。清光绪年间，湘西永顺县骨伤名医彭廉泉（1868～1952），著有《临床经验和奇方异术》，后被佚散。

五、湖南近代土家族医药

这一时期，主要指清未鸦片战争至民国时期土家族医药发展情况。百余年土家族民间医疗活动较为活跃，是土家族医药发展史上较为重要的一个时期。

经过明清时期土家族医药从医理到本草，从诊断到治疗，得到较快的发展，为后人继承和发展打下了较好的基础。民国时期，是土家族地区民族民间医药从农村进集镇，从家庭药园或药铺到集镇开诊所或药铺较为活跃时期。在中医人员中有相当多民族医药人员，中药店中，中药草药（民族药）品种各占一定比例，当时药铺中的中药，相当一部分应该是草药或民族药。为什么没有把民族医和民族药单独统计，在哪“废除中医，不用中药”的民国年代，怎能容忍草医药走进医药殿堂。各地诊所，药铺的出现，促进了当地传统医药，特别是民族医药的发展。其次，在民国时期，土家族民间的土医、药匠在师承学医的基础上，对师传经验进行了文字抄记，出现较多的医学手抄本。如湘西民间的《七十二症》、《二十四惊证》、《二十四惊风》，这些抄本，既是先辈“口传”下来的医药精华，又有抄者的临床经验，对土家族医学的发展具有积极作用。

六、中华人民共和国成立以来湖南土家族医药

（一）党和国家关于发展民族传统医学的方针政策

新中国成立以来，党和政府十分重视传统医药的发展，将发展传统医学写入了宪法。宪法中规定：“国家发展医疗卫生事业，发展现代医药和我国传统医药。”毛泽东主席历来十分关心传统医学的发展，他在1958年指出：“中国医药学是一个伟大宝库，应当努力发掘，加以提高。”新中国成立初期的1951年，国家卫生部制定了《全国少数民族卫生工作方案》方案中就指出：“对于用草药土方治疗之民族医，应尽量团结与提高。”1997年1月25日，中共中央、国务院在《关于卫生改革与发展的决定》中指出：“各民族医药是中华民族传统医药的组成部分，要努力发掘、整理、总结、提高，充分发挥其保护各民族人民健康的作用”。2002年10月19日，中共中央、国务院在《关于加强农村卫生工作的决定》中指出：“要认真发掘，整理和推广民族医药技术”。1983年国家卫生部，国家民委在《关于继承发扬民族医药学的意见》中强调：“发展民族医药学，不仅是一个重要的学术问题，而且是执行国家根本大法的问题，是提高民族自尊心，继承发展民族文化的重要内容，对促进民族团结，巩固边防，都有积极的意义”。2007年10月，国家中医药管理局、国家民委、国家卫生部等11个部委局联合行文《关于切实加强民族医药事业发展的指导意见》，对我国今后民族医药事业发展制定了21条意见，从发展民族医药事业的指导思想、基本原则、工作目标、服务能力建设、人才队伍建设、挖掘整理、民族医药科研、资源保护、知识产权保护以及加强对民族医药的领导等作了明确的规定。《意见》对今后我国民族医药的发展将起到重要作用。

在民族医药教育方面。国家也制定了政策。2002年12月4日，卫生部、教育部、人事部、农业部在《关于加强农村卫人

才培养和队伍建设的意见》中也指出："在医疗教育层次和专业结构调整的同时，在中等医学专业中可保留卫生保健及中医（民族医）类专业，以适应本地区农村对卫生人才的需求。进一步深化课程体系和教学内容改革，增强全科医学知识和中医药学（民族医学）的教学内容，强化能力培养，使毕业生适应农村基层卫生工作的需要"。

在民族医药的科学研究上，也有明确的要求。国家中医药管理局科教司制定的1999年~2015年《中医药基础研究发展提纲（试行）》中有具体条款。其中第二十六条就是关于重视民族医药的研究发展纲要。提纲中指出："我国民族医药学是中医药学的组成部分，其中包括各民族医药学理论、医疗经验和药物，它们具有悠久的历史，丰富的经验，为各民族繁荣盛做出了重要贡献。在中医药基础研究中要重视对民族医学的基础研究。尤其要重视对民族医学的理论系统的开发及生产关键技术的基础研究。积极开展适合民族药特点的制药设备，技术及剂型的研究，建立和完善民族医药制剂规范和质量控制标准研究，促理民族医药和医药产业的发展"。各地在制定中医药发展条例中也制定有关民族医药发展的政策。从中央到地方各级政府都重视民族医药发展，使我国民族医药的发掘、整理、总结、提高工作取得了显著成效。主要表现在民族医药机构建设，包括医疗机构、科研机构、教学机构、新闻机构及学术团体的组建等方面；在医政建设上，不断完善民族医院规章制度和建设标准，病案书写规范；民族药广泛应用于临床，临床活力得以恢复；在专科专病的建设都有新的创新和发展；民族药物开发初见成效；还取得一批民族药科研究和学术成果。民族医药发展，促进我国民族卫生事业的发展和民族地区的社会进步。湖南省土家族医药的发展，同国内其它民族医药一样，经过一草一方，民族医药调查研究、收集整理，到成立专门机构开展土家族医药的临床、科研等工作，得到较快发展，使土家族医药从千百年的“口承”医学到“文传”医学的转变，成为至今还具有较强临床活力并成为现实卫资源的十余种民族医药学之一。他们是藏医、蒙医、维医、傣医、壮医、瑶医、侗医、彝医、苗医、土家族医、朝鲜族医等等。土家族医药属于没有民族文字的医药学，但医药资源丰富。中国民族医药学会诸国本会长在《中国民族医学是当代卫生资源的重要组成部分》一文中指出：“有的民族没有文字，但医药资源丰富，近几十年来进行了大量的发掘整理工作，用汉文编纂出版了全面的医学著作，梳理出固有的理论并使系统化，取得了学术上的重大建树，如壮医、瑶医、彝医、土家族医、苗医、侗医就是，还有一部分民族医药正在整理当中。”国家中医药管理局在《民族医药文献整理工作实施方案》中，对我国民族医药基本情况进行分类。根据民族医药理论体系的完整性，民族医药的医、教、研、药机构的情况，分为三种状况。第一种是已经形成了比较完整的理论体系，不仅有文字记载，还留下了不少经典著作，这些民族医药的医、教、研、药机构基本建立，学术骨干队伍基本形成，学科体系也比效齐全。如藏医药学、蒙医药学、维吾尔族医药学、傣医药学。第二种是有一定文字记载（包括本民族文字记载和其它文字记载），有的还有著作流传，但尚未形成比较完善的理论体系，没有现代高、中等教育。如：壮医药、朝医药、苗医药、瑶医药、土家医药、回医药、拉祜医药、侗医药、彝医药、纳西医药等。第三种是虽无文字记载，但有口碑资料的诊疗技法，有效方药和验方秘方流传于民间。

新中国成立后，在党和政府关心支持下，湖南省土家族医药的发掘、收集、整理和研究工作，在继承中创新，在创新中发展。对土家族医药取得的成绩，得到国内学术界的认可，得到国家主管部门的肯定，为今后土家族医药的研究与开发，学术的继承与创新奠定了良好的基础。特别是20世纪80年代中期国家卫生部和国家民委在内蒙古召开了全国第一次民族医药工作会议，使我国民族医药的发展使入了快车道，加速了民族医药发展的步伐。土家族医药快速发展的步伐，也是始于全国第一次民族医药工作会议以后。这一时期，土家族医药发展大体经历两个重要时期。一是建国初期到“文化大革命”后期的30年，即一般发展期。二是党的十一届三中全会，即改革开放以来的20多年来的土家族医药的快速发展期。

（二）新中国成立后，前三十年湖南土家族医药一般发展时期

这一时期，土家族各地民间医生或坐堂医生于50年代初加入当地的联合诊所，从民间“走方”形式到坐堂行医。1957年10月，湘西全州成立民族医联合诊所60所，中医和民族医联合诊所11所，吸收了216名民族医药人员参加工作。到了大跃进时期，有的地方卫生行政主管部门组织当地的民族医、草医开展中草药采集及献方献技活动。如湘西自治州于1959年，在全州范围内的中医采风访贤活动中，广大中草医药人员将自已多年行医的经验，单方验方，医疗技术献给国家。湘西自治州政府卫生科编印了《中医验方集绵》，将全州名老中草医药人员的医药经验编入集绵中。其中大庸县土家族内科名医陈谷轩的《内科疾病治验录》，《灸脐治疗肠梗阻》，土家族骨伤专家罗秉周将祖传的《梧桐接骨术》治疗骨伤疾病的医术也献了出来。这一期间，有的土家族地区所在县还成立科研机构，研究中草医药学术。湘西大庸县卫生工作者协会，在1954年成立了“中医学术研究股”，由土家族名医龚伯垣任主任，开展中草医药学术研究。1958年，大庸县成立中医药研究所，其主要任务是研究各种疾病的防治，收集整理单、验、秘方。1958年，该县共收集单、验、秘方1795方。如治疗腮腺炎（土家医称为猴儿疱）的验方，由生南星、大吴萸、胡黄连四味民族药物组成，共焙干研末，调成糊状，外敷两足心（涌泉穴处），治疗腮腺炎500例，

治愈率达90%以上。这种治疗方法，是典型的土家族医内病外治方法。治妇女月家痨，干结病的验方，由散血丹、白马骨、紫金藤、臭八宝、月红花、紫萍、狗泡、倒生根，共八味土家族药组成。其方法是，水煎内服。服完药液后，再以胡椒粉冲鸡蛋花内服，以引药归经，达到治疗目的。

20世纪50至70年代，湖南省湘西土家族地区民族医药人员主要在基层为广大农民服务，"一根针""一把草"成为农村赤脚医生，民族医生的防病治病的主要工具。特别是70年代，全国大搞中草药运动，对中草药进行普查，各地编写了中草药汇编，把民族常用、来源清楚、确有疗效的民族药及验方，单方，收入汇编中。应该说是土家族药物及方药第一次规模较大，由地方卫生行政主管部门编纂的中草药专著或单验汇编，可算上是一次民族药及方药的总结，为后来土家族医药的继承，发展奠定了基础。

（三）全国第一次民族医药工作会议后，湖南省土家族医药进入快速发展期

1. 成立机构，组织调研

党的十一届三中全会以来，特别是改革开放以来，党和政府非常重视民族工作，把民族工作列为党委和政府的议事日程。1984年9月1日至5日，国家卫生部，国家民族事务委员会联合在内蒙古呼和浩特市召开了全国第一次民族医药工作会议。本次会议制定了我国民族医药"七五"发展规划，对民族医药发展的基本方针，主要发展目标，主要任务和措施都作了具体要求。会后为了贯彻和落实国家关于发展民族医药的方针和政策，各民族地区都采取相应的措施，保证民族医药政策的落实和民族医药的发展。在土家族地区，为了加强土家族医药的发掘、整理、总结和提高工作，有关地方成立了民族医药机构，负责民族

医药的科研工作。如1983年10月，成立湘西土家族苗族自治州民族医药研究所，所内组建土家族医药研究室，专门负责土家族医药调查研究工作，开展了土家族医药的调查工作。由于在土家族地区普遍开展了调查、收集土家族医药工作，并取得了可喜的成绩，为土家族医药的发展打下了良好的基础。

2. 现今湖南土家族医药资源

从上世纪80年代中期，各地在开展调查研究中，基本摸清了现今全国各地土家族地区民间医药本底情况，主要体现在以下几个方面。

一是掌握了湘西土家族民间的医药人员数。1988年，湘西自治州民族医药所对全州民族民间医药人员进行调查，当时州内10个县市共有土家族医药人员787人，占全州民族医药人员总数的42.5%。他们主要集中在土家族居住较多的湘西北的龙山县（121人），永顺县（255人），桑植县（153人），大庸县（67人），原大庸市，现为张家界市的永定区。2007年，湘西自治州民族医药研究所对全州民族医药人员再次进行调查，全州8县市现有土家族医药人员134人，为原8县市土家族医药人员的25.22%。民族医药人员呈急骤下降的趋势，应引起党和政府的高度重视。

二是通过中草药资源普查，基本查清了当地中草药的品种蕴藏量。1988年，湘西自治州中草药普查结果表明，全州共采集制作标本31057份。收入《湘西州中草药资源报告集》名录药物品种1835种。其中植物药194科，1665种；动物药86科，147种；矿物药23种。常用的约400个品种，测算的蕴藏量为，植物药20万吨，动物药50万公斤，矿物药15万吨。

三是收集到大量的土家族民间单方、验方、秘方。湘西自治州民族医药研究所在土家族医药调研中，收集到单方、验方、秘方3000余个，并选编《奇效良方一千首》。湘西自治州在1988

年的中草药资源普查时，共收集到单、验方2802个。其中土家族民间单验方占45%左右。还精选220个方入编湘西自治州《中草药资源报告集》。

四是广泛收集土家族民间医药手抄本、本刻本及“口碑”活体资料，丰富土家族医药文史资料。

通过几年的土家族医药调研，广泛收集有关土家族医药的手抄本、木刻本或“口碑”活体的记录资料50余本（册）。如：湘西土家族民间的《七十二症卷》、《三十六惊》、《二十四惊证》、《小儿二十四惊》《老祖传秘方》、《急救药方》、《各方药草》，等。

另外，还在有关地方志书，历代本草专著等史料中，摘要有关土家族医药文献资料。如民族药材、疗法、方药方技等。还在本草学中收集到许多关于土人、土民所用药物、验方或土家族历史上武溪或武陵地，湘西等土家族地区所产及所用药物。这些资料都是首次从史料中所查到，为土家族医药发展史，在历史的故堆里找到了佐证。这些资料的搜寻，也寻找到了土家族医药发展的脉络。

3. 系统收集整理，完善土家族医学理论体系

对收集到土家族医药“口碑”或“文字”资料进行系统整理研究，使土家族医药成为文传的民族医药学。近20年来，各地土家族医药工作者对土家族民间流传的医药经验、医疗技术专长及流传的医药抄本进行系统的收集整理研究，先后在有关专业杂志上公开发表了学术论文近200篇，在省以上学术会议上交流近200余篇。湘西州民族医药研究所田华咏出版了《土家族医药学》、《土家族医学史》、《土家族医药研究新论》，彭芳胜出版了《土家医方剂学》。以上几部土家族医药专著均由中医古籍出版社出版。由田华咏编写的《土家医疗法〉收入《中国传统疗法集成》一书中，《土家医》收入《中国传统医药概览》一书中。

4. 开展科学研究，继承和创新土家族医药学术

在文献收集整理的基础上，湘西民族医药科技工作者，为了进一步做好土家，对土家族医药进行专项立题研究。近20年来，湘西等地先后开展土家族医药科研活动，各级立项达30多项次，加快了土家族医药的开发与应用，科研与教学的步伐。在土家族医药研究方面先后了取得省部级成果四项（次），他们是湘西自治州民族医药研究所完成的“土家族诊断与治疗方法研究”成果，分获1998年度国家中医药基础研究三等奖及湖南省科技进步三等奖；“全国民族药炮制方法研究”（包括土家族药物炮制方法）成果，获2001年度湖南省科技进步三等奖；“土家族医药研究”成果，获2002年湖南省科技进步三等奖，“土家族医药发展史研究”、“土家医方剂学研究”、“湖南民族医药发展史研究”分获湘西自治州科技进步一等奖，《土家族药鉴别研究》等成果分获湘西自治州科技进步二等奖。还有“土家族方剂理论整理研究”、“土家族药龟龙丸治疗溃疡性结肠炎临床与实验研究”等土家族医药研究成果获厅、州（市）级科技进步奖10余项次。

5. 加强对外学术交流，扩大土家族医药对外影响

为了进一步加强土家族医药学术交流，扩大土家族医药对外影响，使土家族医药下山进城造福人民。1988年6月，湖南省中医学会成立了民族医药研究会，后更名为民族医药专业委员会。1993年，湖南省中西医结合学会也成立了民族医药专业委员会，仅湖南省两家民族医药学术团体在十余年的时间里，先后召开了16次民族医药学术会议，每次会议都有一定数量的土家族医药方面的学术论文，累计共500多篇。

2001年12月5日至7日，由中国民族医药学会主办，湘西自治州卫生局、湘西自治州民族医药研究所承办的全国土家族医

药学术会议在湘西吉首市召开。来自全国各地的民族医药专家学者135人参加本次大会。会议收到学术论文200余篇。2006年10月14日至18日，由中国民族医药学会主办，湖南省湘西土家族苗族自治州民族中医院与州民族医药研究所承办的全国土家族苗族医药学术研讨会，在湘西凤凰县召开。参加会议的代表130余人。收到学术论文200余篇，分别收入大会编辑的论文集中。其中《中国民族医药杂志》（土家族医药）专版中收载51篇，《内蒙古中医药》收载51篇，《土家族医药学术研讨会论文集》收载55篇。以上两次全国性的土家族医药专题学术会议全面的总结了近20年来土家族医药在临床、科研、教学等方面取得的成绩，并探讨了今后土家族医药发展前景。其它土家族地区也相继召开了有关学术会议，在一定的范围内对土家族医药进行了探讨。还有土家族医生在城市开设土家医专科专病诊所，是真正意义上的“下山进城”为服务，展现了土家医的临床活力。

6. 开展专科专病建设，恢复土家族医药的临床活力

近几年来，各地都注重了土家族医药的临床专科专病建设，旨在恢复土家族医药的临床活力，更好的为广大人民群众健康服务。在专科专病建设上，湘西自治州承担有2001年度国家中医药管理局全民族医药重点专科（专病）建设项目“结肠炎专病”建设项目。通过3年多的专病建设，于2006年4月通过国家验收。2007年，湘西自治州民族医药研究所与湘西自治州民族中医院联合承担了国家中医药管理局民族医药专科建设项目，即“土家医肝病专科”和“土家医苗医脾胃病专科”，用土家医苗医诊治肝病和脾胃病，在临床上取得显著疗效。其它专科还有湘西自治州民族中医院肿瘤康复专科，肝病专科等。这些专科专病是土家族临床特色所在，也是土家族医对外的窗口，通过专科专病的建立，以提高土家族医的临床效果。

千百年来，从土家族先民们在生产生活实践中尝草识药的医

疗活动的萌芽开始，是土家族医学的初始医疗活动的源起。随之而来的是巫的传人，巫医的出现形成了巫医一家的医疗活动，到土家族地区梯玛（水师）的出现，是早期的土家族专门从事医疗活动的神职人员。巫师、水师们在医疗活动中逐渐有文字记载，到后来这些文字经验散在相关史料中，元明以来的医生（药匠）和药铺的出现，从此土家族有了坐堂医生和专门的药店（铺）。这一时期的有识之士和药匠们开始著书立说，出现一方一药、一技一疗的手抄本或地方本刻本类型的土家族医药文传资料。到二十世纪未土家族医药真正意义上的出现，是土家族医药完成从千百年“口承”到“文传”的转变，形成了具有土家族医药特色的医药体系——土家族医学。“《土家族医药学》的出现是土家族传统医药进步的必然，它是土家族传统医药学发展的里程碑，历史将会证明这一点。”由于土家族医药悠久历史和临床疗效显著，国家中医药管理局在 2006 年在《国中医药通［200］2 号》通告中将土家族列为我国“已经设置民族医医院的民族医”的医种之一，使土家族医学成为我国传统医药的重要组成部分。

第四节　湖南土家族医药的特点

一、土家族医学基础理论体系及其学术特色

土家族医学基础理论是研究和阐述人体结构、生理功能、病理变化、诊断与治疗方法为其主要内容的学科。是既有理论认识，又是技术方法相互统一的基础学科。土家族医学基础理论体系应包括认识观、人体结构、生理、病理、诊断、治疗、养生保健等七部分组成。

（一）天人合一的认识观

土家族医药学的指导思想，归纳起来就是天人合一的认识观。认为人与自然界是一个整体，天与地是一个整体，天、地、人共同构成大自然。土家族药匠（医生的尊称）用古朴的自然哲学理论认识自然、认识人体。药匠认为："世界是物质的，人也是由物质组成的……在古代，人们认为气是构成世界上一切事物的基本物质，是构成万物的因素。"自然界由天地人三种元素共同组成，天人相应，是人与自然和谐发展的系统工程。土家医藉用自然界的天、地、人三元关系来认识人体生理和病理变化规律，他们把这种学术思想总结成为"三元"学说。"三元"学说在医学实践中应用较广，如在人体结构上，由上、中、下三大部分组成：上元为天统领心神，管理神志，中元为地统领脾（胃），管气血精的纳取，下元为水统领肾，管纳气排水。在生命物质上，由气、血、精三大物质共同供养人的生命活动。在病因上，由自然界的邪气（瘟气），人的情志，生活中的损伤三大病因而引起的。在病理变化上由于气血失调、冷热失衡，精气神逆乱三因而引起体内病理变化。在治疗上采用药物内治、外治及内外兼治的三种方法。在药物分类上，按药物性味将土家族药物分为冷性、热性和平性三大类药物。在"三生万物"认识的学术思想基础上，用"三元学说"阐释土家族医学的基础理论及其医学体系。

（二）以"三元学说"为指导，认识人体结构和生理功能

土家族医学以"三元学说"为基础理论，用"天、地、人"或"天、地、水"的自然认识观，认识人体结构和生理现象。如将人体物质基础归纳为气、血、精。将人体解部位分为上、中、下三元：上元为天、由脑、心、肺组成，统摄人体气血神志，为三元之首；中元为地，由肝、脾（胃）、肠组成，为人水

谷出入之地，为人体营养之土地也；下元为水、由肾及尿脬、养儿肠（子宫）、精脬（睾丸）等脏器组成，共居下元，有排泄余水之功，为人体孕精生成处，是人的生命发生之根。人类的生命物质——气、血、精都是由三元中的脏器所产生，人体的各种生命现象均受三元内脏所支配。人体的气、血、精经上元之天，中元之地，下元之水而循环往复，灌注全身以维持人体正常的生命活动。总之，气、血、精与三元脏器相生相依，完成体内新陈代谢。

（三）“三元学说”指导下的邪气、情志、伤疾三因病因学特点

土家医将疾病原因分为三大类。一是邪气（或称瘟气），指自然界的风、寒、湿、火四种；二是人们在生产或生活中遭遇的伤疾原因，如劳伤、动运、动物咬伤、饮食伤（伤食），交通伤等原因引起的疾病；三是情志，指心神原因引起的病疾为情志所致。

（四）“三元学说”指导下的病理学特点

土家族认为，疾病的基本病理变化由气血失调、冷热失衡及气血精演变逆乱三种原因而引起的病理发生发展过程。气血失调是疾病最基本的病理原因，气是人体生命活动的动力所在，血是人体营养的源泉。气血充足，人体生命活动旺盛；气血失调，百病滋生。冷热平衡是维持机体正常功能的基本条件，在病因的作用下，引起冷热平衡，是疾病发生的又一基本病理变化过程。气血精是维持人体必需物质，气血精生化与供给逆乱，是造成疾病变化的重要原因。所以说，土家医对气血的正常运行，冷热的动态平衡和气血精的生化与供给的认识，都是来源于“三元学说”的指导。

（五）以“五诊法”为基础的土家医诊断学特点

土家医诊断疾病的方法有“看、问、听、脉、摸”五种，

土家医简称“五诊法”。其中看诊从神色、眼、舌、耳筋、鼻、口腔、毛发、皮肤、手指、背腹、二便等十一个方面对病人进行目视，去察看患者的神色、舌苔和形体等变化的一诊断方法。问诊主要问饮食、问二便、问筋骨、问孔窍、问妇女的经带产等五个方面，详细了解病情，为诊断疾病提供第一手资料。听诊，不是指用现代听诊器来听心肺疾病，面是用耳朵直接听病的咳咯声，肚子响声（肠鸣音）。另外，有的药匠用短竹简来听骨折的“擦、擦”响声，以判断骨折的病情。脉诊是土家医诊断疾病的主要方法之一。土家医脉学丰富，脉种、脉象较多，流传土家族民间的脉种有30多种，各具其特色。脉学特点是脉象脉形简练，循时号脉，多脉合诊，方法独特。通过“五诊法”来全面收集有关疾病发生的相关依据，为准确判断疾病的病因、病变部位、疾病的性质和疾病的程度提供依据。

（六）“七法”、“八则”和内外兼治为主的土家医临床治疗学

土家医临床治疗学是由治则、治方和治疗手段组成。土家医临床治疗一般分为两大类，一是药物治疗，二是非药物治疗，或分为内治法，外治法。在用药原则上，遵循寒则热之，热则寒之，亏则补之，实则泻之，阻则通之，肿则消之，惊则镇之，湿则祛之的八大原则。在治疗治则采用汗法、泻法、赶法、止法、补法、温法、清法的七种方法。在治疗手段上，以药物内服为主，兼用传统外治法。外治法突出土家医“五术一体”的特点，将“刀、针、火、水、药”融为一体，以提高临床治疗效果。在“五术一体”外治法的基础上，经过历代药匠不断的实践和经验总结，使外治方法得以丰富和完善，发展到今天，土家医有20余种外治方法，大体分为推拿疗法、封刀接骨、火功疗法及其它外治疗法。

（七）康寿之道是土家族养生文化的两大法则

土家族人民在长期的生产劳动中，在与疾病的斗争中积累了丰富的防病治疗经验，同时也找到养生保健的方法，既健康与长寿之道。通过对生命的保健，提高了土家族人民的生活与生命的质量，达到健康与长寿的目地，同时也形成土家族特有的养生文化。正是在漫长的养生摄生活动中，还将具有保健作用的文化娱乐、饮食、体育、婚育、茶、酒等民俗文化与养生紧密相连，发展成为集养生和保健与一体的土家族养生体系。药匠们总结出“顺应自然、调食养神、起居有常、卫固三元、避瘟祛邪、健体强身、保养长寿”的养生观，以度期颐之年。[8]土家族养生文化，它反映了土家族人民世世代代对完美人生的愿望和追求，人与自然的和谐共存，促进了土家族以康寿之道为核心的养生文化的发展。

二、土家医临床医学体系的学术特色

（一）疾病命名的六大特点

土家医在长期的医疗实践中根据疾病的发病规律，总结出命名方法。一是根据发病部位命名，如疱疮长在耳后的为耳背，长在虎口处的手叉。二是按临床表现命名，如妇女月经，血来如潮叫血崩山，突然昏倒、不省人事叫扑地惊，腹肿胀如鼓的叫水鼓症等。三是以动物形象命名，如小儿惊风，在地下打滚，手足动弹的叫泥鳅惊，患者口张开象乌鸦叫声的称为乌鸦症等。四是按病因命名，如由寒湿侵入关节引起疼痛的叫冷骨风，由气邪致病的叫脐风、漆风。由火邪致病的叫火眼、火疔等。五是以发病季节命名，如春季树木开花时发病的有桃花症，夏天的芒种症，秋天的秋燥症，冬季的伤寒症。六是按疾病的性质命名，如小儿纳呆、干瘦的叫走胎，肚痛如刀绞的叫绞肠痧症，上吐下泻的叫霍乱症。

(二) 疾病分类的三种方法

土家医对病症分类主要从三个方面进行分门别类。一是按时象分类，即按古时的十月太阳历计时法对疾病进行分类。十月太阳历，一年为10个月，每月36天，另外5天为过节日。如36症，倍之则为72症；十之则为360大症；36症加72疾，则为108症疾等。二是按三伤（跌打损伤、刀枪伤、虫兽伤）、七症（惊症、疾症、尿积症、火症、寒症、虚症、闭症）、八类（水病类、气病类、风病类、劳病类、流痰类、疡子类、疱疮类、霉病类）进行分类。三是按土家医的传统方法分类。这种分类方法，是以数字加病名来分类，如72症、72痧、36惊、24霉、12走胎、108杂症。这样由数字到病名分类便于记忆。

(三) 临床证候与证治学术特点

土家医临床医学是以证候（或称症疾）和证治为主要学术支点。证候学是揭示疾病的分布特点、变化规律及临床辨证的一门临床学问。临床证候学主要包括探讨病因、病机、临床检查、诊断方法，疾病主证的诊断标准，治则方药等，临床疾症的疗效标准，以及证候学相关的评价体系。

(四) 五大“服侍”技术构成土家医护理体系

在土家医学的称谓中，没有护理这个名词。对病人的护理称服侍。土家医非常注重“三分治疗，七分服侍”这个医疗过程。历史上没有专职的服侍人员，是药匠一身兼，即医护一家。土家医服侍技术和方法较多，归纳起来有五大类：即临床服侍、心理服侍、饮食服侍、药物服侍、气候服侍。临床服侍主要包括疾病的基础护理和独特的服侍操作技术，如多种传统外治法的临床应用。用药服侍，是指各种药服用方法，指导病人正确服药。心理服侍，是药匠用心理开导的办法，消除病人的心理障碍，达到治疗目地。饮食服侍，在饮食方面药匠认为“药食同源”，因此，根据不同疾病、不同时间和季节、不同生理特点，采用不同的药食方法，辅助临床治疗。气候服侍，土家族药匠注重居住环境，气候与人体的关系，不宜的环境气候是患病的重要原因。在临床医疗活动中要根据不同的气候、生活环境对病人进行科学的服侍。

三、药学体系及其学术特点

土家族药物及临床药学内容丰富，在土家族医药一家的历史上占据半壁江山。在长达2000多年的医学发展过程，大多数时间内，是药物支撑着土家族医学，正如前述哪样，在“尝药、识药、治病”的过程中，积累了丰富的临床医学经验，才有真正意义上的土家族医学。土家族药学体系由以下6个学术支点构成。

（一）独特的药物性味功能

1. 土家族药的三大性能

土家族药匠一般将药物性能分类三大类。一是冷性药。能减轻或消除热证的归为冷性药物，其功能为赶火败毒，如水黄连、山苦瓜、铧口尖等。二是热性药。能减轻或消除寒证的药物为热性药。具有温中散寒作用，如姜、土荆芥、小杆子等。三是平性药。将介于冷性药与热性药之间药物，性味平淡，作用比较缓和的药物称平性药。平性药多为补养之药，如土人参、土沙参等。

2. 土家族药的八种性味

土家族药匠在长期医疗活动中，总结出土家族药物的酸、甜、苦、辣、咸、涩、麻、淡八种药物性味。如酸味药有木瓜、乌梅等；甜味药有土人参、土参沙等；辣味药有辣椒、山胡椒等；苦味药有水黄连、山苦瓜、十大功劳等；咸味药有皮硝、人乳汁等；涩味药有椿树皮、石榴树皮等；麻味药有花椒、麻口皮子药等；淡味药有茯苓、金钱草等。

（二）药物分类方法

土家族医将药物大体分为三大类，一般按性能作用及序数分类。

1. 按药物性能分类

正如前述，土家族将药物按性能分类三类，即冷性药（寒性）、热性药（温性）和平性药。这种分类方法，每类药物品种较多，记忆不方便，药匠们只记常用的药物。

2. 按药物作用分类

按作用分类，有利于药匠们在识药用药时掌握。药匠们按作用将药物分为败毒药、表药、赶气药、赶风药、赶火药、赶食药、消水药、下药、止咳药、喜药、隔喜药、打伤药、打虫药、火疤药、蛇药等 20 多类。

3. 按三十六、七十二序数分类

药匠将作用大致相同的药物按序数分成若干大类，主要用三十六与七十二这两个序数分类。如“三十六血”、“三十六蜈蚣”、“七十二七”、“七十二还阳”、“七十二参”、“七十二莲”、“七十二风”。在临床应用上“七十二七”、“三十六血、”、“七十二风”等几类药较为常用。把具有止血止痛、活血散瘀、消肿等功能的药物称为“三十六血”，有一口血、三口血、血蜈蚣、人血草、一点血、血当归、血灌肠等 30 多种带有血字名称的血类药。把具有赶火败毒、活血祛瘀、消肿止痛、除风湿的药物称之为“三十六蜈蚣”，有血蜈蚣、水蜈蚣、地蜈蚣、上树蜈蚣、钻地蜈蚣等。

（三）用药方法及特点

在用药方法上，以内服为主，外用结合的药物应用方法 20

多种。内服法主要用于人体“三元”的气、血、精失调引起的疾病。常用的方法有煎服法、炖服灶、磨汁法、酒泡法、碾末法、蜜丸法、嘴嚼法、外敷法、挤汁法、煨法、外洗法、气蒸药熏法、点眼法、饮疗法、包裹吞服法、塞鼻法、调擦法、药物佩挂法、含嗽法、外揉法、药灸法等。

在药物应用上，以植物药为主，草本植物居首位，多为鲜用。动物药其次，矿物药应用较少。土家族医民间用药经验丰富，总结出许多关于药物防病治病的!语、口诀和歌谣。如药物性味的!语有：“藤木空心定祛风，对枝树叶可除红。苦麻药物能赶气，酸燥止痢甜补脾。”药物功能口诀有：“打得地下爬，离不开四两麻。打在地下困，离不开五虎进。”这些民间!语、口诀言简意赅，既是土家医用药经验总结，又是朴素的药学理论。

（四）土家族医方的学术特色

土家族医方，是土家医临床医学重要组成部分。医方是土家族民间对单方、验方、秘方的称呼。土家医方剂就是在众多医方的基础上形成的。其理论基础包括方剂的形成，用药原则，方剂的类型，方剂的组成原则，方剂的临床应用，方剂的配伍等。土家医方剂的组成原则由主药、配药、引药，方析、方剂加减、剂型的变化等内容组成。方剂类型有汤剂、炖蒸剂、散剂、酒剂、丸剂、煎膏剂、磨汁剂、鲜汁剂、佩挂剂、外擦剂、外敷剂、包裹剂、阴阳水等多种剂型。

（五）临床药物反忌学术特点

土家医临床药学中讲究反畏与禁忌，形成自已的配伍禁忌学术特色。土家族各地药匠总结的反畏药物，如湘西土家族药匠总结出来的草药十四反，反药体系，均用谚语形式代代传诵至今。反药体系，是历代土家族药匠在不同时期、不同地区、不同药匠分别总结出的药物反畏现象与用药经验。在这些反药中，有些药物品种相同或相似的较多，有些品种各异，但总的讲来是将有副毒作用与反畏的现象的药进行归纳总结，为临床安全用药提供了经验，丰富了土家医临床药学理论。

在配伍禁忌上，主要注重“反药”的临床应用。如特殊人群的禁忌，服法上的禁忌、妇女在孕期的禁忌、部分患者在治疗期间要禁口、禁身子、禁生冷等各种禁忌。

（六）土家族药物炮制特点

土家族药匠根据药物性能和临床用药要求，对药材进行各种不同的加工炮制，以保证临床用药安全有效。土家族药匠在加工炮制中总结出 20 多种方法：有切制法、磨捣法、煨制法、泡制法、炒制法、炙法、煅法、（又分为明煅、煅淬、闷煅或扣锅煅四种方法）、蒸法、煮法、水飞法、埋制法、汗渍法、佩干法、磨制法、烤制法、烧制法、腌制法、露制法、发芽法等。

在炮制辅料也是有讲究的，根据炮制后药物的性能发生改变而选择辅料。辅料又分两大类：一是液体辅料，如人乳、人尿、醋、酒、米泔水、植物油、蜜等。二是固体辅料，如黄土、河砂、生姜、白蜡等。

四、土家族人文医学及学术特色

土家族医学除基础理论、临床医学、药物学三个学术特点外，还有一个传统的人文医学支柱，千百年来支撑着土家族医药的学术体系。土家族人文医学主要由以下几个特点组成。

（一）悠久的人文医学历史

土家族悠久的民族历史，是“以人文历史为主线，以地下考古史料为物证，现存文献资料为史证，民间原生态医药文化为佐证，民族群体‘口碑’活体文化传承为现证”的研究方法，用“文史”与“口碑”文献来诠释土家族悠久人文医学历史。

在土家族医药发展历史上，大体上分为五个时期，即秦汉郡县制度时期的土家族医药知识积累和巫医传入时期；唐宋羁縻制度时期土家族医药的文字记载和考古史料的出现时期；元明至清初土司制度时期的土医、药匠、水师的出现及土家医疗法的形成时期；清代改土归流后府县制度时期土家族医药诊所、药铺（店）出现及理论框架基本形成时期；近现代土家族医药从“口传”到“文传”的历史跨越，使土家族医药得到全面继承与发展的时期。土家族医药从起源、形成到发展的历史，就是一部土家族人文历史，她伴随着土家人从远古走到今天，是与土家人生产生活紧紧相连的。

（二）土家医人文医学的传承方式

土家族是有语言，无文字的少数民族，传承民族文化主要是口耳相传，世代承袭。土家族医药文化主要靠民间“口承”形式流传至今。也有一些医药文化史料零星记载在地方史志中。到了晚清也出现木刻本地方医药书籍。

1. 土家族医药文化的口承载体

土家族医药文化品承形式有：家族世代相传；跟师、从师（或参师）；民间流传；历史传说和典故传说；谚语、歌谣或歌舞；口诀、咒语相传。

2. 土家族医药文传载体

有关土家族医药文化的文传史料，只在相关地方史志中或历代本草著作中收载了武陵土家本草。如在《图经本草》、《经史证类备急本草》、《本草品汇精要》、《本草纲目》等历代本草学中有关土家族地区的药物记载。其次是民间的手抄本，抄录土家族民间的医药资料。

（三）土家医人文医学的基础——人文关怀

土家医人文医学的一个显著特点，就是体现在人文关怀上。

在土家族民间，药匠是很受人欢迎的，由于他们有一技之长和高尚的医德而受人尊重。土家医人文关怀主要体现在以下几个方面：一是药匠把看病治疗作为一种天职，诊疗不分贫富，也不分男女老幼均一视同仁，态度和蔼，服务热情周到；二是随叫随诊，病轻者来药匠家登门求医，病重者药匠上门诊疗疾病；三是看病不计报酬，一般以义务行医为主，不收钱财。职业药匠，看病时先不收钱物，待病好后收一点诊疗费。贫困家没有钱的，也可赊账。有的治愈患者过年时送药匠一点礼物拜个年，就算感谢药匠。没有钱的帮个工或记个人情账，以后有钱了再送给药匠；四是一般医术不保守，药匠把常用的药或治疗方法告诉病人，让病人在治疗疾病的同时，也学会一些小伤小病的药物或治疗方法；五是“三分治疗，七分服侍”的服侍人文关怀。土家族药匠在治疗上很讲究药物与心理治疗的关系，强调“三分药物治疗，七分人文服侍”的理念，从生理或心理角度服侍和关怀病人，使病人得到康复。

(四) 土家族人文医学模式——集医药护于一家

土家族医药从远古萌芽，到巫的出现，巫医的形成到医巫一家，以及后来土家族水师、药匠的出现，他们都是学药、学医、学服侍的三位一体模式中走出来的。在土家族医学历史上称为医药一家、医护一家。土家族称医生为药匠的原故就在此。土家族后人学医，师父要徒弟先学会做人再学医。一般是先学药，后学医，在采药、识药、尝药、用药时学诊疗、服侍疾病的经验、技术，掌握医药护知识，为后来学成当药匠累积医药经验。这种学医的模式，培养出来的民间医生是土家族的实用医学人才，千百年来为土家人服务。

湖南土家族医药学以其悠久的历史、丰富的医药资源和较为系统的医学理论体系，[1,2,3]千百年来为土家族人民健康服务，是祖国传统医学的重要组成部分。土家族医学是不同于中医，也不同于南方其它民族医学的土家族医学。

参考文献

[1] 田华咏、潘永华、唐永佳．土家族医药学［M］．北京，中医古籍出版社，1994：21～34

[2] 田华咏．土家族医学史［M］．北京，中医古籍出版社，2005：105～220

[3] 田华咏．土家族医药研究新论［M］．北京，中医古籍出版社，2006：66～79

第三章　湖南苗族医药发展史

第一节　苗族简况

苗族是一个有民族语言，但民族文字早已失传的民族。苗族是我国历史最悠久、最优秀的少数民族之一，也是最勤劳、最富有牺牲精神的民族，同时也是灾难最深重的少数民族，更是为中华文明贡献最多的民族之一。史学家王桐龄在《中国民族史》中指出："当时，苗族文化相当发达，第一发明刑法，第二发明了武器，第三发明了宗教。后来汉族所用五刑、兵器及甲胄，而信奉之鬼神教，大抵皆苗族所创，而汉族因袭者。"著名史学家宋文炳先生在《中国民族史》中也指出"苗夷文化……惟上古时期，极为发达，影响汉族也很大。简单叙述约分为，一刑法，二兵器，三宗教……此三件均为苗族发明，有裨益于汉族甚大。"值得一提的是，苗族历史上除上述三大发明外，应该说苗族还发明医药和水稻，称其为苗族的五大发明。这些发明与创造充分说明了苗族先民们在长期生活生产实践中，在与大自然作斗争中，充分发挥了民族的智慧和才能，为壮大和发展中华民族，丰富和成就中华文明史做出了重要贡献。

苗族历史悠久，大约在六七千年前的炎黄时代苗族先民"饮马黄河"和"问鼎中原"，就登上中华文明的历史舞台，成为中华民族大家庭中重要成员，也是中华文明的重要创造者。被称之为苗族祖先的远古英雄蚩尤，与炎帝、黄帝被后世共尊为中华民族的三大人文始祖。

苗族历史悠久，可追溯到距今约六七千年的炎黄时期。那时，我国黄河、长江流域生活着三个最强大的氏族部落联盟——炎帝、黄帝和蚩尤。以蚩尤为首的九黎部落联盟与炎帝、黄帝部落联盟为了各自的利益相继发生了战争。在“逐鹿中原”中，蚩尤在涿鹿被黄帝杀害。其部落成员，一部分留在黄河流域，融合于后来的华夏族之中；一部分向南逃亡，渡河南下，退居“左洞庭，右彭蠡”的江淮流域，经过多年的生息繁衍，又形成了一个强大的部落联盟，称为“三苗”或“三苗国”。“三苗”是继九黎部落联盟之后，是由部分苗民建立起来的新的强大的部落联盟。其部落首领是欢兜，在他的统领下，后来加入尧舜部落联盟。在大禹继位后，三苗成为夏禹统治下的诸侯。在尧、舜、禹时代，“三苗”同样受到压迫，相互战争，遂使“三苗”一蹶不振，逐渐瓦解。三苗集团一分为三，即消灭一部分，归顺夏朝一部分，向四周迁徙了一部分。迁徙的三苗进入荆州的崇山峻岭中居住下来。三苗又经过数百年的艰难生活，后又发展强大起来了，被称之为“荆蛮”或“荆楚”。历史上的“荆蛮”就是“三苗”的后裔。一部分“南蛮”由于发展较快，形成了一个新的氏族群体，历史上称他们为楚族，建立了楚国。另一部分因发展缓慢，没有强大的实力，在与殷、周国的争战中，又向西迁徙，进入湖南、贵州、四川、湖北、广西等边远山区，在那里生息繁衍。还有一支被称为“窜三苗”，被战争驱赶到“三危”这个地方，又经过无数次辗转和不断迁徙，进入了西南地区的滇、黔边境，融入了南蛮集团。

到了秦汉时期，他们也经迁徙移居到五溪、武陵山区。称之为“武陵蛮”、“五溪蛮”，取代了“荆蛮”。“荆蛮”后裔进入武陵山区后，由于自然条件的恶劣，生活艰苦，居住分散，再也没有形成象苗族历史上“九黎”、“三苗”、“荆蛮”那样强大的集团，有与中原集团抗衡的实力了。

苗族被称为我国的“山地移民”，是在迁徙中谋求生存的。

关于苗族的迁徙，据有关专家考证，认为苗族“至少就进行了五次大迁徙”。从“九黎集团”蚩尤“逐鹿中原”战败被杀，被迫离开黄河下游和长江下游的东部平原，向西南的长江中游地带迁徙，形成“三苗”集团或“三苗国”。这是苗族历史上的第一次大迁徙。“三苗”集团不断受到尧、舜、禹集团的征战，被瓦解而迁徙进入江西、湖南的山区居住，称为“荆”或“荆蛮”。这是苗族历史上的第二次大迁徙。秦灭楚（公元前223年）后，苗族大量向西南迁徙，进入了五溪及武陵山区（湘、黔、渝、鄂毗连的山脉）后，被称为“武陵蛮”、“五溪蛮”。这是苗族历史上的第三次大迁徙。秦汉至唐宋时期，封建王朝又对“武陵蛮”、“五溪蛮”采取了不断的军事征战，迫使他们再度向西迁徙，进入贵州、云南、四川的大山区居住。这是苗族历史上的第四次大迁徙。元明以来，由于战乱，苗族陆续从武陵山区、五溪一带迁入贵州、广西、四川（含重庆市）、云南，又由云南、广西迁徙入东南亚的越南、老挝、泰国等地。这是苗族历史上的第五次大迁徙，使苗族成为跨国少数民族。

“三苗”是一个远古的概念，史籍上称谓不一。除称“三苗”外，尚有“三苗民”、“有苗”、“有苗氏”、“苗民”等多种称谓。“三苗”作为“国”、“君”、“族”的文化概念，孕育了神奇、神秘、神话般的苗族文化。秦汉以来的历代史学家认为，“三苗”多指国名。《尚书·舜典》：“三苗，国名。”秦以前所称“三苗国”、“知三苗是国”、“三苗之国”的所谓“国”，是指原始社会末期的部落联盟。历史上的三苗，同时还是“君”名和“族”名的代称。“三苗之君”、“三苗之主”是指当时的部落联盟的酋长。“三苗之先为缙云氏，又为九黎之后，或说蚩尤即九黎之君”，蚩尤被后人称三苗之先君。“三苗之族”从三苗世系、民族属性诸多方面探讨，有学者认为“是一个独具自己世系和民族特点的非华夏系统的民族；而其地域则在中国南部，即属于南方‘蛮’族”。

由于苗族多次大迁徙和分散居住，形成了许多支系，长期生活在各支系的小群体之中。维系苗族的纽带是血缘关系和地域关系。各支系又具有民族认同感，认为苗族共同的祖先是蚩尤，黔东南苗族尊称为“榜蚩尤”，湘西苗族称“剖尤”，川、黔、滇苗族直接称为“蚩尤”，这是苗族文化精神的象征。认同本民族，不管是那个支系，只要是苗族，都有一种特殊的情感。从“三苗”开始到荆蛮时期，是苗族迁徙分散居住时期，也是苗族多支系形成时期。苗族都生活在各自的共同地域中，都为共同的命运而斗争，在生活、生产和斗争中形成了共同的文化。苗族共同文化体现在语言、歌舞、节日、风情、工艺、宗教、崇祖、崇巫、神话、祭祀、信仰等民俗之中。苗族文化精神之源是蚩尤，也称蚩尤精神。战争迫使苗族无数次大小迁徙而形成多支系，各支系间长期的地域之隔或相互交往的疏离，形成了各支系间的文化差异。现今的苗族按地域、语言大体分成三大居住区，形成三大文化圈，即以湘西为中心的东部文化圈，以黔东南为中心的中部文化圈，以黔、滇、川边区的西部文化圈。苗族历史文化是经历了五千多年的流离迁徙而形成并传承下来的。苗族早期文化的核心是以苗族始祖蚩尤文化为代表，其表现形式是以牛文化为象征的苗族文化精神，以沟通苗族各支系和三大方言的芦笙文化，共同见证了苗族文化从远古以来就不同于其它华夏文化的神话色彩，同样也反映了苗族文化久远的历史真相。

苗族是我国人口较多的少数民族。据 2000 年全国第五次人口普查，有 894 万人，居全国少数民族人口数的第 4 位，分布在全国各省、市、自治区。苗族人口众多，湖南省有苗族人口近 200 万，排全国第 2 位。主要聚居在湘西自治州的花垣、凤凰、吉首、泸溪、保靖、龙山、古丈、永顺县，麻阳苗族自治县、城步苗族自治县、靖州苗族侗族自治县，以及绥宁、沅陵、会同、芷江、桑植、新晃、通道等县或自治县。

苗族语言，目前国内学者认为，苗语属汉藏语系苗瑶语族苗语支。苗语根据语音、词汇差别将苗语划为三个方言，七个次方言，二十三个土语。三个方言为东部方言（湘西方言）、中部方言（黔东方言）、西部方言（川黔滇方言）。

湘西方言（东部方言）又分东部土语和西部土语。使用东部土语的有湘西泸溪、古丈、龙山等县的部分地区的苗族。使用西部土语的在湖南省湘西自治州、怀化市的麻阳、新晃县，贵州省松桃、铜仁、榕江、紫云、望漠等县市，渝东的秀山、酉阳等县，广西壮族自治区的河池、南丹、都安等县市，还有湖北省的宣恩县等。目前使用湘西方言（东部方言）的苗族约 110 万人口。

黔东方言（中部方言），又分北部土语、南部土语、东部土语。使用北部土语的苗族分布在贵州省黔东南自治州以及福泉、镇宁、兴仁、贞丰等县（市）。使用南部土语的苗族分布贵州省榕江、从江、丹寨、三都等县，广西壮族自治区的融水、三江县。使用东部土语的苗族分布在贵州省的锦屏、黎平、剑河县，湖南省的会同、靖州、通道等县。使用中部方言的苗族约有 210 万人。

川黔滇方言（西部方言），又分七个次方言，十八个土语。川黔滇次方言又分三个土语，滇东北次方言，贵阳次方言又分北部土语、西北土语、西南土语、南部土语、中南土语，惠水次方言又分北部土语、西南土语、中部土语、东部土语，麻山次方言又分中部土语、北部土语、西部土语、南部土语，罗泊河次方言又分第一土语、第二土语，重安江次方言。使用西部方言的苗族约 250 万人，是苗族使用最多的一个方言。

苗族有丰富多彩、特色浓郁、形式多样的民俗。苗族的古歌古词将苗族远古神话和悠久历史用“口碑”传承至今。苗族古歌古词（湘西也称古老话），主要包括开天辟地、铸日造月、人类起源、战争迁徙等篇章。苗族民歌是流传民间的大众娱乐形式的民族歌曲，有独唱、对唱、合唱等。民间音乐主要有芦笙调、唢呐调、民歌曲。苗族传统乐器主要为打击乐器和管弦乐器。芦笙和鼓是苗族地区传统乐器，形成了苗族的芦生文化和鼓文化。苗族青年男女喜欢吹奏木叶、口弦，借以表达爱情。苗族舞蹈有湘西的花鼓舞、皮鼓舞。贵州黔东南的木鼓舞、芦笙舞、铜鼓舞、踩鼓舞。苗族民间工艺有蜡染、刺绣、挑花、银饰制作等。还有剪纸、编织、工艺绘图等。苗族服饰款式多样，民族特色明显。据说有各种款式的苗族服饰140多种。其制作工艺有挑花、刺绣、蜡染、织花、镶花等。苗族喜饮酒，每逢贵客迎门要敬拦门酒。苗家用酒展示饮酒风俗。“以酒祭祖、以酒待客、以酒传情、以酒烘染气氛。”苗家的节日多，主要有吃新节、苗年、四月八、龙船节（端午节）、姊妹节、赶秋节、杨梅节、爬坡节、祭鼓节、敬桥节等。

湖南苗族地区实行民族自治，全省建立了1个联合自治州，即湖南省湘西土家族苗族自治州；2个苗族自治县，即湖南省城步苗族自治县，麻阳苗族自治县；1个联合自治县，即湖南省靖州苗族侗族自治县；此外还在省内建立了若干个苗族乡。

第二节　湖南苗族医药史简述

苗族历史悠久，可追溯到六七千年前的炎黄时代。湖南苗族历史大约可追溯到秦灭楚（公元前223年）后的秦汉时期。秦灭楚后，苗族大量向西南迁徙（即苗族历史上的第三次大迁徙），被称为“荆蛮”的苗人进入武陵山区及湘西五溪地区定居，这些三苗后裔进入武陵及五溪后，被后人称之为“五溪蛮”、“武陵蛮”。由于战乱，部分“五溪蛮”、“武陵蛮”又陆续从武陵山区、五溪地区西迁进贵州、云南、广西、四川等地，以及再后来向东南亚等迁徙，使苗族成为跨国少数民族。由于苗族历史经历过五次大迁徙，在不同的地区定居，从而形成了许多支系，共同维系着苗族同胞的血缘关系。生活在各支系地域的苗族同胞由于地域之隔，在各自的生产生活中形成了各自的文化特征，这么文化特征在发展中逐渐形成了不同文化背景的文化差异，从而形成了各自的文化圈。中国现今的苗族可按生活地域和民族语言大体可分为三大居住区，以及由此形成的苗族三大文化圈，即以湖南西部湘西为中心的苗族东部文化圈，以及黔东南为中心的苗族中部文化圈，以及黔、滇、川边区的西部文化圈。

湖南苗族医药发展的历史，也可理解为中国苗族东部医药文化历史。按我国苗族医药发展历史，湖南苗族医药发展是在苗族原始医药文化基础上发展起来的。苗族的原始医药文化时代是在九黎蚩尤、三苗、荆蛮三个不同时期在生活生产中累积起来的医药文化知识。苗族早期原始医药文化是诞生在“饮马黄河”和“问鼎中原”之地，是神农、蚩尤、祝融、欢兜、苗父、药王等神话传说中衍生而来的。湖南苗族医药文化是从神话时代的早期苗族医药文化中繁衍传播而来，因此在探讨湖南苗族医药发展历史时，难免要涉及到苗族医药在神话传说时代的早期苗族医药文化。湖南苗族医药文化是与我国苗族医药文化一脉相承的血肉关系，也是中国苗族医药学的重要组成部分。

第三节　湖南苗族原始医学

湖南早期苗族医药文化是以神为象征。它是萌芽于原始神话时代，在漫长的生息繁衍中形成的早期苗族医药。在苗族原始医药文化中许多医药知识都是从神话中衍生而来的，如“神农尝百草”、“蚩尤传神药”、“祝融传授按摩术”、“苗父除病解疾”、

“药王传医方”等神话传说。神话传说时代的苗族医药是在九黎蚩尤、三苗、荆蛮三个不同时期积累起来的早期苗族医药文化，也称为氏族部落医药文化。苗族的早期医药文化成形于这三个时期。

在我国悠久的历史上，有伏羲“制九针”，神农“尝百草”，黄帝创《内经》的祖国传统医药文明史。关于“神农尝百草，始创医药”的文化背景，有学者认为，神农既是中国医药学的始创人，也是苗医学的始创人。神农后裔祝融传按摩强身术，将苗族医药传衍下来，尔后世代相传，才有今天的苗医学。苗族在历史上没有文字，其历史文化由苗巫师（把对熊）、理老、歌师在诗词、古歌中传承下来。苗族医药文化也不例外。

苗族早期神话传说时代的原始医药文化，是指远古时代苗族先民创立的医药文化。苗族原始医药文化是苗族先民在千百年生产生活实践中积累起来的。“神农尝百草”、“蚩尤传神药”、“祝融传按摩强身术”、“苗药祖师”苗父、“药王传医方”等早期的医学知识是通过神话传说或古代文献而传承至今。

一、神农“尝百草”，始创医学

神农，历史上也称炎帝，其陵寝在湖南省酃县（即现株洲市炎陵县）。相传炎帝神农氏“耕耘植五谷，训禽兽，尝百草，疗民疾”，开创了灿烂的华夏文明。我国古代神性英雄有开天辟地的盘古、炼石补天的女娲、发现药草的神农、教民稼穑的后稷、治理洪水的鲧与禹。所以说，神农氏是我国古代神性英雄之一。神农氏之名，始见于《周易》。《周易·系辞下》云：“古者包牺氏之王天下也……包牺氏没，神农氏作，斫木为耜，揉木为耒，耒耨之利，以教天下，盖取诸《益》。日中为市，致天下之民，聚天下之货，交易而退，各得其所，盖取诸《噬嗑》。”《庄子·盗跖》曰：“神农之世，卧则居居，起则于于，民知其母，不知其父，麋鹿共处，耕而食，织而衣，无相害之心，以至德之降也。”

传说中的炎帝原是极慈爱的大神[1]，当他“出现在世间的时候，大地上的人类已经生育繁多，自然界出产的食物不够吃了，仁爱的炎帝才教人类怎样播五谷，用自已的劳力来换取生活的资料……炎帝又叫太阳发出足够的光和热来，使五谷孕育生长，从此人类便不愁衣食，大家感念他的功德，便尊称他作‘神农’。传说他是牛的头、人的身子（源于《帝王世纪》中的‘炎帝神农氏人身牛首’）。这大约是因为他在农业方面也象几千年来帮助我们耕种的牛一样，特别有贡献吧。”传说炎帝是太阳神又兼农业之神，还是医药神。因为太阳是健康的源泉，所以和医药有关系。传说神农有一种神鞭，叫做“赭鞭”，是用来识药的，这些草药只要神农用赭鞭一打，就能识别药物是否有毒，识别药物的或寒或热，知其药物赋性，给人民治病。这就是历史上神农“鞭药”的传说。另一种传说就是历史上通常传说的“尝药”的故事，尝百草，日遇七十毒，遇荼而解之，最后尝到一种有剧毒的断肠草，因断肠而死。

《白虎通·号》：“古之人民皆食禽兽肉，至于神农，人民众多，禽畜不足，于是神农教民作农，神而化之，使民宜之，故谓之神农也。”

历史上的神农氏，典籍称之为远古帝王中的“三皇之一”。东汉·应劭《风俗通义·三皇》载：“《春秋运斗枢》曰：伏羲、女娲、神农，是三皇也。”“《礼号谥记》曰：伏羲、祝融、神农。”“《含文嘉》曰：虑戏、燧火、神农……神农，神者，信也，农者，浓也，始作耒作耜，教民耕种，美其衣食，德浓厚若神，故为神农氏也。”《尚书大传》说：“遂人为遂皇，伏羲为戏皇，神农为农皇也。”《淮南子》云：“神农播五谷也，因苗以为教。”日本学者认为[6]：“中国稻米最早是苗族发明的，后来传到日本和东南亚。”

相传炎帝神农氏曾在湖南湘东炎陵县尝药辨药，在炎帝陵西北天池附近建有“味草亭”。亭边有清泉一泓，冬夏不涸，为炎帝洗药之处，故名“洗药池”，又称天池。在炎帝陵西南十里许，有一座名曰为峤梁岭，相传炎帝采药曾到过这里，后人在山上铸有“尝药鼎”，鼎三足有盖，素质无文，盖端有蝌蚪文数十，字不可识。

神农氏别号“烈山氏”，《汉书·律历志》说：“又曰连山氏，又曰列山氏。”列山即烈山，放火烧山之意，也就是原始的刀耕火种。有关神农氏与炎帝的关系，历史上一直众说纷纭，视神农氏、炎帝为同一人。如《淮南子》云：“赤帝、炎帝，号称神农。”秦汉以来，将神农氏和炎帝逐渐融合为一体，可能是当时同属于农业生产的著名部落原因，形成部落联盟的象征。也有人指出：“神农氏在前，属于母系氏族社会；炎帝在后，属于父系氏族社会……炎帝是神农氏的后裔。”（罗泌《路史》）炎帝神农氏“既可作为部落联盟首领的称号，又可视作部落联盟的代号，还可视作农耕文化文明阶段的时代概念。”

神农氏对人类的贡献在于开创华夏农耕、医药、交换（贸易）三大发明。

在我国古代文献中有关神农氏“尝百草”，行医治病的传说。

《淮南子·修务篇》：“古者民茹草饮水，采树木之实，食蠃蚌之肉，时多疾病毒伤之害。于是神农乃始教民插种五谷，相土地宜燥湿肥垸高下，尝百草之滋味，水泉之甘苦，令民知所就。当此之时，一日而遇七十毒。”

《神农本草经》：“神农尝百草，日遇七十毒，得荼而解之。”

《史记·补三皇本纪》曰：“神农……以赭鞭鞭草木，始尝百草，始有医药。”

《搜神记》:“神农以赭鞭鞭百草,尽知其平、毒、寒、温之性,臭味所主,以插百谷,故天下号神农也。”

《述异记》:“太原神釜冈,有神农尝药之鼎存焉。成阳山中,有神农鞭药处,一名神农原药草山。山中紫阳观,世传神农于此辨百药。”

《路史·外记》:炎帝神农氏“磨蜃鞭茇察色腥,尝草木,而正名之。审其平毒,旌其燥寒,察其畏恶,辨其臣使,厘而正之,以养其性命而治病。一日间而七十毒,极含气也。”

《太平御览》引《帝王世纪》:“炎帝神农氏……始教天下耕种五谷而食之,以省杀生。尝味草木,尝药疗疾,救死伤之命。”

《太平御览》引稽康《养生论》曰:“神农曰,上药养命,中药养性者,访知性命之理,因辅养以通也。”

明周游《开辟演绎》第十八回末王子承《释疑》云:“后世传言神农及玲珑玉体,能见其肺肝五脏,此实事也。若非玲珑玉体,尝药一日遇七十毒,何以解之?但传炎帝尝诸药,中毒能解,至尝百足虫入腹,一足成一虫,炎帝不能解,因而致死,万无是理……”

《本草古今论》载:“本草始仿于神农,药上三百六十品,此乃开天圣人也,与天地为一体;实能探造化之精,穷万物之理,字字精解,非若后人推测而知之者。”

《医学渊源诠》曰:“医书之古者《内经》,则医之祖乃岐黄也。本草起于神农,则又在黄帝之前,可知医之起,起于药也。”

关于神农与苗族医药的渊源的关系,有学者认为:“苗族之族称为苗,考释与其先民最早学会种植水稻有关,说明苗族先民属农业氏族或部落,神农氏‘尝百草’、‘播五谷’是农业、医药的始祖。”考证苗族与神农氏的渊源,“有关史实证明苗族的

‘苗’与神农有着渊源关系，苗族的农、医又源于神农。苗族的老家正是神农的活动地域，这都不是偶然的巧合，而有十分渊源的关系。古有‘民不祭非类’之说，苗族不是祭祀至高无尚的黄帝，而隆重祭祀神农及其后裔蚩尤，充分说明神农是苗族的农医始祖。”[2]

通过历史考证结合民间传说，《神农本草经》系神农氏所著。苗医始于神农或者说是神农是苗医的始祖是有其道理的，至少说明神农与苗族确有着深厚的历史渊源关系。《神农本草经》被中医学界称之为祖国医药学之始。苗医学界认为，《神农本草经》也是苗医药学之始。因炎帝神农氏早年活动在五溪，晚年活动在湘东，死后陵寝于湖南湘东的酃县，故《神农本草经》被湖南中医药界誉为“湖南医药学之滥觞”。

二、蚩尤“传神药，医治百病”

蚩尤是苗族共同崇敬的人文始祖。相传蚩尤从小聪明伶俐，九岁时离家到黄河边的高山峻岭向生翁爷爷拜师学艺，“九年后，蚩尤懂得一百二十种礼规，能应变天下大事；掌握一百二十种药，成了能治百病、起死回生、返老还童的神医；精通十二道神符，成为能呼风唤雨、明阴晓阳的大神。”传说蚩尤学艺回来后，生了九个儿子，长大后都学会了蚩尤的本领，一个儿子管九个寨，九个儿子共管八十一个寨，蚩尤就成为八十一个寨的大首领。“由于蚩尤懂得一百二十种药，人病了服药能治好，死了服药能复生，老了服药还能还童。数十年后，苗寨人丁发展起来。”这就是苗族历史上“蚩尤传神药”的故事。[3]湖南省湘西一带苗族称自已的祖先为剖尤或绞黎够尤（即九黎蚩尤）。在民间有关蚩尤的传说较多，在湘西花垣县古苗河边有蚩尤洞和蚩尤石像，湘西苗族民间世代流传有蚩尤医治百病的故事。

三、祝融钻石取火传熟食，授按摩强身健体术

祝融是古代传说中天上的一个大神，是炎帝的后代。《山海经·海南经》："炎帝之妻，赤水之子听沃生炎居，炎居生节并，节并生戏器，戏器生祝融。"文中所述的祝融应是炎帝的玄孙。在《山海经·海南经》对祝融的描述为："南方祝融，兽身人面，乘两龙。"《淮南子·时则篇》："南方之极，赤帝祝融之所司者万二千里。""南方之极"之地，是指湖南南岳衡山，是祝融所管之地，是主管南方的一个大神。

在太上老君开天经的故事中记载了有关炎帝与祝融的关系："神农之时，老君下为师，号曰太成子，作《太微经》，教神农尝百草，得五谷，与人民播植，以代禽兽之命也。神农没后而有燧人。燧人时，老君下为师，教示燧人钻木出炎，续日之光，变生为熟，以除腥臊。燧人没后有祝融。祝融之时，老君下为师，号广寿子，教修三纲齐七政。三皇修道，人皆不病。作《按摩通精经》。"据传说广寿子传给祝融《按摩通精经》九十卷。祝融在南方将书中内容传授给黎民百姓，从此，黎民百姓掌握了防病强身养生的按摩术以后，病痛减少，身体越炼越强壮，起到了祛病强身，健康长寿的作用。

祝融的职务是火正，其职责为观象授时，即观测大火星和鹑火星的位置来确定农时。祝融小时候的名字叫黎，也叫做重黎，是一个氏族首领的儿子。那时燧人氏发明了钻木取火，但不会保存火和利用火。《韩非子·蠹》载："民食果蓏蚌蛤，腥臊恶臭，而伤害腹胃，民多疾病。有圣人作，钻燧取火，以化腥臊，而民说之，使王天下，号之曰燧人氏。"祝融从小就喜观火、玩火，用火成了祝融的拿手把戏。传说火到他的手里，只要不是长途传递，就能长期保存下来。燧人氏是钻木取火，祝融氏后来发明了钻石取火，钻石取火比钻木取火又有了大的进步。在祝融的南方

之地，黎民百姓用火烧菜、煮饭，用火取暖，生活照明，黎民百姓点火熏烟，驱逐野兽和蚊虫和瘴气。用火以后，黎民百姓开始食用熟食，有利于百姓的健康。黎民改吃生食为熟食，使人们吃了不会生病。炎帝及其后裔燧人氏、祝融氏掌握了火，标志着上古南方民族历史性的进步。

相传祝融是生活在中国南方，其所管之地“南方之极”，是指今湖南南岳衡山，是当时南方之神。祝融，有文献记载是楚民族的始祖。上世纪 40 年代在长沙出土的一件楚帛书，其中有“炎帝乃命祝融生四神降，尊三天”。其意为炎帝命祝融遣降四神于人间，安定日、月、星、辰，建立四极以承天覆。尊三天，指日、月、星。祝融受炎帝之命，使下界不得上通于天。（绝地天通）1988 年，在湖北省荆门包山 2 号楚墓出土的竹简，记载了楚人的先祖老童、祝融。其它相关文献也记载有祝融、炎帝的关系。如《礼记·月令》和《吕氏春秋》均曰：“其帝炎帝，其神祝融。”意为炎帝是南方和夏季的帝，祝融是南方和夏季的神。

祝融的贡献，在于他将人工取火用于黎民的日常生活之中，熟食，用火防蚊虫、瘴气，起到祛病防病的作用；用先师传授的按摩术教黎民祛病强身，延年益寿。这两大功绩为南方三苗之民及其后楚民族的生息繁衍作出了重要贡献，也是我国较早出现的预防医学思想的萌芽。

四、“苗药祖师”，苗族上古神医“苗父”

西汉刘向在《说苑·辨物》中记载：“吾闻上古之为医者曰苗父，苗父之为医也，以菅为席，以刍为狗，北面而祝，发十言耳，诸扶而来者，举而来者，皆平复如故。”刘向笔下的“苗父”，是我国苗族医药史上最早描述苗医“药到病除，神传疾解”的治病过程。历史上传说“苗父曾尝百草，开创了以实物入药的苗族医药的先河”。[4]称苗父为“苗药祖师”，是根据苗族民间流传面而来的。在苗语中没有医师这个名称，与祖国传统医药学中没有医师称呼一样。中国历史上称医师为郎中、大夫等。医师应是外来语。苗语中只有苗药师的称谓。苗族称药师为“江嘎”或“姜嘎”。“姜”或“江”即为师傅，“嘎”为药。由于“苗父”尝药识药，医治百病，故被后人称为“苗药祖师”。还传说苗父修炼有道，懂得能医治疾病的方术，用“神气”、“法水”为苗民治病。

五、“欢兜尚赤”，消疫除病，苗医预防医学的形成

欢兜与三苗有着密切的关系。欢兜，为三苗国君，被认为是颛顼、祝融或鲧的后代。《山海经·大荒北经》云：“颛顼生欢头，欢头生苗民。”“大荒之中欢头之国。”郭璞注：“欢头尧臣。”称欢头为尧臣。“欢头”，即欢兜，或作鴅吺，丹朱，欢朱。邹汉勋《读书偶识》云：“五者一也，古字通用。”《史记·五常本纪》云：“三苗在汉淮荆州数为乱……放欢头于崇山，经变南蛮。”这也说明“为乱”的三苗中包括了欢兜族。[5]

欢头与苗医的关系，表现在“欢兜尚赤”与“欢狸图腾”两个方面。“欢兜尚赤”，据《山海经·西山经》云：“灌水出焉，北流注于禺水，其中有流赭，以涂牛马无病。”郭璞注：“赭，赤土。”禺水，是欢兜的起源地，他们喜朱红，故又叫欢朱国，喜用赤土涂脸，以双人舞蹈祭神。朱红就是当地用赭土涂牛，或涂人，用以“消除病疫瘟疫”。赭，即丹砂。在苗族民间流传用丹砂。在古代医药不发达的情况下，苗族先民用“赤土”涂在皮肤上，可避免蚂蚁、蝇蚊的叮咬，藉以消除病疫瘟瘴。在墓葬时，在棺内撒些辰砂末，说是对尸体有防虫防腐的作用。辰砂，是我国著名道地药材，指盛产于湖南湘西的朱砂，为矿物药。辰砂因产于汉代设置的辰阳及其以后设置的辰州而得名。辰

州所辖，包括现今的辰溪县、麻阳苗族自治县、凤凰县等地，所产的朱砂历史上称辰砂。据“欢兜尚赤”的史料，有人认为欢兜是“最早发现辰砂和首先开采辰砂和使用辰砂的人”。“欢兜尚赤”，为湖南苗族预防医学奠定了基础。

六、“药王”传苗医方

在湘黔边区的苗族民间，相传有一位苗族药王，常年奔走于苗族民间。当地流传着一首歌谣：“一个药王，身在四方，行走如常，餐风宿露，寻找药方。”“三千苗药，八百单方。”据湘西凤凰县老苗医石福山介绍：“苗医的始祖是药王爷爷。”民间传说中的药王爷爷是一个周身透明，状如玻璃，长有翅，能在空中飞行的神人，他不畏艰难险阻，为苗民寻找药方（岔锐岔嘎）。据说苗王爷爷每找到一味药，都要亲口尝一尝，药气在体内或周身串行，气串在人体哪个部位就能治疗那个部位的疾病。传说有一天，“他尝了一味蝶形兰花的草根，顿时满口麻辣味，急忙用水吞下，一时间，大脑如昏如麻，失去知觉。醒后回忆说：这草好生厉害，刚才我‘大比农耿’（苗语即脑壳象烂），便给这草取名‘比耿’，同行的一看，惊道：‘药王，你全身都黑了！’药王一看果然全身不再透明，将这草取名‘草乌’。”在湘黔边境还流传有关药王的歌谣：“药王药王，身如星亮，穿山越谷，行走如常，食果饮露，寻找药方。”[7]

在苗族民间，苗医们认为从古至今所用的苗药和药方就是“药王爷爷”相传下来的。“药王”到底是一个什么样的人？湘西花垣县大苗医、大巫医龙玉六在他的晚年绘了两幅“药王”的画，一幅是“公药王”（喔巴嘎），一幅是“母药王”（喔登嘎）。据龙玉六介绍，这两幅画的形象是先人一代一代相传下来的。

有学者认为苗医“药王”与神农出于一人，其理由是苗族的农医源于神农，即炎帝，苗族的祖先之地是神农氏的活动地域，苗族的祭祀是隆重纪念神农及其后裔蚩尤有关，这些历史说明神农是苗族的医药始祖。所以说，苗族药王爷爷是否就是神农，值得探讨。湘西苗族民间药王爷爷的画像，与史书上神农的画像是不同的。欧志安先生在《湘西苗医初考》一文中说，苗族民间传说中的药王爷爷是头上长角的形象；但龙玉六笔下的药王是头上无角，身披树叶的喔巴戛（公药王）、喔登嘎（母药王）。

花垣县老苗医施老友传下的有关药王的歌："吾爱药王传得法，药王传法到如今。令人照爱前人样，此是药王治病恩。昔日药王登仙去，传本留教救凡人。都是前朝传的法，前朝传子真传孙。子子孙孙传玄曾，代代相传到如今。前人留起千朝路，今有在朝往长行。此是前朝约的礼，发古流传到如今。重重叠叠上瑶台，几度吁重扫不开。刚被太阳收拾去，都教明月送将来。"

凤凰县欧志安苗医的师傅给他传了一首关于药王的诗："通古亘今求岐黄，石破天惊数药王。风雨耕耘几千代，日月积汇融一章。无文书载理论短，有口皆碑源远长。接骨续筋华佗水，堪叹苗医世栋梁。"

药王爷爷是苗族民间世代相传的苗医始祖。这个药王爷爷不管是谁？他都为苗族医药的创立著有不朽之功。药王爷爷创立苗医，与岐黄论医而创制《内经》的功名一样万古流芳，共为祖国传统医药的基石。

七、关于苗医药的起源

关于苗族医药起源，实无文献可证。但从各地苗族民间千古流传的苗族古歌或古老话中可以疏理出关于苗族生息繁衍的脉络，如在苗族古歌《开天辟地歌》，湘西龙玉六传唱的《万物生存共源根》等流传的古歌或古老话中都有详细的描述。在这些

“古歌”中保留了大量言简意赅的古苗语，对研究苗族早期医药学有十分重要的意义和实用价值。

龙玉六传唱的苗族古老话《万物生成共源根》（译文），经过湖南花垣苗族学者龙炳文、田兴秀等人整理，以《苗族生存学说》为题公开发表。[8]认为：“世界上的一切事物都是以一定的能力（搜媚若）的表现形式，一切能量都是物质（各薄港搜）的，物质的结构都是有规律（玛汝务催）的。”“事物生成共源根”的意译文，目前已有三个版本公开出版。第一个版本是1989年贵州民族出版社出版的《苗学研究》第一集中发表的译文版；第二个版本是1990年湖南岳麓书社出版的《苗族古老话》；第三个版本是1993年由湖南人民出版社出版的《苗族生存哲学研究》。现将《苗族生存哲学研究》中意译文转录，以探讨苗族生存哲学与苗医学的关系。

龙玉六口述，龙炳文等人翻译的《事物生成共根源》全文如下：

事物生成共源根，
先出现天，
后出现地。
从那时起，
盘古就分开了天和地。
先安好日月，
后装齐星斗，
山水风雨都齐备。
天气罩着地，
地气映着天。
天气化成了搜媚若，
地气化成各薄港搜。
从那时起，

什么东西都具备生成条件。
仡索才来造生命，
陆地水域有生物存。
先起苔藓生鱼虾，
后有蛆虫蛇蟒鸟雀虎狼牛马；
接着才有猿猴类人猿，
最后才育原始人。
人用脑想用手做，
从古直到如今，
归他来掌管乾坤。
千万事物同一理，
事物生成共源根。
头等重要搜媚若，
第二是各薄港搜，
第三是玛当务翠，
三样缺一不得生。
生成相资双有利，
相制牵掣得平衡。
相征我求彼有应，
相夺我好彼有损。
优劣相斗有胜负，
生成难全古到今。
增多变好无穷尽，
人类前途最光明。
这是阿濮朴僮对掌管乾坤人的教育，
苗族人民从古代沿袭相传直到如今。
什么是生？
什么是成？

生是刚才发生，
成是生成存在。
生是生化动机，
成是达到目的。
无生无成，
无成无生。
有生有成吗？
许多事物得生存。
生存又会发生，
发生又会生存。
慢慢相随向前去，
增多变好无穷尽。

全文的重点从三个方面论述了事物生成根源和人类进化的历程；论述了事物生成的基本要素、关系和结果；论述“生”和“成”的辩证关系。《事物生成共源根》发表后，在国内苗学界和哲学界引起强烈的反响。有学者认为：“全篇充满了强烈的非天命观和哲学观。它的最大特点在于其辩证和实用性。”[9]被学术界认为是苗族的“生存哲学”。近年来，国内有学者将《苗族生存哲学》用于苗族医药学术研究之中。如在田兴秀、关祥祖主编的《苗族医药学》，1995 年 12 月由云南民族出版社出版；杜江、张景梅主编的《苗医基础》，2007 年 7 月由中医古籍出版社出版；奇玲、罗尚达主编的《中国少数民族传统医药大系（苗医药）》，2000 年 3 月由内蒙古科技出版社出版；陈士奎、蔡景峰主编的《中国传统医药概览（苗医药）》，1997 年 11 月由中国中医药出版社出版。以上专著或专题中用“苗族生存哲学”论述苗族医学。“苗族生存哲学”理论用于苗族医学，为今后我国苗医学基础研究开拓了视野。

八、神话传说时代的早期苗医药文化特征

关于这一时期的各种记载、传说多有差异，有的甚至有自相矛盾之处。但是，从众多的历史记载和口传文化中可以把各细小的碎片汇集而得到一个原始苗医药文化的雏形，即原始苗医药文化。早期苗族医药文化是从神农尝百草、辨百药，尽知其平、毒、寒、温之性，臭味所主，尝药疗疾，救死之伤；到蚩尤传神药，医治百病，起死回生，返老还童，明晓阴阳的大神医；到祝融传熟食，传按摩强身健体术；苗父“姜嘎”用“神气”与“方术”治病而“皆平复如故”的神奇疗效；再到药王爷爷餐风露宿寻找药方，出现“三千苗药，八百单方”的苗医远古医方等众多苗族医药文化现象而构建而成。其特征为，“神药兼融”的文化形态。原始苗族医药文化是从传说、神话、药物的识别、临床的医药知识萌芽等几个阶段发展起来的。

参考文献

[1] 潘定智．苗族传统文化的几点思考［J］．苗侗文化论坛，1989，3：83

[2] 石朝江．中国苗学［M］．贵阳，贵州民族出版社，1999：24

[3] 欧志安．湘西苗医初考．中南民族学院学报（自然科学版），1984，2：3

[4] 吴荣臻．苗族通史［M］．北京，民族出版社，2007，203

[5] 潘定智，杨朝文．蚩尤自传说［M］．贵阳，贵州民族出版社，1989：10

[6] 武新福．中国苗族通史［M］．贵阳，贵州民族出版社，1999：25

[7] 田彬，龙炳文．古老的哲学，辨证的奇葩．苗侗文化，1989，3：13～18

[8] 吴荣臻．苗族通史［M］．北京，民族出版社，2007：370

第四节 湖南古代苗族医药

古代苗族医药是指九黎蚩尤、三苗、荆蛮战败后，向西南迁徙以后的2000多年间形成、发展起来的苗族医药。这一时期指秦灭楚（公元前223年）以后，到清代末期（公元1840年）的湖南苗族医药。它经历2000多年的医疗实践，在不断的医疗活动中总结经验而代代传承下来的苗医药，称之为湖南苗族古代医药。这一时期的苗族医药主要体现在苗族药物学、临床治疗学、预防保健和巫医疗法等方面在秦汉以来的历史志及本草专著中的零星记载。

一、古代苗族药物

（一）《神农本草经》中收载的有关苗族药物

《神农本草经》是我国最早的一部本草学专著，书中收载了365种药物，其中植物药252种，动物药67种，矿物药46种。又按药效分上、下品。据凤凰县苗医欧志安先生研究，在《神农本草经》中“发现有120余种是兼用苗语记名的（以苗语东部方言标准语来辨认）现在仍能听懂，占全书所载药物的三分之一。”[1]

（二）《楚辞》中收载的有关苗族药

《楚辞》，最早见于司马迁《史记·酷吏列传·张汤传》：“……始，长史朱买臣，会稽人也，读《春秋》。庄助使人言买臣，买臣以楚辞与助俱幸。”《楚辞》是对战国时期楚国诗体（辞）的称呼。《楚辞》的主要作者屈原更是力主抗秦的政治家。屈原笔下的楚辞，如《离骚》、《橘颂》、《招魂》、《九章》、《涉江》、《天问》、《哀郢》、《怀沙》等作品，是在屈原流放期间所作。屈原流放沅湘时间长达7~8年之久，许多作品都产生于沅湘之地的溆浦、泸溪等县。沅湘间又是古代的五溪之地。五溪之地历代上是“五溪蛮”或“武陵蛮”居住地。历史上“武陵蛮”是对居住在五溪地区或武陵山区少数民族的乏称。主要指现今的苗族、土家族等。

伟大诗人屈原所创《楚辞》，记录了沅湘人民生活习俗，烙上了那个时代的印记。著名文学大师沈从文先生对湘西古苗歌有过这么一段描述：“让我想象到似乎就正是二千多年前伟大诗人屈原到湘西来所听到的那些歌声。照历史记载，屈原著名《九歌》，原本就是从那种古代酬神歌曲衍化出来的。”（《沈从文散文选》）

《楚辞》有关屈原的作品中记载了不少沅湘间药物，虽然这些药物多做为祭祀神灵之药，但也作为疗疾避邪之用。《楚辞》中所载花草树木较多，都是药用草本。《楚辞·山鬼》中有“采三秀兮于山间”的辞句，这是巫山神女（山鬼）的采药描述。三峡巫山历史是神农的活动区域，关于“采山秀兮于山间”之句，有的学者认为：“于山”即巫山，“三秀”即灵芝草，“秀”即花，因灵芝草一年开三次花，所以称为“三秀”。苗族民间将灵芝草作为延年益寿的长寿之药或“不死之药”。《楚辞》中的草本多为芳香类药物，主要用于祀神，这与楚国沅湘武陵地区苗人“巫风炽盛和屈原崇巫有关”。有学者认为：“我们进一步考察，就会发现这‘楚语’、‘楚声’中明显地包括着苗语、苗声。”如《楚辞》中记载了“申椒”（苗语中称“花椒”）、“芳椒”，即天椒，现称“花椒”。

菖蒲作为苗人用药历史悠久。菖蒲早在《楚辞》中就有记载，最早做为祀神、避邪之用。《楚辞·离骚》中记载有蘼芜、菖蒲、泽兰、花椒、佩兰、肉桂、木兰、芙蓉、辛夷、白芷、艾等多种苗药。这些药物后都成为历代本草的重要药用植物。从文献考证，苗族应用菖蒲历史悠久，从秦汉时期到现在也有2000多年历史。从宋《经史证类大观本草》中记载“蛮人”用此药，也有900多年历史。书中记述的“黔蜀蛮人”、“其生蛮谷中有尤佳”，即指苗人居住的湘、黔、川、滇边毗邻的苗家山寨。

（三）西汉时期《五十二病方》记载的苗语药物

西汉时期的长沙马王堆一、二号汉墓中，也发现了泽兰作殉葬品。在三号墓中出土的《五十二病方》中，记载了一些汉语无法解释的药物。“答”这种药物，就是苗语，语译过来就是“豆”。《五十二病方》中把以寒热为主的疾病称“痁”（读jie），与苗语的“茄”同音同义。[1,2] 成书于春秋战国时期的《灵枢经》，对发烧是这样记载的：“阳气太盛，则阴气弗能荣也，故曰格。”在苗语中，一直把发烧的体征叫做“格”。《左传选》中记载公元前547年齐景公：“齐候疥，遂痁，期而不瘳。”痁，即疟疾。在苗语中称疟疾为痁，是同音同义，是古苗语在史籍上的最好印证。又如，欧志安先生在考证古医书上的病名，天花病记为“鲁疮”，在苗语中则把天花称为“卜弩”，其义均在“鲁”与“弩”字上，近音同义。在“药王爷”传说故事中，尝百草尝到一种有毒药叫草乌，苗语称为“比耿”。在魏·吴普著《吴普本草》将草乌记作为“耿子”，与苗语记音是相同的。说明苗人很早就用草乌这种药物治病。用苗语传释古医书中的病名、药名、症候，是研究苗族医学史的重要途径。《五十二病方》，是长沙马王堆出土医书的14种之一。该书是出土的14种医书字数最多的一种医书，现存9910字，约占出土全书的三分之一。马王堆出土古医书，是湖南乃至全国最早的祖国传统医学文献。《五十二病方》中译出苗语药名和药医病名，说明湖南苗医药文献的悠久历史和渊源。

（四）历史上其它史料记载的有关苗族药物

“共工”，湘西苗族称为“仡戎”。汉史记载，“共工”传说是我国第一个降夔和降龙的人，也是第一个发现朱砂和使用朱砂的人，湘西苗族还称他为濮戎（龙公）。苗族的祖先“濮僮、欢兜是最早发现辰砂和首先开采辰砂和使用辰砂的人，也是最早从辰砂中提炼水银的人，是世界上最早开采辰砂和提炼水银的民族。”[11,12]关于濮僮、欢兜，在《山海经·大荒南经》中有记载：“欢兜生苗民。”濮人之地，据《尚书后案》记载：“湖南辰州，实古濮地。”即现今沅江中上游一带。

丹砂[3]：《庚辛玉册》云：“丹砂石以五溪山峒中产者，得正南之气为上。”范大成《桂海志》云：“本草以辰砂为上，宜砂次之。然宜州出砂处，与湖北大牙山相连。北为辰砂，南为宜砂，地脉不殊，无甚分别，老者亦出白石床上。”李时珍曰：“丹砂以辰、锦者为最。”现今的湖南省麻阳苗族自治县即古锦州地。是我国道地药材辰砂的主产地。麻阳（古锦州）是古代五溪之地，辰、锦所产为上品砂，“生白石床之上，十二枚为一座，色如未开莲花，光明耀日。亦有九枚为一座。七枚、五枚者次之。”（本草纲目·石部第九卷·金石之三·丹砂）朱砂还为朝廷贡品，如《宋史·蛮夷列传》载：“咸平元年，古州刺吏向通展以芙蓉朱砂二器，马十四，水银千两来献。”[4]

武陵蛮自唐代以来，辰砂，即丹砂，是历代进贡之品。辰砂作为一种矿石，除药用之外，在工业上还有许多作用。

《凤凰厅志》（乾隆二十一年版）记载：“苗地多药饵，而苗有疾多祭鬼不服药，间亦有以药疗之者。药名然诡异，非方书所载，统谓之草药，或吞或敷，奏效甚捷。”在卷十二物产篇中记载凤凰药物27种，有土茯苓、桃仁、地骨皮、半夏、香附、五加皮、旱莲、紫苏、金樱子、兔丝子、苍耳子、瓜蒌、木通、葛根、厚朴、小茴香、灯心、蓖麻子、谷精子、射干、金银花、土牛膝、何首乌、青箱子、天花粉、益母草等。

清贵州、湖南巡抚吴其濬（1789～1841）所著《植物名实图考》一书中，也收载了武陵山区的不少苗药。如白及条有“白及根苗妇取以浣衣，甚洁白……白及为补肺要药”的记载[5]。《植物名实图考》的作者吴其濬，曾到湘、黔、滇及鄂、闽等地为官，在调研药用植物时采用当地民间药物名称。

二、湖南湘西苗家养身保健与预防医学

在养身与保健方面，苗族在很久以前便有这方面的探索和积累。例如在马王堆出土的汉代古墓中一、二号墓，考证为苗族墓随葬品中，除了彩绘帛画、器皿、服饰之外，还有辛夷、花椒、香茅、干姜、高良姜用作医疗和保健的药品。在三号墓中除了众所周知的“五十二病方”外，还有一本《导引图》，是中国现存最早的保健运动方面的著作，是公元前3世纪末的作品。图中用彩色绘制了不同年岁的男女体操动作40多个，旁边还附有简单的文字说明。《导引图》不仅年代早，而且内容非常丰富，对后来导引方面的发展、变化研究提供了可贵的线索。由于其出土地的地点和年代正是当时苗、汉文化的交汇点，也应代表了当时苗、汉医药保健的成就。[8]

苗族人民在历史上注重疾病的预防和卫生保健养生，有许多预防知识和卫生保健养生方法是在长期的生产生活实践中形成的生活习俗。如一年一度的苗家“苟表建”，即汉人所称的“扫扬尘”，每年腊月二十四这一天，苗家各家各户将室的灰尘打扫干净，迎接新年的到来。苗族民间还有将某些药物洒在室内，或者挂在房前屋后，以驱毒杀虫。《凤凰厅志·风俗篇》中记载：“惊垫先一晚，名家用石灰画弓矢于门，复撒灰于阶，以驱除毒虫。”又“端午悬蒲艾，谓之辟疫往来。”苗疆苗民每天夏秋之时，习惯将一些具有杀蚊虫的苗家草药，如河柳叶、辣蓼叶、草乌叶等切断后放到厕所的粪池内，以杀虫消毒，防止蚊蝇孳生。夏秋之时苗寨蚊蝇多，用黄荆叶、土荆芥、艾叶等烟熏以驱蚊虫

叮咬。用八角枫、地风藤等苗药煎水洗浴，有防皮肤生疱生疮的预防作用。还有用雄黄泡酒，兑蒜内服药酒，有防“瘟疫”之疾功效。

在饮食养生上，苗家注重具有食和疗的药物在饮食上应用。如夏天适当食用羊胆、羊肝，以清热泻火；冬季寒冷时，苗家喜食狗肉，以补虚御寒，达到温肾壮阳，强精壮骨作用；冬季苗家还喜饮“久浆”（即甜酒）或自家酿的苞谷酒，也称之养生酒，颐养天年。“久浆”既可以驱寒保暖，又能舒筋活血，补体强身。另外，苗家还有习俗，一年四季喜喝“务叭消”（即酸汤），有开胃、健脾之功效。“务叭消”性寒，味酸，有退热、降火、防暑之功效，还有开胃、健脾、收敛、止泻作用，是苗家暑天上佳饮食。苗家酸鱼，也是独具特色的食疗佳品。苗家还有“冬吃萝卜夏食姜”的习俗，有利于养生保健。苗家作为食疗的药物品种较多，根据时令、人的体质适量调配食疗药物。

在卫生保健及疾病预防上，苗家还形成了“乡规民约”，或“防病条款”。如湘西凤凰县苗寨对共用水井立有下规：“凡在井水中洗猪菜、人菜罚钱五吊；有劳力不按时参加洗井者，罚钱一吊。”

苗家有“隔病”习俗，“隔病”的方法，是以“挂红”、“躲摆子”、“挡路（箭）碑”等方式来阻隔疫病（指传染病）。

“挂红”隔病，苗家有人生病或生小孩时，在大门上挂一块红布，以谢绝生人来往相互传染。

“躲摆子”隔病，苗族民间有“八月谷子黄，摆子鬼上床，十有九个病，无人送药汤“的民谣，每到夏秋之季，苗家害“打摆子”的人不少。“打摆子”的人要送到室外高处气口去躲一躲，因力高处风口的风力较大，蚊子不能留存，因而可防止“打摆子”病的相互传播。苗家预防“打摆子”还有“避花蚊”的方法，每到傍晚苗家用具有芳香苗药性味的苗药，如黄荆条、辣蓼草、香芳草、桉树叶、樟树叶、艾叶、水菖蒲等药草烧薰驱散蚊子，以防疫“打摆子”病。

“挡路碑”隔病，在苗家村寨里某家或某村发生了疫病（指传染病），为了隔住疫病的传播，特意要在村口、路边或病人家门口放上树枝、竹丫丫或有刺的树条（如牛王刺、救兵粮树）等做为“档路碑”的标志，表示这个村或某一家有疫病发生，不要接触，以免传播。

在药物预防疾病方面，苗家也有悠久的历史。常用预防疾病的药物，有用铁钱莲缝在小儿帽缘上，以预防小儿“半天症”（小儿高烧抽筋引起）。用桑树叶、箭竹叶等煎水，内服，对高热“摆子”有预防作用。

用苗药“沃有及打”、“对口蕈”煎水给产妇内服，可以预防新生儿脐风。用天青地白、老虎麻根、强盗九杆子等苗药与甜酒煎水内服，预防腹泻及红白痢疾。苗家出远门或外出劳动时，随身带一点盐巴、大蒜、生姜，或随身携带百味莲（止痛药）、薄荷（清热解毒）等常用药物，预防暴病急病（中暑、伤寒）的发生等。

三、湖南古代苗医疗法

（一）药浴疗法

苗医传统疗法有2000多年的历史。是屈原最早记述了用药物汤沐浴，达到疗疾之目地。屈原在《离骚》中曰：“浴兰汤沐芳。”文中的“兰”即秋兰，是指现在的泽兰。用泽兰煎汤沐浴治疗疾病，是传统药浴疗法最早的记录。

（二）治痘法

在诊疗上古代也有相关记载，如《验方新编·卷二十一·点牛豆法》吴珍儒序云：“济世之道，莫先于医。医术多途，莫险于痘。稽种痘之说，上古未有。自汉代伏波将军，征武陵蛮，从壶中进兵，军中遂染此疾，厥后班师，毒气传入中国。诸医调治，皆据《内经》痛痒疮疡属心火之一言，为治痘之要领，十损八九。”

据史料记载，汉光武帝建武十七年（公元41年）马援封为伏波将军，62岁时征讨“五溪蛮”，率军4万余人抵临沅（今湖南常德），乘沅水而上，进入壶头（湖南省沅陵县高坪乡境内）。因地势险要，遭遇“五溪蛮”的顽强抵抗，加之天气炎热，水土不服，军中疫病流行，船只不能上行，兵士死亡多。马援也身染疫病，不久，病死于军中。马援军中的疫病，其中就有痘病。痘病是传染性极强的传染病，当时是无法治疗的。在湘西苗区一带，在民国时期还有种人痘预防痘病（天花）的，这与东汉时期汉军与“五溪蛮”征战中痘疫流行是有历史渊源的。有关伏波将军征战武陵在历史上确有此事，在湘西土家族苗族自治州首府吉首城区峒河北岸还有建于明朝的伏波宫，以纪念马援将军。现仍常年对游人开放。

四、湘西苗民巫医结合防治病疾

清·乾隆四年（1739年）《乾州厅志·风俗志》载有：“疾病祭竹王，俗称白帝天王。”在卷之四《红苗风土志》中载有：“乾州只有红苗一种，以其衣领、腰带皆红故名……少痘症，畏传染，不敢远行，畏鬼信巫。”在疾病项中记有：“苗地多产药饵，而苗人有疾多祭鬼，不服药，间亦有药疗之者。”《乾州厅志》卷之五《风俗志》曰：“农夫争土中色占水旱疾疫。”卷之十六《艺文》曰：“灵巫一病迎。”（即病不吃药，惟迎巫觋）

清·道光四年（公元1824年）《凤凰厅志》十八卷记载：“疾病延医服药之外，惟祈祷是务。父母病例延老者……用牲牢为请命于神，谓之打十保护。童子病则延巫为之解煞，名曰扬关。”说明湘黔苗疆苗人用苗药治疗，其方法不是医方书上所记载的，药名不同于中药，是用苗药。用药方有吞服（内服）或敷，即外敷疗法。

清·道光四年（1824年）《凤凰厅志》卷之十四《名宦志》：“移永绥厅治于花园，改协于茶洞，设守备于黔边螺蛳懂，星罗棋布，控制尽善……复抚之尽恩，胜则优予赏赍，带伤者必亲临抚循，并请医士瞿光辉、胡德盛随营疹视，全活甚众。”清道光《凤凰厅志》中载：“苗人畏鬼信巫，人病则曰有鬼延巫祈祷，酿酒割牲，约亲邻饮福，名曰做鬼。”

《苗防备览·风俗上》云：“苗中凡病必曰有鬼，延巫祈祷，酿酒割牲，约亲邻饮福，名曰做鬼，既祭之不愈，则委之于命。”

清代《古丈坪厅志》卷十：“苗人畏鬼信巫，人病则曰有鬼，延巫祈祷，酿酒割牲，约亲邻饮福，名曰‘做鬼’。既祭不愈，则委之于命。祭后扦标入门，不许人入其家，若不知而入，谓惊其鬼，必勤入者偿所费之数，复者如前后已。”

苗家有祭祀习俗，分“特祭”和“常祭”。“特祭”中关于避祸的有，如患病久治不愈，祈求痊愈的特祭。为死者的亡魂，祈求神灵解脱罪恶的特祭。“常祭”中的“吃牯脏”为求免除弊病。

湖南古代苗族医学经历了2000多年的历史，从“口碑”承传到有文字零星记载，使苗族医药学得以继承。古代苗族医药学在远古神话医药学的基础上，在苗族药物学、临床治疗、预防保健等医学实践中又有新的发展。湖南古代苗族医药学形成于秦汉，发展于明清，复兴于近代。

参考文献

[1] 欧志安．苗族医学方法［J］．卫生信息与管理，1986，4：32

[2] 欧志安. 湘西苗族医初考 [J]. 中南民族学院学报（自然科学版），1984，2：9
[3] 杨昌才. 中国苗族民俗 [M]. 贵阳. 贵州人民出版社，1990：540
[4] 龙炳文，石家齐. 从辰砂探讨湘西苗族族源. 苗族历史讨论会论文集（内部资料），1983：81
[5] 隆名骥. 苗学探微 [M]. 北京民族出版社，2005：32~35
[6] 贵州省地方志编纂委员会. 贵州省民族志. 贵阳. 贵州民族出版社，2002：85
[7] 田华咏. 土家族医学史 [M]. 北京. 中医古籍出版社，2005：89
[8] 谭学林. 从苗医用火遗风看其早期医疗保健成就 [J]. 中华医史杂志，1998，28（1）：42

第五节　湖南近代苗族医药

近代苗族医药发展史，是从鸦片战争到中华人民共和国成立之前的百余年。这一百多年，是苗医药从原生态“田野”文化及“口碑”文献，出现在地方志书中，苗族医药理论框架也逐渐显现出来，临床各科及治疗学得以不断丰富，卫生保健，武术强身彰显出苗医活力等。

一、临床医学的发展

清朝同治七年（公元1868年）《永绥直录厅志》卷一《建置》中记有：“古三苗地，夏《禹贡》荆州地域，商荆楚鬼方地。”“苗人饮岩浆水，性寒，能解胎毒，无痘疹之患……苗中于水旱疾疾，亦知卜筮。”永绥，即现湘西自治州花垣县，是古苗崇山之地，是苗族聚居地，民间苗医多遍地苗药。

清光绪年间的《凤凰厅志》记载当地苗族“姜嘎”（药师）用药外敷，取体内弹片等异物。

伤寒发斑，苗人用外治法治疗。清·吴师机1864年所著

《理瀹骈文》一书中记载："发斑用铜钱于胸背四肢刮透，于伤处用蛋滚擦此，苗人秘法也。"

湘西知名苗族学者石启贵先生（1896～1959年），从事苗学研究30多年。早在民国22年（公元1933年）就是当时的中央研究院咨询，陪同时任国民政府中央研究院研究员凌纯声、芮逸夫调查研究湘西苗族。凌纯声、芮逸夫经过实地调查，撰写了《湘西苗族调查报告》一书，由商务印书馆于1947年公开发行。石启贵先生此后又深入湘西苗寨实地调查，收集到大量的具有苗族特点的第一手资料，1940年，编写成《湘西土著民族考察报告书》。书中详细介绍了历史、地理、经济、文化、生活、语言、民俗、医药、宗教信仰等。特别介绍了苗家的《奇验医药》。石启贵的《湘西土著民族考察报告》，生前虽然未付梓问世，原稿存在吉首县档案馆。但后人在政府的支持下，于上世纪80年代中期出版。这部《考察报告》所载的资料基本上是上世纪30～40年代的苗族田野资料及馆藏文献资料。现将《考察报告》中有关苗医学的资料摘录部分，以见证当时的湘西苗医药情况。"土著苗族医生，苗谓'匠嘎'。苗药称'嘎雄'，大别之不外分内科、外科、妇科、儿科四种。偶染轻微之病，苗医一般不用药物，先用手推或铜钱刮，亦属有效。若推拿无效，倘不得已，方使用乡间土产草药。草药兼用木本、草本两种，少用市里药店之官药。因官药放存过久，正气散尽，性较平和，治难见效；纵见效而需日久。不如草药性质较烈，鲜药尤佳。故苗医治疗用鲜药，时间短而效速，人人乐用之。至于外科，苗医药疗效特好。常见落坎跌断手足者，接骨接筋，两用即愈。又有一种挑病法，一面用药服治，一面加以针挑，且可断根永不再发。"清末到民国年间，湘西苗疆的苗医药较为发达，苗族民间"少用市里药店之官药"，他们"使用乡间土产草药（苗药）"。原因是"官药放存过久……治难见效，故苗医治疗喜用鲜药，时间短而效速，人人乐用之。”苗医的传统外治法在临床应用较为普遍，如推拿疗法、刮痧疗法、挑治法等。现选外治方法治疗内病的验方几则如下：

例1　红砂症：红砂症是在患者背部呈网状块。治疗是先用冷水拍后颈窝，后用藕节煨开水当茶喝，即愈。外治法为针挑疗法，用针挑出旱烟捍内的烟屎，再将针尖刺入患处。另用铁马鞭草煨水煮服之即愈。苗医治疗红砂症采用内外兼治，疗效好。

例2　霍乱：用盐半斤放锅炒热，使达相当之热度（约60度）分包两包，频熨肚上一小时久，自愈。

例3　疟疾（打摆子）：用过江龙、小料花、轮郭草三味，捣烂用布包敷手腕处及头部上额门处即愈。还可用朱砂、白胡椒和米饭捣烂，敷肚脐，即愈。

例4　妇乳肿：用洋藿根对酒槽，捣烂敷之即愈。

例5　小儿走胎：用雷公梗煎水洗澡数次。

石氏收集苗族民间治疗疾病药方数百例，分为内科、外科、妇科、儿科四种。其中外科收载32种疾病的验方46首，内科27种疾病的验方52首，妇科10种疾病的验方18首，儿科6种疾病验方8首。

在众多验方中，都体现了苗医内外兼治的特色。如在“治十二时血穴救方”中，注重发病时辰，时辰中血入何穴位，按“子时血入心臆穴、丑时血入朝阳穴、寅时血入井泉穴、卯时血入山根穴、辰时血入无心穴、巳时血入风头穴、午时血入中原穴、未时血入蟾宫穴、申时血入凤尾穴、酉时血入并地穴、戌时血入肾根穴、亥时血入空井穴。”苗医用时辰来考析病之根源，必须对症下药。

到清末时候，苗族医药有了较大的发展，有些医术也很高明。如剖腹取胎、化水安胎等。清《湘西通志·苗俗》记载有凤凰县两头羊苗区的苗医吴老庚用“催生方”接生，还有产后保健药“捧捧药”及“产后中风药”等护产妇药。在苗族民间相传用锅底灰、火炉或灶上之堂的烟灰冲阴阳水内服，有补益作用。这种阴阳水在孕妇的产后，婴儿脱离母体之后立即内服，服药后要避免冷食物。这种保护产妇的药在苗族民间流传久远，其意为苗族妇女在怀孕期间到孕产前休息时间少，到生了小孩后服保产妇药，以补身体。

值得一提的是苗族发明的“坐式分娩法”[1]，是一种采用坐姿分娩通过胎儿身体的自重产生的下垂力和子宫的收缩力双重力的作用，与仅靠子宫收缩力将胎儿扒出的卧式分娩法相比，能缩短分娩时间，难产率低，有益于母子健康。《大众医学》、《健康报》等杂志和报刊，作了推荐和报道，在上海、日本的一些医院也有使用。可以说这是苗族医学对于产科的一大贡献。

苗族对于产后的护理也十分重视，认为妇女产后身体大弱，婴儿入世适应力差都易染病，所以在生育后都会进行一些相应的药物护理。用药物煎水给妇女和婴儿洗身比较常见，满三天时洗称为洗三澡，尔后半月和满月时还要洗。认为这种方法能够预防皮肤病、风湿病和各种感染。

湘西苗族民间苗医善长于枪伤、刀伤、骨折的治疗。民国二十六年《保靖概览》记载：“苗民又精医药，药皆采自山谷，非方书记载，往往有枪伤、刀伤痛不可支，一药而愈者，亦奇技也。”[2]苗医所有药物，以采集本地苗药为主，无特殊加工，间有配用一、二味中药者。用药分量，均赖以平时之经验，以平撮估计为数，其常用医药：

主治枪伤、刀伤的苗药有：大打不死、小打不死、马蹄当归、竹根七、红牛夕、土大黄、接骨木、辣子七、散血草、养麦三七、懒篱巴、虎耳草、杜仲、钢钱草、石昌蒲、玉盏药、狗牙齿、百味莲、满天星、田基黄、大八里麻、一支蒿、散血莲、夏枯草、独活、千里马、百条合、小红泡、水高梁、川芎。

注：除杜仲、一支蒿、大八里麻、白条合外，其余全用叶。视伤性，选用其中药物组方外用或内服。

主治跌打损伤的苗药有竹根七、木通、大血藤、铁马鞭、三两金、辣草、川芎、首乌、小血藤、岩泽兰、三两银、晒不死、牛夕、茅根、防风、水葛蒲。

注：视伤性，选用其中药物组方浸酒内服，或煎水服和取汁冲水服。药渣捣烂外敷伤处。

主治止血苗药有：青根、剥皮树、天青地白、双红叶、单红叶、岩泽兰、蚂蚁窝、木贼、杜鹃花、野檬花。

注：选其中药物组方煎水内服，治疗咳血、咯血。

主治妇科病苗药有：羊奶奶树、樟木树、牡丹花、叶上红、叶上子、子上叶、巴岩香、水白通、干白通、水卜荷、吴萸、铁马鞭、白桑皮、三爪风、车前草根、红霍麻草、水灯草、丝瓜仁、核桃树皮、杉木树浆、算盘树、夜关门、川芎。

注：选用其药物组方，取汁加酒服，或煎水服，治疗"月家病"、"阴道白带"和分泌物增多。另以推拿配合治疗。

二、苗族药物学的发展

苗族医药学，特别是苗族药物学的发展史在史料上所占篇幅多一些。苗医在药物的应用上多用鲜药，少用陈（存）药，现采鲜用是苗医用药的一大特色。在药物的用法上，对内服药一般用煎、煮、熬等方法加工药液内服和外用。用药方法还根据治疗疾病需要选用外敷，点眼、冲阴阳水内服、外洗、药水煮治、热熨法等。在苗药的采集加工时，苗医对特殊用药也采用特殊方法加工泡炮制，如汗渍法、煨制法、酒制法、尿制法、霜制法、雪水制法等。

三、苗族预防保健的发展

苗族是很讲究疾病预防，健身强体的民族。早在秦汉时期，苗族先民就有用菖蒲、艾叶、雄黄、朱砂避邪防病的习惯，代代相传。如每年端午节，苗家门上都要挂菖蒲、艾叶，用于避邪。因为菖蒲、艾叶具有芳香气味，可防蚊虫。还用雄黄酒洒房屋内外。有的苗家还用朱砂粉洒室内外，以防虫兽。苗民还择时节，用苗药煎水内服，预防时疫疾病。在苗家山寨还有种“风水林”的习惯。苗族认为，人之所以生病，是因为荒郊野外的各种精灵作祟。苗族的每个村寨都有村寨的祖先神灵守护，妖魔鬼怪不能从正门进入村寨，但如果村寨周围没有护寨林和茅草地，妖魔鬼怪就可以从旁门左道潜入寨内，危害村民。为了保护村寨的安全，每个苗寨都要集体维护该村寨的风水林和茅草地。苗族用神圣化的观念来维护村寨的生态环境，也维护了苗山的生物多样性，其实也是预防疾病的重要措施之一。

《凤凰厅志》卷七《风俗》篇中记载防病内容：“惊蛰先一晚，各家用石灰画弓矢于门，复撒灰于墙，除以驱虫毒。”“端午节悬蒲艾，谓之避邪往来，馈送角黍，并饮雄黄菖蒲酒，近河者竟渡龙舟。”“清明时扦柳于门，簪柳于首，去免虿毒辟瘟。”“三月三日，男女簪地米菜花于首或采花悬之于壁，候乾放于灯油盏内，夏日可驱巨虫。”“十五日择吉日，用竿缠竹叶扫除屋舍，曰打阳光。”

凤凰苗乡《款规》中专门订有“防病条款”，要求所有参加“合款”的苗胞，都要“守款规，讲卫生”。十五条中写到：“所有款员，都要保护环境卫生；凡倾倒赃物，祸及他人者，罚钱以赔赏损失；凡带病串门，殃及他人者，罚钱以根治其病；凡在饮水井中洗猪菜人菜者，罚钱五吊；有劳力者不按时参加洗刷水井者，罚钱一吊。”“麻疯病等不得在村内居住。”可见苗医不但注意环境卫生的保护，防止病从口入，而且注意传染病者的隔离问题，即把预防分成未病先防和已病预防传染两个方面。比如凤凰县苗乡人民为保证饮水清洁，常把井建成“三连井”，以分开饮用水、洗菜水、洗衣水。夏天走长路，上山劳动，可带点大蒜子、百味连、盐巴之类，以防中暑；冬天可吃些生姜、辣椒、花椒之类，以防感冒。医生为老鼠症或霍乱症患者看病，可预先吃马蹄香。

在预防保健上，苗家很研究武术强身，以武健身。苗家武术套数较多，一般先习拳术，后习棍法，再习刀、锏、钯，叉、流星、鞭等等。在湘西苗族民间流传有“七十二手拳术秘诀”、“三十六拳术秘诀”、“十八大手拳术秘诀”、“九大手拳术秘诀”、“三大手拳术秘诀”、“三十六手棍法秘诀”、“神拳十二套”、“八合拳要法”、“神棍十套”、“神打秘诀”等几十套武术武功秘诀。苗拳，苗功是强体健身的重要体育活动，对增强体质，预防疾病，健康长寿都具有重要作用。

四、湖南近代苗族医药学的主要特点

苗族医药经过秦汉、唐宋及明清几个主要发展时期，到了近代，苗族医药学从理论到临床都有了较大的发展，主要体现在以下几个方面。

一是苗族医药史料出现在各地的地方府、厅、县志书中。这些医学史料虽然零星散在，但稍加收集和归类，就能理出苗医的理论框架。如苗医临床分为内科、儿科、妇科、外科等四大临床学科。在临床治疗方法上，分内治法与外治法两大疗法。在药物的应用上，“苗医治疗喜用鲜药，时间短而功效速，人人乐用之”。主张用当地鲜药，“少用市里药店之官药”。在治疗上，“苗医问病首先注重发病时辰”的治疗时辰学，如治疗十二时血穴疗时，就主张按发病时间而对症下药治疗。在苗医学临床应用

中总结出有效验方、单方，为苗医方剂学奠定了基础。

二是临床疾病名称进行分科。如内科有咳嗽、蛊病症、红砂症、乌鸦症、疝气、红便、伤力劳、青蛙症、霍乱、疟疾、飞蛾症等。妇科有奶痛、乳蛾、月经不对、白带、妇女不孕等。外科有黄瓜瘤、羊瘤、吹口疮、吊肛、痨疮、九子痒、虫疮、耳烂、水毒、火疤、痔疮、外风、牙虫、蛇伤等。儿科有小儿麻痘、胎毒、小儿惊风、走胎等。

三是苗医外治法在临床上广泛应用。苗医传统外治法有手推（也称推拿疗法）疗法、铜钱刮法（刮痧疗法）、挑刺疗法、外敷疗法、热熨疗法、烧灯火疗法、麻刮法、碗针放血疗法、外洗法、药浴法等。

四是苗医用药用鲜不用陈，以保证药效。苗医用苗药治病，主张用新鲜药，不用药店存放过久的陈药，说是陈药“治难见效”。

五是药物用药方法独特。在内服苗药的加工上多用煨药法、煎煮熬药的方法也较为常用。对慢性风湿疼痛、腰腿痛，多用酒泡制方法。对新鲜苗药治疗外伤，如虫、蛇咬伤的，用鲜药捣汁外洗，或外敷捣烂。苗药还有冲阴阳水法、嘴嚼法、外洗法、药水熏法、药汁点服法、冲服法等。

六是苗医外科、妇科手术的发展。到了清末，湘西凤凰县苗族“匠嘎”，能用手术方法剖腹取胎，母婴平安。是苗医外科学的一大发展。

七是预防与保健。苗医提倡多参加劳动，生活有规律，不要暴饮暴食，起居有常，崇尚武功，强体健身，预防疾病。

八是医德高尚。苗医看病有求必应，随请随到；不计较报酬；苗医为民诊病，忠心耿耿，全心全意。“为民治病不要讲钱米，救人生命是大事，是好事，是积德。”

九是巫医或苗巫师施巫术治病在民间仍然流行。苗巫在

“遇疾不求医，延巫求祷”的湘黔苗疆施以巫术治疗或求祖灵除疾病保平安，苗人喜接受。如化水治疗、椎牛、打猪祭祀祖先以求平安等。

参考文献

[1]《苗族简史》编写组．苗族简史［M］．贵阳．贵州民族出版社，1985年10月

[2] 保靖县志办．保靖县志·卫生篇．1984：22~24

[3] 陈国均，贵州苗夷社会概况．东方杂志，二十七期十六号：民国二十九年八月十五日

[4] 吴泽霖，贵州短裙黑苗的概况．东方杂志，三十六卷十六号：民国三十年八月十五日

[5] 陈国均，贵州安顺苗夷的宗教信仰．边政公论，第七、八期：民国三十一年三月

[6] 凌纯声、芮逸夫，湘西苗族调查报告．商务印书馆，1940：193~198

[7] 张应和，苗乡探奇．成都·四川民族出版社，1994：39~41

[8] 杨元龙，榕江县高田乡苗族吃牯藏追记．苗侗文坛（47）2004：13

[9] 凤凰县民族志编写组．凤凰县民族志［M］．北京，中国城市出版社，1997：89

[10] 吴羲云，湘西苗族习俗考．苗族历史讨论会论文集，1983：488~490

[11] 龙正学．苗族的祭司初探．苗族历史讨论会论文集，1983：510~511

第六节　湖南现代苗族医药

湖南现代苗族医药发展史，是指中华人民共和国成立以来的50多年，这一时期是中国苗医学全面继承和大发展时期。这一时期大致分前30年为继承时期，后20年多年为苗医的大发展时期。

一、苗族医药的继承

新中国成立后，党和政府十分关心民族卫生事业的发展。党中央、国务院在各个时期都有民族医药发展工作的方针和政策。如1951年10月国务院制定的《全国少数民族卫生工作方案》中就指出："对于用草药土方治病的民族医，应尽量团结与提高。"从上世纪50年代，湖南省湘西等苗族地区就开展民族医药的调查工作，在调查研究工作的基础上，开展苗医药的临床应用等继承工作。

上世纪60~70年代，是苗族医学继承的热潮时期，在"一根针、一把草"的活动中，开展全省的中草药调查和临床应用。

在湖南湘西苗区，苗族医药的继承工作也在有序的进行。1957年10月，湘西全州成立民族医联合诊所60所，中医和民族医联合诊所11所，吸收了216名民族医药人员参加诊所工作。1959年，由州卫生行政主管部门组织全州民族医、草医开展中草药采集及献方献技活动。广大民族医药人员将家传和师传的验方、单方、医技献给国家。湘西州人委卫生科选编印了《中医验方集锦》，其中有苗医滕九耀的"治疗蛇伤验方"，龙玉六"蒸气疗法治疗水肿病"等经验方。1963~1979年，有滕九耀、秧时雨、石把志、向道文、刘开远、龙巴成、姚祖贞、张竹山、滕树彬、熊兰村、周连通、杨光昭等苗医被列为湘西州名老中医药人员。湘西自治州卫生学校苗族教师刘开运，他自幼酷爱苗族医术，继承祖传苗医推拿手法，在医疗、教学中不断创新，提出了"补肝易动风，补心易动火"，主张"肝只清不补，补心必加清"等理论新观点。将苗医推拿方法整理归纳为推、揉、拿、按、摩、运、搓、摇、掐、捏10种手法。后被国内推拿学术界称之为"刘氏十法"。上世纪70年代，刘开远副教授同该校教师方丽群合作，将刘氏小儿推拿方法进行系统的整理，编写

《小儿推拿疗法》一书，1978年由人民卫生出版社出版。该成果同年获湘西自治州科研成果奖。刘氏小儿推拿法，1988年6月，还拍成了电视教学片《推拿奇葩》，公开发行，将苗医小儿推拿疗法介绍给海内外。

在这一时期，各地苗族医药的继承工作从药物资源调查，民间单方、验方的收集，到“一根针，一把草”的临床应用，以及开展部分有效成份的实验室筛选工作都取得较好成效，起到苗族医药的继承作用，也为今后苗族医药的发展和提高打下了基础。

二、苗族医药的发展与提高

新时期我国苗族医药的发展与提高，是在我国改革开放以来的20多年。苗族医药学在经过了发掘、整理、总结和继承以后，得到较大发展，提高了苗医的学术水平和学术地位，特别是在苗药的研究开发方面取得重大突破，使苗医成为我国当今最具活力的民族医药学之一。

党的十一届三中全会以来，党和政府非常重视民族工作，把民族工作列为党和政府的议事日程。从上世纪80年代初，各地加强苗族医药的发掘和提高工作，特别是1984年9月，国家卫生部、国家民族事务委员会在内蒙古召开了全国第一次民族医药工作会议，制定了我国民族医药“十五”发展规划。对我国民族医药发展的基本方针、主要发展目标、主要任务和措施都作了具体要求。会后，各地按照发展规划都制定民族医药相应措施，加快了各地民族医药的发展。苗族医药同其他少数民族医药一样，在继承中发展，在发展中提高，在提高中创新，苗族医药学的发展主要体现在以下几个方面。

（一）组建了民族医药科研和医疗机构

全国第一次民族医药工作会议后，各民族地区相继组建了民族医药科研机构。如湖南省湘西土家族苗族自治州民族医药研究所，湖南省凤凰县中草药研究所（后改名为民族医药研究所）。

在有关基层医疗单位也建立了民族医药临床研究科室，如湖南省花垣县崇山苗医门诊部（临床与科研相结的苗医机构），从事苗医药的临床及科研工作。

民族医疗机构也在苗族地区建立，如湖南省湘西土家族苗族自治州民族中医院、龙山县民族骨伤科医院、凤凰县民族中医院，花垣县民族中医院等。

（二）开展了苗族医药调查

从1985年以来，各地开展了民族医药资源的普查工作，旨在基本摸清苗族医药人员、苗药资源、苗医药文献资料、苗医特色方药和医技疗法等。

湘西自治州于1985~1988年，对所辖10县市民族医药情况进行全面的调查。此项工作分两步走，一是1985~1986年开展医药人员调查；二是1986~1988年开展药物资源普查。通过医药人员及药物资源普查，基本摸清了全州当时的民族医药本底情况。全州共有民族医药人员1850人，其中苗族医药人员600人，占32.43%，主要分布在凤凰县（198人）、花垣县（106人）、吉首市（91人）、古丈县（55人）、泸溪县（46人）、保靖县（45人）。

湘西药物资源普查工作于1988年结束，收入《湘西州中草药资源报告集》药物名录中，有1835种。其中植物药1665种，动物药147种，矿物药23种。用苗语记音的中草药品种为585种，其中植物药561种，动物药24种。湘西自治州药材约35万吨，其中植物药20万吨，动物药50万公斤，矿物药15万吨。

湘西自治州在民族医药的调查中，还收集到民族医药文献资料（含手抄本）17本，苗医单验方500余首。通过调研人员对调研资料进行文献整理，梳理湘西苗族医药理论体系框架，总结了湘西苗医临床经验等，使湘西苗医从千百年口耳相传的“口头”医学，上升为“文传”医学。湘西自治州民族医药研究所组织苗医科研人员编写了《湘西苗医》，将中国东部苗族医药基本收入到《湘西苗医》这本新编苗医专著之中。《湘西苗医》的主要特点体现在：一是用“一分为三”的苗族生存哲学为指导，认识人体，认识疾病，认识药物。二是在疾病的诊断上注意望、听、问、号、摸、讲六法。苗医将诊断方法归纳为：“一视身，二察色，三观奇象，四号脉；一观神态，二察色，三视男女当者别，四询年龄看四季，五取手部细号脉，六要细问再触摸，百病疑难有巧诀；小儿疾病最难明，仔细观察指上纹，根赤定是阴格事，根青必为水相会，血到力功实难救，纵是名医枉费心。”三是在治法上，将苗医治法归纳 31 种治法，即祛、散、吐、泻、消、解、止、发、收、通、洗、熏、烫、吸、刺、按、切、刮、灸、擒、扯、挑、拔、烧、化、扶、扎、放、泡、夹。三是在药物的性能和分类上，有按药物分类的如冷性药和热性药，按气味分酸、甜、苦、辣、咸、麻等；按功能分类，如“嘎本”是专治“兆本”的药物（消化不良药），“嘎湘”是专治跌打损伤的药等；按用法分类，即内服药、外敷药等。四是在药特的炮制上，有汗渍法、尿制法、霜制法、酒制法、焙制法、煨制法等。五是传统外治法，苗医的外治法很多，较为常用的有蒸气疗法、气角疗法、刮痧疗法、灯火疗法、外敷疗法、火针疗法等。六是湘西苗医的医学特点为“四个一家”，即“巫医一家、武医一家、医药一家、医护一家”。

（三）苗医研究及临床专科专病建设

1. 苗医研究

我国苗族医学研究从上世纪 80 年初期开始，各地科技主管部门作为科技立项进行研究，还有一些科研院所立项以及科研人员自选课题，对苗族医药进行系统研究。如湖南省科委1987年批准立项的《苗族诊断和治疗方法研究》，湘西自治州科委的《湘西苗族医药整理》等。尔后，各地苗医药科研立项，通过多层次、多途径的申报获得各级科技主管部门的立项资助。有国家中医药管理局立项资助项目、湖南省中医药管理局的立项资助项目、省教育厅的科研立项资助（高校）等。近几年对苗族医药科研立项的资助强度也大了，级别也高了，有利于苗族医药研究多出成果。如国家中医药管理局设立专项资助项目有民族医药文献整理项目，民族医药专科专病建设项目。湖南省民族医药专项专病建设项目有：湖南省湘西自治州民族中医院承担的《苗医土家医结肠病》，《苗医土家医脾胃病专科》专病建设项目。

在苗医的研究中还取得一批科技成果，其中部分成果获各级政府的科技成果奖励。湖南省湘西自治州获得苗医科技奖励的项目有：由凤凰县欧志安研究完成的《湘西苗医汇编》、《湘西苗医初考》均获湘西自治州科技成果奖；由湘西民族骨伤科医院（现为龙山县红十字会民族骨伤科医院）与湘西自治州民族医药研究所张东海、张立、田华咏、瞿显友完成的《苗医正骨方法及柏林接骨散治疗骨伤疾病研究》成果，分获湖南省中医药科技进步奖和湘西自治州科技进步奖；由凤凰县民族中医院龙玉山、欧志安、张继德等人研究完成的《苗医外治法研究》成果，获湘西自治州科技进步三等奖；由龙山县民族骨伤科医院张东海，湘西自治州民族医药研究所田华咏、滕建卓等人完成《湘西苗医正骨技术整理研究》成果，获湘西自治州科技进步二等奖。

2. 苗族医药专科专病建设

为了更好发挥苗医的临床疗效，各地对苗医药治专病疗效好，社会反映好的专科、专病列为重点建设项目。这些专科专病建设项目充分体现了苗族医药的特点和优势。各地也加强了苗医的专科专病建设，如湖南省吉首大学医学院苗医小儿推拿、湘西自治州龙山县民族骨伤科医院的苗医正骨；凤凰县民族中医院的苗医肝病专科、花垣县崇山苗医的诊部的骨质增生专科、花垣县民族中医院的苗医腰腿痛专科等等。

（四）湖南苗药资源研究

20多年来，各地对苗族药物资源研究做了大量的工作，取得了显著成绩。

目前，湖南省有近千种苗药收载于各地苗族医药专著，还有一批苗药进入国家药典。收入《中国民族药志》第一卷（1984年版）中的苗药有40种，第二卷（1990年版）中的苗药30种。收入《湘西苗药汇编》（1989年版）中的苗药500种。收入《苗家实用药方》（2007年版）苗药367种，收入《苗医正骨》（2007年版）的骨伤科苗药210种。

（五）苗族医药学术研究

1. 收集整理、出版了几部苗族医药学术专著

湘西自治州凤凰县欧志安于1984年在《中南民族学院学报（自然科学版）》发表了《湘西苗医初考》一文，约5万字，分上下两篇。上篇考证苗族医药历史，下篇介绍医药部分。欧氏的《湘西苗医初考》是我国现代苗族医药历史研究最先公开发表的论著。欧志安还于1989年编著出版了《湘西苗药汇编》，全书收录湘西苗族药物500种。1995年田兴秀、关祥祖主编的《苗族医药学》（教材）出版，在关教学单位使用。

近年来，湖南省苗族医药研究又出版了专著，有湘西自治州花垣县田兴秀2004年出版的《三本论·苗族生成哲学精髓解析》。2005年，怀化市麻阳苗族自治县滕建甲等人编著出版了《苗家养生秘录》，全书五章，27万字，是我国第一部苗家养生学专著。由滕建甲、黄爱辉编著的《苗家实用药方》，收录苗族

民间各种方药近万首，约100万字，2007年由中医古籍出版社出版。由张东海、田华咏主编的《苗医正骨》，2007年由中医古籍出版社出版。由杜江、田华咏等主编的《苗族医药发展史》，2007年由中医古籍出版社出版。由湘西自治州民族医药研究所田华咏等主编的《中国苗医史》，2008年由中医古籍出版社出版发行。

在其它综合性民族医药学著作中，也收录苗族医学。1995年，长春出版社出版的《传统疗法大成》中收载由欧志安编写的《苗医疗法》，介绍了苗族传统疗法13种。2000年，奇玲、罗尚达主编出版的《中国少数民族传统医药大系》一书中，收载由田兴秀等人编写的《苗医药》。

2. 发表了一批苗族医药研究论文

20多年来，湖南省民族医药研究人员，先后在学术期刊上公开发表学术论文近100篇，在各级专业学术会议上交流发表了百余篇苗族医术论文。各个时期最具代表性的苗族医药学术论文有：欧志安《论湘西苗族医药》，发表于《贵州民族研究》1983年第1期。龙文玉《苗族医药概论》，发表于《贵州民族研究》，1982年第1期。欧志安的《苗族医学方法初探》及《苗语谚语、口诀、歌谣析》发表在《卫生信息与管理》1986年第4期。石富龙的《苗医对药物的分类方法》发表在《中国民族民间医学杂志》1995年总第15期。田兴秀的《论苗医十大特色》，田华咏的《略论中国苗医三大医药文化圈的形成与特色》，吴言发的《‘三本论’在苗医学中的指导作用》等论文发表在《贵阳中医学院学报》2003年（特辑）。田华咏的《苗族医药研究二十年评述》，发表在《湖北中医杂志》2002年特集上，张东海、张立、田华咏等人的《苗医正骨法与柏林接骨散治疗287例骨折临床疗效观察》发表在《中国民族民间医药杂志》2000年第4期。欧志安的《苗医便方歌谣选》，发表在《中国民族民间医药杂志》2004年3.4期，田华咏等人《从苗医原始神话探寻远古苗族医药文化》，发表在《中国民族民间医药杂志》2006年3期，田华咏的《苗瑶语民族医药文化探源》，发表在《中国民族医药杂志》2006年5期，田华咏的《苗族医药的盛世华章——中华本草·苗药卷评价》，发表在《贵阳中医学院学报》2006年3期。田华咏、田药的《略论中国苗医特色及其对人类医学的贡献》及《中国苗族医药域间学术特点比较研究》论文，分别发表在《中国民族医药杂志》2007年第9期、第12期上。

以上介绍的公开发表在学术刊物的苗族医药学术论文，代表了湖南苗医研究各个时期的学术水平。内容涉及到苗医的历史、基础理论、临床应用、苗药学理论、苗医药的研究开发及产业化、苗医药发展思路等等。

3. 苗族医药学术交流

苗族医药学术交流活动，近年来比较活跃，我国苗族地区的民族医药学术团体经常组织苗医药学术研讨会等形式的苗医学术交流。“湖南省苗族医药学术研讨会”，于2005年10月16日~18日在湘西自治州花垣县召开。参加会议的有湘、鄂两省苗族医药专家学者和民间苗医人民60余人。会议交流学术论文70余篇。大会围绕“苗族医药的保护与发展”进行研讨。会议期间还为麻阳自治县中医院滕建甲等人的苗医新著《苗家养身秘录》举行首发式。为花垣县苗医田兴秀的苗医新著《三本论》进行了书评活动。2007年9月27~29日，“2007湖南省苗族医药学术研讨会”在怀华市麻阳苗族自治县召开。参与代表100余人，收到学术论文90余篇，其中22篇由《中国民族医药杂志》2007年第9期发表，其余收人论文集中。会议期间，还为滕建甲、黄爱辉新著《苗家实用药方》举行了首发式。中国民族医药学会诸国本会长亲临大会并实地考察湖南苗族医药。

第七节　巫文化对湖南苗族医药的影响

“医学从巫术开始”，苗医是在巫文化的影响下产生的。巫是勾通人与神鬼的人，巫与医有深远的关系。

最初的巫医，既从事巫教活动，又进行治疗疾病，它熔医药、宗教于一炉。这种鬼神世界观也支配着对疾病现象的解释与治疗手段。巫师产生于史前时代，是具有多种才能的氏族成员，“他们是巫教的主要执行者，是上达民意，下达神旨的特殊人物，又是当时掌握科学知识、音乐、舞蹈、口头文学和历史知识的人。”从这种意义上讲，巫师就是当时的‘知识分子’，是氏族智者，也是后来知识分子的前身。这些巫师自然也掌握了比较丰富的医药学知识。“官方的医学把植物药材和矿物药材编成条目，有关这些的知识曾由各原始文化期的巫医们和女巫们传授下来。”巫自古以来都与医学紧紧相连，巫术的内核是现代心理疗法、暗示疗法、催眠疗法、精神疗法的原始文化形态。

苗族医药从神农尝百草，蚩尤传神药传承下来，其中一个重要传承环节就是由巫文化孕育传衍出来的特殊医药学。在苗族的巫师中，炎帝神农氏之孙灵恝就是一位大巫师。《山海经·大荒西经》曰：“炎帝之孙名灵恝，灵恝生互人，是能上下于天。”“灵”既巫，“上下于天”是能通神灵之意，炎帝的这位孙子是位大巫师。传说灵恝初居天山汤谷，又称汤人。天山因在颠之端，因而民皆呼其为“天国巫人”，或称“天国互人”，即“灵巫卜人”，故灵恝为汤人之祖。灵恝是炎帝时代的“灵巫”，是大知识分子或称知识贵族，因而专职教化，官为司徒。灵恝发明竹书，竹简因而在竹片上刻字曰“恝”，以“竹书纪年”，为中华文明作出了贡献。关于巫的来源，何光岳先生在《炎黄源流史·巫人的来源与迁徙》中认为：“巫人乃炎帝之孙灵恝之后……其后裔广泛分布于川东巫山、巫溪及湖南巫水一带。灵恝即灵契，向天祈祷降雨以求丰收，用占卜求神将卜辞刻于甲骨或木片、竹片及岩石上，叫契。可见甲骨文并非殷人所发明，当为神农氏炎帝之孙灵恝的发明，故其名为灵恝。”

现代著名历史学家郭沫若和范文澜笔下的楚国，被称为“苗族的楚国”。战国时代通行于人神之间的巫师，盛行于“苗族楚国”。楚文化与巫文化是盛开在楚地的两朵奇葩，被后世称为楚巫文化。伟大的爱国诗人屈原是楚国的大学问家，也是大巫师。晚年飘泊于西楚之地的沅湘之地，其不朽篇章《离骚》、《九歌》就是流放沅湘之时而作的。在《九歌》中记录了有关植物，这些植物既是药用，更重要的是祭祀活动用的。如兰，是指水中的的兰草，《九歌》有“蕙肴蒸兮兰籍”句。蕙和兰都芳香之物，是苗族招魂用的祭祀之物。“兰”长在水中，样子象兰草，苗族人民每到春夏之交的五月端午就用这种草挂在门上，作辟邪之用。还用这种兰草煎水或烧烟熏洒房屋，用于消炎祛邪。现在苗族用的“兰”草，实际是生长在河边的水菖蒲。

屈原的《九歌》，最早记载于东汉王逸《楚辞章句·九歌序》一书中：“《九歌》者，屈原之所作也。昔楚国南郢之邑，沅湘之间，其俗信鬼而好祠，其祠必作歌乐鼓舞以乐诸神。屈原放逐，窜伏其域，怀忧苦毒，愁思沸郁。出见俗人祭祀之礼，歌舞之乐，其祠鄙陋。因为作《九歌》之曲。”

屈原放逐在巫风浓烈的沅湘地域，“巫以歌舞娱神，歌必有辞，因之形成巫觋文化。”屈原“更定其词，去其泰甚”，将沅湘之地的巫觋文化进行收集整理，《九歌》就是沅湘民间少数民族巫觋文化的产物。

《九歌》产生的年代，有学者认为：“在夏启的时代，已经流传开来，后来成为巫觋娱神的祭歌。”《九歌》是沅湘间少数民族祭歌，它是沅湘间少数民族巫觋文化的产物。屈原南行至沅湘，始对其发掘、整理和加工，才使这流传在沅湘间少数民族地区的祭歌能保存至今。”

屈原的作品真实的记录了当时“楚风”盛行辞曲，还将当地苗族医药也记录在他的许多作品中。如《离骚》中就记载了多种苗药：菖蒲、泽兰、花椒、佩兰、蘼芜、肉桂、木兰、芙蓉、艾、芷、辛夷。例如“杂申椒与菌桂兮，岂维纫夫蕙茝”，文中“申椒”即花椒，“菌桂”即肉桂，“蕙”即佩兰，“茝”即白芷。“户服艾以盈要兮，谓幽兰其不可佩”，文中“艾”即艾叶。“制芰荷以为衣兮，集芙蓉以为囊”，文中“芰荷”即菱，“芙蓉”即荷花。“扈江离与辟芷兮，纫秋兰以佩”，文中“江离”即蘼芜，“芷”即白芷，“秋兰”即泽兰。

苗巫师，苗语叫“把对熊”。苗族的“鬼神教”信奉龙和神。苗族“鬼神教”的巫师，如佛教的和尚，天主教的神父一样，但有多种的祭祀仪式。苗巫师为人治病、降神。“鬼神教”有三大主要祭祀仪式，一是“吃牛，二是“接龙”，三是“吃猪”。

巫师是原始氏族社会人与幽灵世界之间的使者，巫师可以运用奇异的法术传递人鬼之间的信息，也是原始宗教——幽灵，鬼怪的来历、活动以及祭鬼仪式、咒语的炮制者，他们同时也是魔术师和医生的先驱。

苗族巫师出现很久，最有名气还算“相告”。据说苗族的六世祖“相告”便是“巫师”，称他为“相先娄，把告养”的祖师。巫师在祭祠仪式外，巫师在驱鬼治病的同时，兼用苗药治病，对跌打损伤有特殊的疗效。有的巫师还有“通阴”的本事，到阴间去与鬼打交道。苗族巫师的主要巫术有：一是“过阴”，或称“望鬼”术；二是驱鬼术；三是占卜术；四是裁判神明术。苗族巫医的医术，或称巫医术，有“化水”、“气功”、“捷乃术”、“放盅术”等。苗医（巫）师的“捷乃术”相当于现代医学的“催眠术”或导引术。

苗家的巫术较多，但与医学有关的巫术有“白巫术”与“黑巫术”。为治疗疾病而施行的划水巫术，称为“白巫术”，用于害人；使别人生病为目的而实施的放蛊巫术，称为“黑巫术。”

1. 画水巫术——治病“白巫术”

苗巫师划水巫术由巫师、仪式和咒语三大要素组成。在苗族民间，有些“巫术是实用的技术”，如“划水”巫术治疗疾病就是实用巫术之一。在旧社会，湘西苗人的常见“划水”巫术有：治疗“忽然昏倒的急症”的将军水，“治饮食不慎，骨鲠在喉”的鹭丝水，“治灼伤皮肤”的雪山水，“治隔一山跌伤或砍伤者”的隔山水，“治人受伤，血出不止”的担血水，“治刀伤”的封刀口水等。苗医的画水有多种，如将军水，主治突然昏倒的急症；鹭丝水，主治饮食不慎，骨哽在喉；雪山水，主治皮肤烧灼伤；隔山不，主治隔一山跌伤或砍伤；担血水，主治人受伤，血出不止；封刀口水，主治刀伤。画水念咒还有《难立水符》、《解脱水咒》、《小儿介胎咒》、《肚痛画水咒》、《刀抢画水咒》等。

2. 放蛊巫术——害人“黑巫术”

蛊，早在2000多年前春秋战国时期就有了。楚昭元年（公元前515年），《左传》云：“皿虫为蛊，枭磔之鬼亦为蛊。”春秋战国时期的蛊还包含恶鬼作祟造成的灾难。在苗族历史上，苗族只信鬼，而不信神。因为苗语没有“神”这个词，只有“鬼”。苗族称“鬼”为“滚”。清·《乾州厅志》卷七记载有：“苗妇能巫蛊杀人，名曰放草鬼。遇有仇怨嫌隙者放之，或痛楚难堪，或形神萧索，或风鸣于皮肤，或气胀胸堂，皆致人入死之术也将死前一月，必见放蛊人生魂，背面来送物，谓之催药。病家如不能治，不一月人即死矣。闻其法不论男妇皆可学。必秘设一坛，以不瓦罐注水，养细虾数枚，或置暗室床上土中，或置远山僻往石下，人得其瓦罐焚之，放蛊之人亦必死矣。放蛊时有能伸一指放者，能戟二指放者，能骈三指四指放者，一、二指尚属易治，三指则难治，四指则不可治矣。苗人畏蛊不学其法，惟苗妇暗习之。嘉庆以前，苗人将放蛊之妇则杀之。嘉庆以后苗不敢杀妇，则卖人惮，民间亦渐得其法。黠者逐扶术以取利。”清·《永绥厅志》卷六也有蛊的记载：“真蛊妇目如朱砂，肚腹臂背均有红绿青黄纹路，无者即假。真蛊妇家无毫厘蜘蛛网。每日又须置水一盆於堂屋，将所放之蛊虫吐出，入水盆食水，无者即假。真蛊妇平日又必在山中或放竹蒿在云中为龙斗，或放斗蓬在天上作鸟飞，无者即假。如有以上各异，杀之后剐其腹必有蛊虫在内，则为真蛊。其蛊妇害人百日必死，若病经年，即非受蛊。”

蛊，即蛊惑之意。在苗区历史上有放蛊习惯。“民国十七年凤凰县发生一起蛊毒案。有一苗人，二子相继而亡，疑为同案蛊妇作祟。后告官抄搜其家，在隐蔽处抄出一瓦罐，内有蛇、鳖、蛤蟆等物，并有纸剪的人形。因证据确实，即将蛊妇枪毙。”（凌纯声，芮逸夫．湘西苗族调查报告．商务印书馆，1947：200）

有关苗医与巫及巫术的关系，苗区的地方志书中多有记载，现摘录几段，以证其渊源关系。

湘西苗族民间有苗族因病“延巫祈祷”的记载。

《保靖县志》：“遇病不求医，延巫求祷，叩许‘推牛’，即病愈杀牛酬神之谓。其始也，集男女于庭，伐鼓鸣锣，通宵达旦，名打‘猴儿鼓’，以求病者速愈。病愈之后择日酬神。”

《苗防备要·风俗上》云：“苗中凡病必曰鬼，延巫祈祷酿酒割牲，约亲邻饮福，名曰做鬼。既祭之不愈，则委之于命。”

苗家为了避祸求福，祈求鬼神不作祟，获得神灵的保佑，达到无灾无难平安，往往举行“特祭”：如患病过久，祈求痊愈；为了死者的云魂，祈求神灵解脱罪恶。

上世纪湖南省花垣县有一位八代祖传苗医龙玉六，从青年时代受其祖传苗医及学习多种技艺，有“过耳不忘”之能。龙氏生于1905年，卒于1988年，是当地名苗医师，是苗族巫医的缩影。

老苗医龙玉六虽然一字不识，但他有超人的技艺，主要体现在他有“过耳不忘”的记忆力，靠口传心记把老祖宗传下来的东西都牢记在心里，传给下一代，如《苗族古老话》。在医药上他也有高超的医术，能识药治病，还能画符、画水念咒，以巫术协同治病。他还有一手画画的手艺，画得一手好画，将祖辈传记的苗医人体解剖图、公药王、母药王、药物图谱都能描绘出来，被称为“湘西花垣民间苗医大师，大巫师”。龙玉六所承传苗族巫师的医巫术，既有原始的巫术，也有在历史进程中所接纳“晚期巫师所玩弄的巫医技术”，即医学科学的糟粕。他的贡献在于，不管通过什么形式，还是起到承传苗医的作用。

巫风文化千百年流传民间，其载体民族是苗黎族。范文澜《中国通史简编》：“黄炎族掌文化的人叫做史，苗黎族掌握文化的人叫做巫。”在历史上史与巫之间存在长期相互斗争，其特点为：“史重人事，长于征实；巫事鬼神，富于想象。”商朝人信鬼，巫风盛行，祭祀特多，歌舞降鬼神，周朝重史不重巫，这是历史的进步的必然。在巫风盛行的楚国，其“主体民族是苗族，楚怀王是苗族皇帝，他的名字叫‘熊槐’”。

苗族医药文化通过语言承传外，还有一种特殊的方式，就是通过宗教仪式等活动方式来传承文化。在宗教信仰方面，我国部分苗族信仰基督教，在大部分苗族同胞中还保持着原始的自然崇拜和多种信仰。如禁忌、祈祷、祭祀中的“还傩愿”，宗教仪式中的礼仪、口诀、咒语、抽签、画符、化水、筮占验等多种形式。在这些仪式活动中，都将古老而神秘的苗族医药融汇于其中。流传苗族民间的“化水”种类繁多，如苗医正骨法的“铁牛水”、“雷公水”，外伤止血止痛的“断血水”、“观音水”，烫火伤用的“雷山水”，异物卡咽喉用的“鸬鹚水”等。“画符”，也是苗医防治疾病的方法，有“平安符”、“祛邪符”等。苗族民间“还傩愿”的祭祀活动较为流行，由苗族傩活动演生而来的“傩文化”，其中蕴藏了许多与医药有关的文化沉积。如傩祭中的咒语、卜辞、疏表、傩歌、傩戏，傩的多种崇拜，酬神、娱神、傩辞等。它们各有特色，即是苗族文化的宝贵遗产，又是苗族医药文化承传的特殊方式。如湘西苗族民间卜筮占验抽签中“目疾”项中有词为证：“早向神前求保佑，多修功德去目疾。汝来佛前问眼疾，古的作戏是病根。要想眼睛得清亮，还须良医开良言；多上灵山求佛佑，神药两解得安康。”在念咒画符时，将符水给患者饮之或外喷于患处以疗疾病。苗医师或巫师在施以“符水”治病的同时，还施以苗药或推拿正骨按摩之术，以提高苗医的医术威望。这些带有神秘色彩的“巫医相结合”的医治方法，是苗医实施的心理（精神）治疗与药物治疗的有机结合。

在苗族医药文化的承传过程中，语言承传与宗教仪式活动承传是两种不同的方式，其结果都是使苗医从远古走到今天，仍为广大苗族同胞防病治病，保障人民健康起到重大作用，功不可没。

第四章　湖南侗族医药发展史

第一节　湖南侗族简况

湖南侗族主要聚住在怀化市，西与贵州接壤，南与广西毗连，处于云贵高原延伸地带。“侗人居溪峒之中，又谓之峒人”，或称“溪峒蛮”。元明时期，侗族聚居区的“洞蛮”、“洞民”、“峒人”逐渐演变对侗族的专称。关于侗族的来源，近代学者认为“侗族是古代越人的遗裔，主要有梧州说和土著说两种”。目前侗族仍保留着古越人的习俗，如“干栏”式木楼，正月间各村寨盛行集体作客，称为“月也行车”，芦笙队人头扦银簪和白鸡尾羽毛，身穿侗锦缝制的舞衣，并缀满鸡毛等习俗。湖南侗族聚居地古为《禹贡》荆州之域，战国属楚黔中郡地，秦为黔中郡。汉为武陵郡。唐代为江南道黔州观察使。宋为羁縻州，属荆州北路。元置靖、沅两州安抚司，尔后沅州路为府。明洪武九年沅州府复为州。清靖州直隶湖南布政司，1658 年设沅州镇，1817 置晃州直属厅，属湖南辰沅道。

侗族语言属汉藏语系壮侗族侗水语言，为南北两个方言，长期沿用汉字。

湖南省侗族人口，据 2000 年全国第五次人口普查统计，全省有侗族 84. 21 万人，占全省少数民族人口总数的 12. 81%。湖南省侗族人口占全国侗族人数的 28. 39%。湖南省侗族主要聚居在怀化市的新晃、芷江、会同、通道、靖州、黔阳等自治县或其它县市区，邵阳市的绥宁县。在全省 14 个市州均有分布，上万人的市有怀化市、邵阳市，上千人的市州有长沙市和湘西自治州。

侗族的生活习俗，在饮食上一般日食3~4餐，主食是大米，铺以红薯、包谷、麦类、高粱、小米等杂粮。喜吃糯米、油茶及水产品，侗家喜饮白酒、甜酒、苦酒，特爱好酸味。

第二节 远古时代的湖南原始侗族医药

一、神话传说时代的湖南原始侗族医药

侗族是我国具有悠久历史的少数民族。侗族自古以来“信奉原始宗教，崇拜自然，认为‘万物有灵’与人生祸福相关”[1]。侗族是有语言而无文字的民族，其医药知识是靠口传心授，或世代以口语等形式传承至今。神话传说是侗族传承历史文化的主要载体之一。侗族古歌、侗族大歌这些千百年长唱不朽之歌，就传承了侗族医药。如《玛麻妹与贯贡》中有这样的传唱歌词，其大意为：“相传古时侗族有个孝子叫贯贡，他母亲就行医。”医生玛麻妹能认识很多药，能治许多病，她教贯贡“翁哽将退，翁嘎将杜给，翁荡将退播赛耿，消腌欲用巴当同”。用汉语将上述侗医药意译其内容为：“药苦能退热，药涩能止泻，药香能消肿止痛，关节疼痛要用叶对生。”有一天一位叫叶香的朋友来看望贯贡，途中看见绿公蛇晰素，欲强暴母蛇晰婶，当时被叶香救下。为了感谢叶香救命之恩，晰婶的丈夫给了叶香治疗眼病的亮光草，后来，叶香就用亮光草为民治好了不少眼病，受到侗人的喜爱。虽然这些系神话传说中的故事，但侗族医药同苗族医药、瑶族医药等一样，都是从神话传说中传承下来的古代原始传统医学。

二、冲傩文化传衍下的冲傩医学

侗族医药早期受巫傩文化至深，巫医盛行。在侗族历史上称巫傩为冲傩。侗族的冲傩文化是巴登巫文化与百超巫文化融汇而成的多元巫傩文化。侗族冲傩文化对侗族医药产生过深远的影响，甚至可以诠释为侗族历史早期医学——冲傩医学。[2]现就侗族巫傩文化与医学关系，何谓冲傩文化，冲傩文化的来源，冲傩文化的特征，冲傩文化传衍出来的医学等方面进行考证与探讨。

1. 侗族冲傩文化源于“农耕文化”

傩文化是农耕时代的意识形式，它只能依附农耕文化才能生存，也是中国古代农耕社会的一种原始信仰，是指导人们思想言行的一种“意识形态”。傩文化是古代中国农耕民族为祭农神——傩神而创造出来的原始文化。何谓傩?“傩”这一名称，用的并不是汉族的语言，而是用的侗台族的语言。傩，音挪(nuo)，在侗台语族中，这一音符只要变化声调，就可以代表许多事物。侗台语族称稻神、田、鸟、人、民族等为“傩”，故“傩”有祭祀稻神、田神、山神、鸟神、祖神等多种含义。“傩”就是崇拜神雀的农耕民族所举行的“神雀祭”。傩文化就是因为祭祀神雀而产生的“神雀文化”[3]。侗族历来是以水稻农业为主。从唐代末年以来，诚州（靖州）等“峒人”或“侗人”地区，出现了“男丁受田于酋长，不输祖而服期限役”的社会状况。据《九国志·石处温传》记载：“五代时，奖州刺史石处温常祖谷数十万石，前后累献军粮20余万担。”到了宋代，在湘黔边区的峒人地区开垦了大量水田。以上史料说明了早在唐代末，侗族地区就开始了种植水稻，水稻文化就在侗区流传。是“水稻文化”蕴育了“傩文化”，傩文化是在水稻文化的温床中滋生成长起来的。中国文化的特点是农业文明，中国农业文明的核心文化，即是水稻文化。据林河先进考证，中国水稻文化的发祥之地，应以中国第一大湖——洞庭湖，及洞庭湖主要河流的湘江、资江、沅江、澧水流域为首选地。他认为：“水稻文化的发祥地应该具有万古粮仓实力的湖湘地区。……中国最早的农耕定居点及傩文化艺术的发祥地，应都集中在过去被人称为蛮荒之地的湖南西部的古黔中地。”中国侗族聚居区位于湘、黔、桂三省区接壤的湘西南、黔东南、桂东北的武陵山脉和雪峰山脉一带。历史上，湘西南的侗族聚居区古为《禹贡》荆州之地，战国属楚黔中郡。汉高祖五年（前202年），改黔中郡为武陵郡，辖无阳、镡成县地。无阳，今芷江、新晃县地；镡成，今靖州、会同、绥宁、通道等地。黔东南侗族聚居区，秦取岭南后，设置了桂林、象郡、南海三郡，其中象郡有镡城县。西汉元凤五年（公元前76年）秋，“罢象郡”二郡，镡城县改隶武陵郡，地处“武陵西，南接郁林”。当时的无阳县地，还辖及今贵州黔东天柱、三穗、玉屏、万山等侗族聚居地。纵观侗族历史上的聚居地，和中国水稻文化的发祥地均在古黔中郡，这就无疑确定了侗族自古以来就是中国傩文化的传衍者，侗族冲傩文化是中国傩文化的重要组成部分。侗族的冲傩文化也是巴楚巫文化与百越巫文化融汇而成的多元巫傩文化。

2. 侗族冲傩文化的特征

中国侗族冲傩文化，主要表现在原始图腾崇拜、宗教信仰方面，其核质与“万物有灵”、“人生祸福”紧密相关。对天界，侗人崇拜天和天上的日、月，但不以天作为单独的神进行崇拜，而是将它和地连在一起，视为统揽一切，主宰人间善恶的上神。对地界，主要崇拜对象是居住地附近的山岗、巨石、古树、田园以及生活中的水火等。[4] 在人们的生活中，侗人的图腾崇拜为“尚鸡卜及卵卜”[5]，有“用鸡以卜吉凶”之俗。卵卜是“取鸡卵画墨，视而煮之，剖视吉凶。人死将葬，以鸡卵掷地，视卵不碎，即为吉凶，遂卜兆。”侗人认为鸡蛋鸭卵，是人生的生命源泉，能繁衍子孙，以及保护自己和亲朋。侗人还崇拜女神，普遍崇拜祖先，崇拜“灵魂”。侗人在生活生产劳动中讲究禁忌。如孕妇忌当媒人、迎亲人、送亲人，忌参加婚礼，探望病人等。还有结婚忌、丧葬忌、进餐忌（忌敲碗筷，忌食喜鹊、乌鸦肉）、建房忌（建房时忌村内死人）、下种忌等多种禁忌，及忌雷鸣，忌蛇横路。侗族最具特色的冲傩文化还有占卜。占卜的种类较多，如“米卜”、“螺卜”、“卵卜”、“鸡卜”、“草卜”、“牛卜”等。在占卜中，“卵卜”的方法多样，通过“卵卜”来定凶吉。“卵卜”，一是掷蛋选墓穴；二是墨蛋定吉昌和凶兆；三是熟蛋判断吉凶；四是油蛋照吉凶；五是埋蛋卜阴地。

侗傩认为，“人之所以生病是因为鬼神作祟，病人失去灵魂才生病，必须进行招魂”。冲摊的“招魂”，与沅湘一带其它少数民族，如土家族、苗族民间的“招魂”虽然形式和方法不一样，但目的都是为了将病人的“灵魂”从野外追回或召回。这种方法，冲傩称为“招魂”。冲傩认为，如果是鬼怪所致的疾病称为“命病”，命病只难敬奉鬼神求其和解，召回由鬼神索去的“灵魂”，归还给患有命病的人。

据明洪武《靖州志》记载：“溪峒之民……凡有疾病，好祀巫鬼，不知药铒。”在侗族民间流传的《探母病歌》唱道：“启禀母亲诸巫看，鹅、鸭虽正在孵蛋，也先用去酬神再商量。我有一只母鸡两只鸭，用来酬神看少那样？再禀母亲，药物甜都要吃，白饭合味就起床。”

3. 由冲傩文化传衍出来的另类文化——冲傩医学

侗族的巫傩文化，早在春秋战国时代就较为活跃。侗族在祈祷祝愿祭祀活动中，将人生祸福紧密结合，在傩文化事象中创造了早期的医疗保健。早在唐代的诚州（今靖州）之地，曾有“病不谒医，但杀之祭鬼”的记载。“凡卧病服药无效，则招巫祈禳，亦有愈者。”“蛮俗好巫，每淫祠鼓舞，必歌俚辞……以教巫祝。古武陵医洞夷歌，率多禹锡之辞也。”（后晋·刘煦《旧唐书·刘禹锡传》）。侗族民间，素有崇巫尚卜的习俗。侗族认为：“天上生人是股气，地下养人水、土”；“气多气少遭病，人死断气转化水”；“人的生存没多久，依赖有气有水”。从早期冲傩文化传衍出来的另类文化——冲傩医学，按其方式与作用分为几下几类：

一是送鬼。如有高烧头痛类小病，一般请冲傩卜卦或掐掌，以探明属何方鬼邪作祟。后采用“泼水饭”、“烧蒙山”、“送河边”等方式“送鬼”，以求得精神安慰，保持心理平衡，以解除病痛。

二是招魂（或称追魂）。凡有大病或久病不愈，请当地巫婆着香，通过着香，寻访出恶鬼凶视，以便请傩师、鬼师采取相应措施，如“砍羊菩萨”、“砍秧人”、“打替身”、“打邪象”等骗鬼、保魂、追魂还体方式，以求康复。在侗族聚居地用得较多的，是为受惊的儿童或儿童在室外失足摔跤所致的疾病来招魂。侗人认为，小儿受惊是失“魂”而致，其母手持鸡蛋，于早晚到河边村寨边，连呼数日，招孩子的“魂”归。对身缠疾病，久治不愈者，认为是“魂”已离身，被鬼神夺取。要请两位巫觋（男巫），备上香纸和“三牲”酒饭等祭品，摆在河边或路旁，巫师为其招魂。

三是驱邪。驱邪是巫师以其“法术”手段，禳除鬼魅邪气，佑护人生的一种巫术。这种驱巫术，特别是在节日民俗中尤显突出。侗族的节日，大都和生产与祭祖相关。侗族节日主要有春节（也叫“过年”）、侗年（又叫“小年”或“禾蔸年”）、二月二、三月三、四月八、五月五（端午节）、六月六、八月十五、祖宗节等。这些节日大都是喜庆及纪念酬谢祖先或神灵。也有一些节日，在纪念酬谢之时，还进行驱邪，祈求平安。如春节驱邪术，晨间放爆竹，贴春符，禁止说不吉利的话，出行向吉利方向，以驱鬼魅和“厌伏邪气”。五月五端午节驱邪，门前挂艾草，小儿系“长命缨”，洒雄黄酒室内外“以禳毒气”。有关端午节，据说是源于我国远古的祭龙日，藉用龙的威慑力驱除所有灾疫邪祟，“禳除病瘟”。“驱邪禳灾”的吉祥节日传承下来，其本来含义应为防灾祛病，祈求健康长寿。

四是祈（求）福。男女久婚不育，请巫师架桥索子，必须用蛋为灵导物，以求生子。侗族男女成婚，陪嫁被子，要藏“红蛋”和红白相间的糯米饭。在祭祀祖宗后，将蛋给新娘吃，企望怀孕。侗人认为，蛋可辟邪，蛋壳也有保护作用。在侗家有门枋前挂蛋壳的习俗，表示瑞气临门，福气将临，妖魔不敢入侵。蛋索挂在树枝上，插在棉花地里，可保棉花苗壮成长，获得丰收。侗家端午节的带“长命缨”、“长命线”也是祈祷的一样方式。侗家有赏月的习俗，在八月十五中秋之夜，侗家青年姑娘邀约在一起，用伞遮住自己，到别人家菜园里摘取蔬菜、瓜果，祈求牵线成双。妇女们想通过摘到最大的瓜果，意为瓜果有籽，必有贵子。青年男女们想通过这一活动，能得到幸福，故称为“偷月亮菜。”[7]

五是“福药两解”。侗族冲傩在给人祭鬼除病的同时，也用一些具有特殊疗效的侗药或治疗方法为病人治病，以精神疗法、药物疗法及推拿摩之术相结合，起到“神药两解”的治病作用。如侗傩们画水、画符，“以符水治病”。在画水、画符时，巧妙的将药物“移”入水中，嘱患者内服巫师们所画的“神水”，或巫师将“神水”喷于患处。画水，有安胎水，化乳水等。

4. 巫辞侗歌中的医药传承

侗族古文化，包括医药文化都掌握在佼能庚老和佼贺佬（山赛头领）及冲傩手中。这些山寨头领及冲傩是民族文化的承传者，也是侗族民族文化的不同时期的创造者。他们掌握许多侗族神话、传说、民间故事、民间诗歌、民间谜语和谚语、巫辞等。正是由于他们将这些歌词巫辞世代口耳相传，才使侗族悠久的历史和灿烂的民族文化流传至今。侗族医药文化是侗族文化的重要组成部分，“侗医的学术里就渊源于巫师及侗医歌词之中。”[8]在侗族民间的传说、故事、诗歌、谜语、谚语等，记录了从古至今有关侗族医学的“口碑”活体文化。如人类起源的神话《松恩松桑》、《兄妹开亲》等，与大自然作为神话《洪水滔天》等。还有被誉为侗族民歌百科全书的活体民族文化的《侗族大歌》，无不涉及侗文化的每个角落，包括人的生老病死、男女爱慕之情、社会伦理、民间声乐、社会礼俗、生产生活、祭祀祖先、儿童成长等诸多方面。若没有这些丰富多彩的侗族巫辞侗歌，侗族医药文化是不可能传承至今的。

巫傩文化，在侗族历史上，特别是先秦时代所起的医疗保健作用是早期的冲傩医学文化的具体表现。在侗族地区的黔中郡、武陵郡、象郡，巫师为人治病是巫的职司之一。

第三节　侗族地区侗医药文献考

一、清代康熙至嘉庆年间通道医药资料的抄本

1.《玉历医方》，为通道县坪坦乡阳烂村龙通跃的学医手抄本。此抄本抄写于康熙二十二年（1683）。龙氏抄本主要内容为伤科。龙氏骨伤科在通道侗族民间有较高的威望，现在传承10代。

2.《本草医方》，抄本中有插图239幅。抄于清康熙三十三年（1694）。《本草医方》一直流传至今。

3.《医方流世》和《药品总簿》两本抄本，为通道侗人吴田禄所抄写。记录了侗医祖传秘方、验方和医疗技术经验。抄本抄于清乾隆年间，即乾隆三十二年（1267）。《药品总簿》记载

药方327首，侗医病名307个，侗药392种，抄本共112页。

4.《医宗后继（记）》手抄本，是通道县播阳吴田禄弟子所抄写，抄于嘉庆十八年（1813）。

二、通道县清末到民国时侗医药抄本

1.《民药秘方集》抄本，是清末侗医林文志、杨进敏、吴显魁、吴绍汤等传抄的侗医抄本。该抄本收载侗医病名382个，药方491首、侗药521种、抄本共166页。

2.《灵丹草药》手抄本，吴通道县地坦坪侗医吴万清所抄写，抄写了光绪28年（1902)。《灵丹草药》是吴万清总结本人临床医学经验而编写的侗医药抄本。抄本载侗医病名27个，验方41首，侗药112种，共12页。

3.《民药传书》抄本，是通道县播阳龙集村栗代保在其收集的当地民间流传的“李氏女音安医术”和“曾术坤医方”等民间资料的基础上整理的抄本，写于民国16年（1917年）。抄本中载小儿科病88个，方药110首，侗药132种，抄本共38页。

4.《民用秘方》抄本，是1918年后流传通道县独坡乡一带的侗医手抄本。《医用秘方》抄本中收集侗医方药320首，在侗医中有较大的影响。

5.《小儿推拿医学》、《世代医理妙方》、《二十四凉风图解》、《救世医书》、《救世药方》等手抄本，是通道县独坡乡坎寨村杨柳香、团头乡古伦村粟团保、独坡乡金坑村杨柳禄、小百村杨再高、虾团村吴世昌、岩桥村吴世高等侗族传抄的侗族医药抄本，抄写年代在1929年间。

6.《药要源知》抄本，是通道县坪坦乡龙儒恩于1936年传给龙敏和粟云享。收载药方479个，侗医病各371个，侗药478种，并绘图。抄本共114页。该抄本载有侗医理论、方药和侗药。

7.《小儿痘疹治疗方药》抄本，是通道县独坡乡林均恩等侗医于1947年传给龚良松等侗医。龚氏在湘、黔、桂边区行医，以专治小儿疾科出名。

8.《家用草药》手抄本，是通道县双江乡侗族民间侗医手抄本，多为“祖传秘方”，汇集几代侗医药临床用药经验。抄本收载397种草本药物，464个药方，365种疾病的治疗方法。《家用草药》抄本是近代侗族较为系统的医药抄本。

9.《小儿医方集》手抄本，近道侗医黄保信、龚良松等藏存。1949年转抄本，抄本共收载侗药155种，医方107个，医治杂症65种，共42页。

10.《家用草药集》手抄本，是通道县侗医龙治忠所藏侗医药古籍抄本。收载侗医方876首，侗族医疗各371个，常用侗药612种，抄本共187页。是当地侗医药手抄本中收载医方、病名，侗药较为全面的一部侗医药手抄本。

第四节 历代本草侗药考

侗族及其先民历来居住溪峒，唐代以后的史籍中还出现了“峒（峝、洞）人”或“峒民”的称谓。明代以后，对居住在溪峒的“峒（峝、洞）蛮”称谓改为“峒（峝、洞）人”或“侗人”的专称。其理由为“侗人居住溪峒中，又谓之峒人”。（清嘉庆《广西通志》卷二百七十九《诸蛮》）

侗族居住在山寨，多依山傍水，自古以来多以“洞”称呼。在宋代初年，诚州相当于今湖南靖州，徽州相当于今湖南化怀的会同、通道等县，中洞相当于今湖南靖州、新晃一带。在湖南通道旧有罗岩洞、石马日峒、扶城半峒、芙蓉洞，通称“四峒”。从元明时期以来，侗族聚居区的“峒蛮”、“洞民”、“峒人”逐渐演变为对侗族的专称。

侗族是我国历史悠久的古老民族之一，有侗族之时，便产生了侗族医药。侗族医药，源远流长，古朴实用，独具特色，成为侗乡人们朝夕相共、不可缺少的抗衡疾病的手段。由于侗族没有自己的文字，有关侗药记载多以产地，如溪峒、蛮峒、番峒、瑶峒、黎峒，或侗（峒）人、峒獠人应用的形式散载在历代本草上。

一、出蛮峒及侗（峒）人应用的药物

1. 桂。彼土人谓其皮为木兰皮，肉为桂心。其木俱高三、四丈，多生深山蛮洞中，人家园圃亦有种者，移植于岭北，则气味殊少辛辣，固不堪入药也。三月、四月生花，全类茱萸。——《本草图经》木部上品卷第十，桂。

2. 丹砂。《衍义》曰：丹砂，今人谓之朱砂。辰州朱砂，多出蛮峒。锦州界辖獠峒龙鸦井，其井深广数十丈，先聚薪于井，满则纵火焚之。——《证类本草》卷第三，丹砂。历史上辰州、锦州，即现今怀化市的辰溪、麻阳县一带。

二、出溪峒及侗（峒）人应用的药物

1. 山獭。山獭阴茎，主阳虚、阴痿、精寒而清者，酒磨，少许服之。獠人以为补助要药。山獭，出广之宜州溪峒及南丹州，土人号为插翅，其性淫毒。山中有些物凡牝兽皆避去。獭闻妇人气必跃来抱之，次骨而入牢不可脱，因扼杀之，负归取其阴一枚，直金一两。若得抱木死者尤奇贵。峒獠甚珍重之，私货出界者罪至死。——《本草品汇精要》兽部·毛虫·山獭。

2. 蚁。今惟南夷食之。交广溪峒间酋长多取蚁卵，淘净为酱，云：味似肉酱，非尊贵不可得也。又云岭南多蚁，其窠如薄絮，囊连带枝叶，彼人以布袋贮之，卖与养柑子者，以辟蠹虫

(《五行记》云）——《本草品汇精要》续集，卷之七下，虫鱼部·裸虫·蚁。

3. 水银。辛，寒，有毒。之才曰：畏磁石、砒霜。主治疥瘘痂疡白秃，杀皮肤中虱，堕胎除热，杀金银铜锡毒。熔化还复为丹，久服神仙不死（《本经》）。邕州溪峒烧取极易，以百两为一铫，铫之制似猪乳，外糊厚纸数量，贮之即不走漏。若撒失在地，但以川椒末或茶末收之，或以真金及俞石引之即上。——《本草纲目》石部第九卷，金石之三，水银。

4. 檀香。辛，温，无毒。治中恶鬼气，杀虫（藏器）。噎膈吐食。又面生黑子，每夜以浆水洗拭令赤，磨汁涂之，甚良（时珍）。王佐（《格古论》）云：紫檀诸溪峒出之。——《本草纲目》木部，第三十四卷，木之一，檀香。

5. 降真香。辛，温，无毒。疗折伤金疮，止血定痛，消肿生肌。朱铺《溪蛮丛笑》云；鸡骨香即降香，本出海南。今溪峒僻处所出者，似是而非，劲瘦不甚香。——《本草纲目》木部，第三十四卷，木之一，降真香。

6. 人傀。《南方异物志》云：岭南溪峒中，有飞头蛮，项有赤痕。至夜以耳为翼，飞去食虫物，将晓复还如故也。——《本草纲目》人部，第五十二卷，人之一，人傀。

三、出番峒及侗（峒）人应用的药物

三七，无毒。三七主止血、散血、定痛，金刃箭伤、跌扑杖疮血出不止者，嚼烂涂或为末掺之，其血即止，亦主吐血、衄血、下血、血痢、崩中、经水不止、产后恶血不下、血晕、血痛、赤目痈肿、虎咬蛇伤诸病。生广西番峒深山中——《本草品汇精要》续集，卷之二，草部·三七。广西番峒，即现广西三江一带侗人居住区。怀化市通道侗族自治县与三江侗族自治县毗邻，同为我国侗族主要居住地区。

四、出黎洞及侗（峒）人应用的药物

1. 崖香。辛，微温，无毒。旬曰：苦，温。大明曰：辛，热。黎峒出者名土沉香，或曰崖香。虽薄如纸者，入水亦沉。万安在岛东，钟朝阳之气，故香尤酝藉，土人亦自难得。——《本草纲目》木部，第三十四卷，木之一，沉香。

2. 山羊血。山羊血以产滇黔及蜀者佳，以其地深山，多三七苗及理血定风诸草，山羊每食之，峒人追逐得之，山羊本迅跃，无一刻之停，其体血自顶贯尾，终日旋运如飞，又被逐捕，则躁性顿发，血随气运，娇捷尤甚；黎峒人捕得，以竹枪刺入其心，取血用，此上品也。——《本草纲目拾遗》卷九，兽部·山羊血。

五、出诸峒中及侗（峒）人应用的药物

1. 金。辛，平，有毒。大明曰：无毒。镇精神，坚骨髓，通利五脏邪气，服之神仙。生金生岭南夷獠峒穴山中，如赤黑碎石、金铁屎之类。——《本草纲目》金石部，第八卷，金石之一，金。

2. 滑石。甘、寒、无毒。疗黄疸水肿脚气，吐血衄血，金疮血出，诸疮肿毒。时珍曰：滑石，广西桂林各邑及瑶峒中皆出之，即古之始安也。——《本草纲目》石部，第九卷，金石之三，滑石。

3. 橄榄。酸、甘、温，无毒。生津液，止烦渴，治咽喉痛。咀嚼咽汁，能解一切鱼、鳖毒。时珍曰：又有一种方榄，出广西两江峒中，似橄榄而有三角或四角，即是波斯橄榄之类也。——《本草纳目》果部，第三十一卷，果之三，橄榄。

4. 杉。辛，微温，无毒。主治漆疮，煮汤洗之，无不瘥。时珍曰：杉木叶硬，微扁如刺，结实如枫实。江南人以惊蛰前后

取枝插种，出倭国者，谓之诿木，并不及蜀、黔诸峒所产者尤良。——《本草纲目》木部，第三十四卷，木之一，杉。

5. 鹦。鹦肉甘、咸、温，无毒。食之，已虚嗽。时珍曰：即了哥也。《唐书》作结辽鸟，番音也。出岭南容、管、康、巴诸州峒中。——《本草纲目》禽部，第四十九卷，禽之三，鹦。

6. 紫草。甘、咸、寒。入手、足阙阴经，治斑疹痘毒，活血凉血，利大肠。时珍曰：此草花紫根紫，可以染紫，故曰。瑶、侗人呼为鸦衔草。——《本草纲目》草部，第十二卷，草之一，紫草。

7. 棕虫。土人以为珍馔，土司饷贵客，必向各峒丁（峒人）索取此虫作供，连棕木数尺解送，剖木取之，作羹味绝鲜美，肉亦坚韧而腴，绝似辽东海参。云食之增髓益血，尤治带下。彼土妇人无患带者，以食此虫也。治赤白带，肠红血痢。其行血而又能补血，功同当归。——《本草纲目拾遗》卷十，虫部·棕虫。

8. 蘹香：子大似柏实，裂成八瓣，一瓣一核，核似豆，黄褐色，臭转芳，味转甘，俗呼八角茴香，广西左右江峒中赤有之，形与中原者迥别，第气味相同。北人得之咀嚼荐酒，入药最良。——《本草乘雅半偈》第九帙，蘹香。

通过考证，上列侗药均产自侗族聚居区。侗族主要居住在湘、黔、桂边区，峒峒相连。黔、桂、湘边区侗药在历史称为峒（侗）蛮所用药物，没有明显地域之分。自宋代《本草图经》开始，就有侗药的记载。明李明珍《本草纲目》中，侗族药物记载多达10余种。自宋至清，本草中散载的侗族药共计19种，其中植物药9种，动物药6种，矿物药4种。

在侗族地区地方志中也有记载，如《通道县志》（同治版本）记载，有200种侗药进入朝廷。其中木之属25种，竹之属14种，果之属32种，花之属48种，兽之属24种，鸟之属28种，其它属19种。另外，侗族民间传抄本中也有专门记载侗药的传抄本，如《家用草药》手抄本，记载民间常用侗药397种。

第五节　湖南侗药

一、湖南侗族药物整理

1979年，由湖南省卫生厅组织全省调查民族药，怀化地区的通道侗族自治县、新晃侗族自治县作为侗族药物整理少数民族县。怀化地区各县调查整理并向省民族药办公室推荐侗族药物50种。其中新晃侗族自治县整理出民族药52种，向省重点推荐25种；通道侗族自治县整理出民族药93种，向省重点推荐32种。湖南省民族药办公室向全国民族药办公室推荐侗药27种。现将名录介绍如下：

1. 莲座蕨科马蹄蕨
2. 海金沙科海金沙
3. 桑科地枇杷
4. 荨麻科粗叶榕
5. 蓼科土大黄
6. 小檗科六角莲
7. 防已科青牛胆
8. 木兰科南五味子
9. 蔷薇科水杨梅
10. 蔷薇科地蜂子
11. 紫金牛科紫金牛
12. 蔷薇科灰白毛莓
13. 豆科假地兰
14. 堇菜科紫花地丁
15. 紫金牛科红花紫金牛

16. 紫金牛科红凉伞
17. 马钱科醉鱼草
18. 龙胆科双蝴蝶
19. 夹竹桃科毛杜仲藤
20. 萝摩科娃八娃
21. 列当科野菰
22. 茜草科风箱树
23. 菊科小鱼眼草
24. 菊科大丁草
25. 菊科四季菜
26. 泽泻科慈姑
27. 兰科麦斛

通道侗族自治县药检所原所长吴永徐先生于1989年8月对该县蕨类植物进行了为期20天的考察，采集蕨类标本3100份。经专家鉴定为40科39属323种蕨。在323种蕨类植物中，在当地侗族民间作为药用的251种。（吴永徐《通道侗族自治县药用蕨类植物考察初报》）

二、湖南侗药谱

上世纪80年代中期，湖南省中医药研究院刘育衡等人对侗族做了深入的调研，在怀化市通道侗族自治县调查收集侗医药手抄本8本，各种抄本中都记述有常用侗药，约600种。同时对收集整理的1420首侗医医方中所载记的侗药进行了考证，“表明侗医使用药物的品种为689种。”

为了应用方便，怀化市通道侗族自治县将常用侗药进行了考编，编成《湖南侗药谱》，共689种。现摘编如下，供参考。

《湖南侗药谱》收载的侗药：

一支葱、一支箭、一把伞、一根豆、一棕草、一点血、十万错、十月葆、丁香、七加风、八卦风（八面风）、八卦风（每妮马）、八角风、八角莲、人头藤、人指甲、儿子葆、九子疡、九牛胆、九节风、九龙盘、九龙藤、九层皮、九里光、刀豆子、刀豆壳、三月葆、三匹青、三百根（柳草根）、三百根（竹叶细辛）、三胆草、三角藤、三角豆根、三叶烂根、干芋、干荷叶、土狗、土荆芥、土党参、土黄芪、土萌子、土风壳菜、土波丝窝、大米、大黄、大力子、大肠风、大退消、大凉树、大蒜葱、大波丝、大犬尾草、大白蜡树、大伤药树、大血滕花、大血藤叶、大降龙草、大蚊虫药、大藤子叶、大叶细米葆、大叶满坡香、大金艮花滕、山关门、山羊胎、山豆根、山芦根、山龟根、山油麻、山珠子、山高粱、山萝卜、山楂根、山丝瓜根、山茶草根、山茶、竹花菜、千脚虫、千年老鼠屎、川芎、门波花、女贞子、小麦、小茴、小木通、小米泡、小血藤、小布骚柴、马薯、马蹄草、马蹄旱、马愿草、马令保根、马蹄细辛、天门冬、天花粉、天麻根、天青红地、天青红地（凉伞草）、天青地白、无根藤、云南粟、木瓜、木香、木通、木浆子、五爪风、五匹风、五加风、五加皮、五加刺、五加通、五倍子、五月白根、王倍子树根、见血飞、太了根、牛肉、牛油、牛屎、牛克膝、牛尾藤、牛屎菌、牛胆汁、牛不吃叶、牛马踪壳、牛奶子根、牛舌子树、手指花、手芋、毛秀才、毛草根、毛脚鸡、毛蜡树花、毛腊树根、月月红、凤凰窝、乌药、乌云草、乌龟壳、乌粟根、勾脖藤、六月雪、方飞杉藤、火草、火炉土、火炭泡、双铜、巴豆、巴岩藤、水兰花、水冬瓜、水竹叶、水竹根、水灯草、水泽兰、水洋荷、水麻菜、水楠竹、水娱蚣、水白蜡树、水竹叶草、水兰草根、水内用菜根、水杨梅树根、水推子虾蟆、水桐木树白花、巧心、甘草、甘桃子、古铜钱、石灰、石膏、石榴皮、石榴根、龙头花、龙胆草、打不死、打屁虫、打铁淬火水、叶上生子、叫敢姆、四方藤、四叶莲、四两麻、四肢通四季葱、四眼草、四匹叶草、出头针、生姜、生鸡血、禾杆草、仙人掌、仙桃草、白壳、白栗、白菜、白矾、白腊、白马屎、白瓜子、白瓜壳、白灰刺、白杨木、白花草、白油麻、白沙糖、白茯苓、白胡椒、白葛花、白鲜皮、白痧药、白腊树、白叶子泡、白杨柳花、白蜡树叶、白映山红根、瓜蒌、瓜蒂、瓜子金、瓜香草、冬瓜根、冬苋菜、包谷壳、包谷根、兰花根、半夏、半川子、半边风、半边莲、头发、对叶黄花、丝瓜、丝瓜叶、丝瓜皮、丝瓜花、丝瓜尾、丝瓜瓤、丝丝草、地丸子、地浆水、喜相逢、芝麻根、老鼠豆、老鼠屎、老鼠耳圳、老鸦兜藤、耳垢、耳猪菜子、西瓜子、西瓜藤、百合、百解、百解藤、百合花、百合壳、百鸟不落、过山龙、过山虎、过江龙、光一枝箭、当归、团鱼、团鱼头、团鱼壳、团鱼蛋、肉肉菜、竹笋、竹叶青、竹根七、竹叶门冬、血经草、灯笼葆、冰片、冰糖、羊骨、羊胡须、羊角根、羊角天麻、羊角树种子、关门草、米泔水、阳合根、观音茶、观音莲、观音竹根、红豆、红枣、红菌、红藤、红沙草、红浮飘、红麻子、红筷子、红痧药、红糟菜、红单麻叶、杜仲、杉子、杉木、杉皮、杉木浆、杉树叶、杨梅叶、豆腐、两面刀、苋菜、花蛟龙、花烟草、苍耳根、芦根、芭蕉头、芭蕉皮、芭蕉油、芭蕉根、苏木、杏仁、李子根树、辰时花、板木树根、连铁草、旱灯草、针刺梨根、皂壳、皂矾、皂刺、皂荚浆、谷芽、谷精草、鸠屎、饭爬墙、饭箩泡、陈皮叶、鸡血、鸡肉、鸡肝、鸡屎、鸡蛋、鸡涎、鸡爪糖、鸡金皮、鸡冠菜、鸡蛋壳、鸡婆刺、鸡爪子根、鸡头藤叶、鸡梨树皮、青苔、菁藤、青鱼胆、青麻根、青鱼胆草、枇杷、枇杷叶、枇杷花、板栗、纵树菌、松心、松树子、松树叶、松树根、枫叶皮、枫木茨、刺梅、刺果子、刺黄连、苦瓜、苦皮、苦参、苦瓜藤、苦麻菜、苦刺牙、苟鸡菜、枣树根、拐子菜、软筋藤、虎骨、虎茨根、虎蕨根、贤囊草、明保花、岩姜、岩川芎、岩白蜡、岩菖蒲、岩鹰头、金刚藤、金丝猫、金银花、金凤花根、金银花根、金银花藤、金线吊葫芦、金线吊葫芦藤、狗奶树、狗肝子、狗屁藤、狗屎茨、饱钣花、饱饭花叶、鱼香草、鱼眼葆、变婆珠、河蚌肉、河蚌壳、油茶壳、定海叶、空心菜、屈之草、细穗葆藤、细叶一枝莲、柑皮、枳壳、柏木、柿子盖、栏杆铜钱草、胡桃肉、南瓜、南瓜把、草果子、茼蒿草、茵陈蒿、茶叶、茶油、茶油站、茶兰根、茶树根、茶油树根、厚朴花、背笼草、韭菜、咪咪草、虾、蚂蝗、蚂蚁窝、蚂蝗七、香油、香瓜叶、香瓜菜、香花草、鬼樟木子、鬼老风树根、兔屎、食盐、独角牛、追风赶毒、亮光菜、烂蒲扇、烂蒲席、穿山甲、穿山甲草、扁担粉、屎虫、桂皮、蚕桑白浆、桐油、桐木叶、桐油树银、桃仁、桃花、桃树叶、桃树皮、桃树膏、核桃、桃核壳、豇豆藤、荸荠、莴苣七、破骨风、盐老鼠、栗树根、柴豆树、恩桃子树、鸭、鸭心、鸭蛋、鸭涎、铁、铁锈、铁藤、铁马鞭、铁灯台、铁线草、铁筋藤、借气生、倒钩藤、矩菜根、笔筒草、笋壳、射干、臭虫、臭牡丹、臭菜根、臭鹅蛋、臭叶大青、高粱子、高粱虫、烟屎、凉粉藤、凉柳根酒、酒曲、酒酿、海带、粉姜、粑粑柴、烫鸡水、算盘子根、剥皮菌、陵甲尾（夏村草）、桑木根、桑树叶、琉璃根、萝葡、萝葡叶、萝葡种子、接骨柴、检子柴果实、付粟、菜三七、果木皮、菊花、菊花叶、黄豆、黄花、黄姜、黄蜡、黄瓜香、黄豆根、黄花菜、黄金草、黄河江、黄珠子、黄荆条、黄草纸、黄痧根、黄鳝藤、黄鹤藤、黄珠子根、黄粟包根、雪朋仲、蚯蚓、蚯蚓粪、蚱老壳、蛇皮、蛇油、蛇葆、野艾、野稻、野老鼠、野苋菜、野鸡凉、野扁豆、野茄草、野萝卜、野菊花、野黄连、野豇豆根、野棉花根、铜锣叶、铜铃草、甜菜、甜棒棰、银首饰、犁牛头草、犁头尖藤、假人参、假黄荆条、猪心、猪血、猪肉、猪肝、猪肺、猪脚、猪喉、猪板油、猪胆汁、猪婆藤、猪腰子滕子、猫屎、猫见屎、猫桃藤、猛虎下山、麻根、麻雀草、麻艳藤、鹿角、剪刀菜、绿豆、绿瓜子、班竹虫、班鸡壳、班鸡肫皮、替生树子、棍地皮、棉籽、棉花壳、棕树根、棕榈叶、落花生根、葫芦根、葆妹腮、硬野麻、雄黄、硫黄、登举根、雷公菜、椿白皮、椿青子、椿树花、蓝靛、蛾眉豆根、蜂糖、蜂窝、路边大豆、锯子青、矮叶楠、稗子、鼠杉树子、解梦花、满天飞、满天星、满地黄、榜虫、槐花、辣子、辣廖七、漆木树根、粽包叶、樟木皮、震天雷、墨豆、墨炉、虾蟆、虾蟆叶、踩不死、箭杆风、鲤鱼、鲫鱼、鲫鱼痰、燕子窝、燕尾藤、薄荷、螃蟹、蟒蛇菜、檀香、缧师、螳螂窝、鳅鳝草、糠皮树、蟋蟀、糯米、糯禾草。(摘自《通道县卫生志》1998 年版)

第六节　湖南侗族医药学发展的历史时期

湖南侗族医药发展史上，大约经历从原始先民在生产生活中医药知识的认识和疾病防治阶段的知识积累时期，这一时期的侗族医药知识与原始神话的传承有着直接的关系，又称为侗医历史上早期医药知识的初始时期，即远古神话时期的原始医药知识的认识和积累时期。在进入秦汉以来，侗族医药受到楚巫文化的影响，侗族将巫傩称之为冲傩，在冲傩文化背景下，医与巫傩紧密结合而形成冲傩医学，中医或南方其它民族，如苗医、土家医、壮医等，称为医巫或巫医，这是历史上“巫医一家”时期，侗医称之为冲傩医学时期。这一时期经历漫长的 2000 多年，直到近现代湖南侗族地区还有冲傩医学文化现象存在。侗族地区的冲傩（巫师）还为患者做法事或化水等巫傩事象，以求康复或平安。近代发展时期，大约在清末到新中国成立前的 150 余年，侗族医药从历代的口耳相传，世袭相承到了有文字记载的医药资料。如同治年间侗族地区的县志中记有侗药或方药等。同治年间（1962～1874）的县志中记载有当地侗族药物约 200 种。乾隆年间《直隶清州志》，道光年间《晃州厅志》的物产篇也收载了当地侗族药物。这一期间，侗乡出现药铺、药堂，有了坐堂侗医。新中国成立以来的现代发展时期，是侗医发展历史上最好的时期。这一时期，从建国初期到上世纪70年代的30年间，湖南侗族地区开展献方献药和开展侗医侗药防病治病，为侗族人民的卫生保健事业作出了贡献。进入80年代以来的20多年，是湖南侗医发展史上最为辉煌的时期。这一时期，湖南中医药研究院与通道侗族自治县联合对湖南侗族医药进入深入的调查，广收侗乡民间医药资料，采集侗药标本，在调研的基础上对所获资料和标本进行了整理，编纂出湖南侗医历史上第一部侗族医药学专著《湖南侗族医药研究》。在调研的基础上，怀化侗族地区相继开展了侗医临床、药物研究、文献整理并取得了明显的效果。有关现代侗医发展情况有专章论述。

湖南侗族医药发展经历大约经过了原始神话时期的或称侗医早期医药知识积累时期；秦汉以来楚巫文化背景下的侗医冲傩医学时期；近代侗医发展时期和现代侗医发展时期。在这四个发展时期，特别是前两个时期，是漫长的，而且没有比较明显的时间概况，只是到了明清时期，侗族医药学才彰显端倪。湖南侗医到了近现代才得以较快发展，形成自己的医学体系，完成了从“口传”医学到“文传”医学的过度。

第七节　湖南现代侗族医药发展概况

湖南侗族医药发展最快时期是新中国成立以来的50多年。这一发展时期大致可分为两个阶段：前一阶段指1949年至1983年，这个阶段从上世纪50~60年代的侗医献方献技和大力开展侗医侗药防病治病，被称为“根一针、一把草”的中草药活动时期；第二阶段指1984年全国第一次民族医药会议后的20余年，湖南侗族医药调查研究，临床应用及药物研发的快速发展时期。

一、湖南侗族医药献方献技和侗医药防病治病时期

湖南侗族地区，特别是中国侗族第一县通道侗族自治县从1956年就开始对侗医药进行调查与普查。1956年，召开了全县名老草医（当时对民族医统称草医）代表座谈会，到会36人。以后又相继召开了两次草医药人员代表会。在几次代表会议上，草医药人员积极献方献药献技，还有的民族医献了许多草药标本。会后编写了《通道民间草药验方集》（油印本），发给乡村医生学习和应用。上世纪50年代中期，通道侗族自治县根据侗族群众诊疗工作防病的需求，在自愿组合的前提下，该县马龙、临口、陇城三个乡成立了“草医联合诊所”。这里所指的草医，主要是当地侗族民间的侗医药人员。到60年代初，该县有民族医药人员近300人。1961年以来，该县利用当地的侗医药资源优势，开展防病治病活动，取得显著的疗效。如“黄荆条制剂防治疟疾”、“鹅不食草塞鼻法治疗疟疾”、“贯众汤治疗流感”、“蒲地莲合剂治疗蛇伤”、“土荆芥油治钩虫病”、“苦参天花粉外治宫颈炎”等侗医药治疗常见病多发病在临床上取得较好疗效。

从上世纪60年到70年代，是侗乡大搞中草药活动时期，侗族地区又开展了规模较大的民族民药普查工作，这项工作是湖南省卫生厅药政处组织的，主要是采标本、收集验方为主的调研活动。如通道侗族自治县抽调100余名“赤脚医生”上山挖草药、采标本。采集侗药标本177种、386份，收集侗医单方、验方200多个。此次调研成果由该县卫生局汇编成《民间草医药方集》（沿印本），发到基层供乡村医生学习。其中有26种侗族药用植物标本，被收入《湖南药物志》。

二、全国第一次民族医药工作会议后，湖南省侗族医药发掘和文献整理时期

1984年秋天，全国第一次民族医药工作会议以后，湖南省对民族医药进行了系统的发掘和收集整理工作。湖南侗族医药调研工作由湖南省中医药研究院谌铁民、唐承安、刘育衡，通道侗族自治县杨德忠、吴永徐、黄建山等，对通道县中草药资源进行调查。调查重点主要为通道侗族自治州及周边县的侗族医药情况。他们从1985年6月至1988年5月，对通道县21乡镇，241个自然村进行调查，采访了263名民族医药人员，收集侗族民间医药抄本32册（本），有关民间古籍医药书12册。在调研中收集到侗族民药单验2456个，侗医病名1454个，侗医治疗方法18种，侗药药名2161种，侗医诊疗器具8种。通过对所收集的"口碑"活体资料、手抄文献资料进行文献整理，编写完成了《湖南侗族医学研究》专题材料，约50万字。这些成果包括考证侗药689种，其中46种药物新资源的药用价值，以及436种药物临床新用途，整理医方1420首，非药物疗法7种，辨考病名938种，病证453种。其研究成果后获湖南省医药卫生科技成果三等奖。在发掘、整理的基础上，侗族医药科研人员及侗医药人员，撰写科研调查论文，临床经验总结论文多篇，参加学术交流或公开发表。《湖南侗族医药研究》是湖南省侗族医药研究重要成果，填补湖南省侗族医药研究的空白，也是湖南侗族医药从"口碑"医学变成"文传"医学的标志性成果。1990年获湖南省科技进步三等奖。在随后的十多年里，湖南省中医药研究院刘育衡、蔡光先等研究人员在湖南侗族医药研究的基础上，于1998年1月至2001年12月，对我国侗族医药进行为期四年的研究，其成果《中国侗族医药研究》于2002年通过湖南省中医管理局组织的成果鉴定，该项成果获2004年湖南省科技进步二

等奖。

由通道侗族自治县第一人民医院萧成纹等人研究完成的《湖南侗族医药文献整理与临床应用》研究成果，对湖南侗医简要历史、侗医特点、预防保健、传统侗医疗法进行较为系统地文献整理；对湖南侗医同侗医药治疗35种疾病的5647例临床疗效进行临床经验总结；整理出1980首侗医单验方，对其中精方238首从侗药名、侗文，基源及拉丁学名，性味功能，侗医主治，应用方法等方面进行了系统地考订；对常用侗医偏方50首编成歌诀等方面进行研究。其成果获2005年怀化市科技进步三等奖。该项成果的主要支撑材料《侗族医药探秘》一书，2004年6月，由湖南省《岳麓书社》出版发行。全书36.15万字，共8章。

近20年来，湖南省侗族医药的发掘、收集和文献整理做了大量的工作，先后编著完成《湖南侗族医药研究》、《侗族医药探秘》等专著。

三、湖南侗族医药学术继承和交流

湖南省侗族医药的学术继承和对外交流始于上世纪80年代末，1989年10月10日~12日，湖南省第二届民族医药学术研究会在通道侗族自治县召开，参加学术交流的侗族医药学术论文16篇。其中有龙开娥“侗医治疗腰椎间盘突出症”，韩鼎华的“家传法治疗瘰厉35例的疗效分析”，杨光斌的“桐油树叶治水火伤”、龙怀公的“论侗药效用之差”，吴永徐的“侗族药物研究概况”等等。本次学术会议为湖南侗族医药学术对外交流搭建了展示平台，通过几年的调研，就有30余人参会，近20篇论文在大会交流。

1998年10月中旬，湖南省第5次中西医结合民族医药学术研讨会又在美丽的侗乡通道侗族自治县召开。这次会议的规模较大，有100余人参加大会，其中一半以上是当地侗医药人员，会上交流侗族医药学术论文77篇。本次会议是对湖南侗族医药研究成果又一次展示，说明湖南侗族医药研究在省内和国内的地位。

2004年10月20日至23日，全国首届侗医学术研讨会在怀化市通道侗族自治县召开。来自全国10多个省市230余名专家、学者和侗乡的侗医药人员参加了大会。会议共收到学术论文320余篇，其中170余篇收入《中国民族医药杂志》（全国首届侗医药学术研讨会论文专集）中。其它150余篇汇编成论文集。会议论文中有关侗医药发展、文献整理、临床经验总结、药物研发、预防保健等的内容近100篇。5篇侗族医药学术论文被评为优秀论文一等奖，湖南省作者田华咏的论文《试论侗族冲傩文化与侗族医药文化的关系》一文，就是获优秀奖论文之一。

有关湖南侗族医药学术交流，除以上在侗族召开的三次学术研讨会外，还在湖南省民族医药研究会、湖南省中医药学会民族医药专业委员会、湖南省中西医结合学会民族医药专业委员会召开的10余次学术会议上都有侗医药学术论文在会上交流，交流论文达300余篇。侗族医药学术论文，包括文献整理、基础理论探讨、临床活验总结、药物资源调研等等，上世纪80年代未参加会议的论文有的只是点滴经验，一方一药，一技一法的介绍，到近期的理论研究，临床研究、药物研发等方面学术论文，在实践中得以继承与提高。通过学术总结交流，达到侗族医药学术的继承与创新，使侗族医药从深山侗乡走出，成为当今重要的民族卫生资源，也丰富了祖国传统医药学宝库。

四、湖南省侗族医药学术团体和科研机构

（一）通道侗族自治县民族医药研究会

1989年4月，成立了通道侗族自治县民族医药研究会。到

会代表32人，收到论文60篇，会议选举伍世明为会长，副会长兼秘书长吴永徐、副会长李成吉。挂靠在通道侗族自治县卫生局。

1990年3月15~16日，通道侗族自治县民族医药研究会召开了第二次学术交流会。到会代表24人，收到论文14篇。

1992年3月，通道侗族自治县民族医药研究会召开了第三次学术交流会，到会58人。选出了第二届理事会。收到论文16篇，评出优秀论文3篇，民族医药先进会员10名。

1993年秋，该会主要负责人之一的吴永徐先生因病逝世，由于人员变动及经费不济等原因，未能按时到县民政局年检而被注销。1999年8月21日至22日，通道侗族自治县民族民间医药研究会召开恢复成立大会暨学术交流会。挂靠在通道侗族自治县民族中医院。参加会议人员有120人。收到学术论文98篇，通过了研究会《章程》，选举产生由24人组成的理事会，会长石光汉，副会长龙开娥，副会长兼秘书长吴国生。2001年10月，通道侗族自治县民族民间医药研究会召开了年会，到会代表43人，收到论文38篇。

（二）怀化市民族民间医药研究会

1997年7月26日，在怀化市民族民间医药研究会成立，挂靠在怀化市民族事务委员会。李运元任理事长，邓星煌任常务副理事长，龙开娥任副理事长，萧成纹任副理事长兼秘书长，潘年才任副秘书长。

1997年7月至2006年10月，怀化市民族民间医药研究会先后召开了6次年会暨学术交流会，到会代表累计606名，收到论文累计671篇。现有会员392名。

2003年5月，召开了换届选举会议，组成的第二届理事会，李运元任理事长，邓星煌、周灿、龙开娥、萧成纹、潘年才任副理事长，秘书长由萧成纹兼任。副秘书长由潘年才兼任。

（三）洪江区民族民间医药研究会

2003 年 8 月，怀化市洪江区民族民间医药研究会成立，挂靠在洪江区科协。谢槐森任会长，秘书长莫先云，先后召开了三次年会。2006 年 9 月换届选举，现任会长杨胜云，副会长兼秘书长莫先云。

（四）芷江侗族自治县民族民间医药学会

2004 年 2 月 24 日，怀化市芷江侗族自治县民族民间医药研究会成立。挂靠在芷江卫校。有会员 56 名，会长张祥福，副会长张果果、杨圣金，秘书长刘安海。2006 年改选，现任会长刘安海，副会长兼秘书长杨圣金。

五、湖南侗族医药研究代表性学术论文

1. 刘育衡，等. 湖南侗族医药研究. 中国医药学报。1990（3）：4

2. 刘育衡，等. 瑶族医药与侗族医药比较研究. 中国民族医药杂志，1995（1）：41

3. 刘育衡等. 侗族习俗与卫生保健. 中国民族医药杂志，2000（2）：44

4. 刘育衡，等. 中国侗族稻作文化习俗的民族植物学. 中国医学生物技术应用杂志。2002（3）：381

5. 萧成纹. 侗族防治“流感”的作用分析. 中国民族民间医药杂志，1994（4）：13

6. 萧成纹，等. 侗医民间单方拾萃（1~9）. 中国民族民间医药杂志，1999（1）：59~2006（3）182

7. 萧成纹. 剖析侗族医药民间古籍藏书. 中国民族民间医药杂志，2003（3）：130

8. 刘育衡，等. 中国侗族医学“风证”的起源及其辨析研

究．中华医史杂志，2003（1）：33~35
9. 刘育衡，等．中国侗族医药与侗族文化哲学思想．医学与哲学，2003（3）：54
10. 田华咏．试论侗族冲傩文化与侗族医药文化的关系．中国民族医药杂志，2004（增刊）：197~200
11. 滕建卓，等．历代本草侗药考．中国民族医药杂志，2004（增刊）：138~140
12. 龙开娥．论龙氏侗医骨伤科诊疗法．中国民族医药杂志，2004（增刊）：80~81
13. 杨秀涛．侗民族传统医药产业发展的战略取向．中国民族医药杂志（增刊）：3~4
14. 萧成纹．论侗医诊疗技法．中国民族民间医药杂志，2003（6）：328
15. 萧成纹．侗医对疾病的命名和分类．中国民族民间医药杂志，2003（2）：86
16. 萧成纹．湖南省通道县侗族医药队伍的形成和传代形成之考证．中国民族民间医药杂志，2002（3）：132
17. 萧成纹．湖南省通道县侗族医药普查及开发利用概况．中国民族民间医药杂志。2002（5）：26
18. 萧成纹．论侗族医药民谷文化与养生保健．中国民族医药杂志，2007，11：60~62
19. 杨圣金．湖南芷江侗族医药发展简史．中国民族医药杂志，200711：75

六、侗医药科研机构

侗族药科研机构有通道侗族自治县侗医药研究所，该所于2005年成立。研究所在临床应用上依托侗医门诊部，在侗药的研发上从侗医单方、验方或祖传秘方中筛选有效方药进行研发。

目前，对有一定临床疗效的方药在临床上进一步验证观察，为今后侗药开发做前期工作。

1. 侗药“利尿排毒合剂”，具有清热解毒、利尿、排毒功能，对急慢性肾功能衰竭疗效显著。

2. 侗药“降糖合剂”，是侗族民间医生粟多礼研制的一种降低血糖、恢复胰岛功能的药物。经临床验证，具有疗效显著、疗程短，无毒副作用等特点。

3. 侗药“牙痛康”，是民间医生谢某某研制的牙痛药水，对风火牙痛、龋齿、疗效好，止痛快。

4. 侗药“消炎酊”，是一种以多种侗药用50度白酒浸泡而成，具有消炎、止痛、消肿等作用。比一般外用化学药如络和碘、碘酒、龙胆紫、红药水、消炎膏等药疗效好，疗程短，具有开发前景。

5. 龙氏接骨“驳骨膏”，这是侗族龙氏沿袭了10代、誉及湘、桂、黔三省（区）的龙氏接骨侗药方，有广泛的群众基础，一旦制成侗成药，市场前景看好。

6. 侗药“烧伤油膏”，由侗族医师粟某某研制的外用侗药，具有抗炎、抗变态、抗微生物、解热、解痉、镇痛并能仰制渗出，对烧伤痂皮具有溶痂、软化作用，痂皮自行脱落而很快使创面愈合，不留疤痕，该研究已申请国家发明专利。

7. 侗药“骨质增生酊”，是通道侗族医师吴某某研制的抗骨质增生酊剂，该药止痛快、临床疗效显著。

8. 侗药“腰痛灵”，是侗医龙某研制的治疗“腰椎间盘突出症”的侗药，具有止痛、消炎、缓解症状的疗效。

通过对经验方的筛选、研制成医院制剂，在临床中应用，为研发新药做前期工作。

湖南侗族医药的学术继承与创新，通过学术团体的学术交流，科研机构的研发，使湖南侗族医药学术地位得以不断提高，在文献整理、临床应用、药物资源调研，侗药的早期研发，侗医的学术继承与对外交流都走在国内侗医研究的前例，湖南侗医药研究在国内的学术地位是显而可见的，湖南侗族医药发展速度是较快的，为下步湖南侗族医药的快速发展奠定了良好的基础。

第八节　湖南侗族医药的主要特点

一、侗族医药有悠久的历史

侗族医药历史久远，可追溯到侗人先民——南方越人的出现而后逐渐萌芽的原始医药知识。从远古神话时代的传说，到巫医文化的影响而形成的冲傩医学文化时期巫医一家，到宋元时期古籍本草中记载侗（峒）药，明清时代地方志史书籍中记载的侗医药史料，近代以来侗乡出现的药铺、坐堂侗医和手抄侗医药书本，经过几千年积累，形成具有民族特色的传统医学，到了现代是侗医快速发展时期，通过系统地发掘整理，将千百年流传在侗乡民间的“口传”活体医药文化知识，整理成“文传”的侗族医药学。侗族医药学的悠久历史大概分为四个时期，即原始神话时期的早期医药知识积累时期；秦汉以来楚巫文化背景下的侗医冲傩医学时期；近代侗医发展时期和现代侗医发展时期。

二、侗医病因

对致病因素认为主要致病因素为五大外邪，即“风”、“寒”、“暑”、“水”、“火”。

侗医认为饮食是维持生命的能量泉源，但是如果饮食过多，不加以节制，或者吃的过少，都将影响身体健康，甚至造成疾病。平时要保持“心平气和”，为人善良，遇事不可性急；不可忧郁寡言，伤心伤神。“气与神”是相互联结的，伤一不可。这些都是由于个人的生活状态和精神状态异常所引起的疾病。

三、侗医的病理、生理

在病理方面，侗医认为气和水两者失去平衡，人就要生病，气和水由量变到质变，是疾病的病理过程。病理变化有虚、寒、热三种形态，三种病变可以互相转化。

侗医对脏腑病变认识较为宏观，大多数情况下，仅以脏腑部位出现的不适证状命名疾病而已，并不做为脏腑实质性病变认识疾病。

侗医还认识到外邪侵入人体后，可由表及里、由浅入深地转变，如“暗伤日久变风”、“伤寒转狂”等。由于疾病转变是由浅入深，所以病变愈到后来愈严重，也愈难治。

综上所述，不难看出，疾病的基本病变虽只四种，但由于致病因素不同，病变部位有相异，再加上疾病的转化与转变，所以实际临床上所见的病变是很复杂的，这就构成了侗医病名的繁多。

在生理功能方南，侗歌有“痪寥凡间呃瞑久，全靠枚索和枚冷”，意为“人的生存没多久，依靠有气和有水”，说明气和水在维持人体功能活动方南的重要性。在临床治疗上，侗医非常重视气和水的作用，常常使用补气、补水方法。在用药上，凡是块根及甜味药物，都作补水、补血之用。侗医对血和水的认识是同意词，血和水在体内是同一物，统称“血水”。

四、侗医的疾病分类、命名与证候

(一) 疾病的分类

侗医将疾病基本分为热病和冷病两类

热病：又名烧热病。包括发烧、火毒、红肿、癫狂、虫、蛇、草所致的热病，各种外伤，会“过人”（传染）的疾病，以及大部分痧症等。

冷病：包括病人自觉冷感或病程长，体质虚弱或不红不肿的疮疱等等。冷病又分水病、气病、虚弱病。水病：身体任何部位的浮肿，统称水病，又叫水湿病。气病：凡是咽喉部位的病症出现喘、出气（呼吸）不匀，或劳动时感到气不够用，以及情绪不好，沉默寡言等称“气病”。如果是接触有毒物质，如生漆、烘毒、毒蛇咬伤或误食有毒菌类等，统称毒气病。

侗医将疾病分为冷病与热病，是根据侗医的理论来分类的。人体疾病由于病因不同，病人体质各异，其发生、发展、转归等都有着不同的规律，在治疗原则上就迥然不同，差异极大。如冷病用热药，热病用冷药，就不能违反这个规律。

通道侗医将疾病分为风、痢、惊、痧、症、疮、淋、疹、痛九大类，507种疾病名称。其中内科病244种，小儿病113种，妇人病43种，外科病57种，皮肤科21种，五官病29种。

（二）疾病的命名

1. 由“风”所致的疾病命名。如猴子风、蛇风、肚痛马蹄风、螳螂风、青蛙风、鱼嘴风。

2. 象喻摹拟命名。侗族医学起源于生产活动，生活圈中的动、植物自然成为侗医象喻摹拟疾病的对象。如疠风，常见皮肤片状肿块或结节隆起，状似菠萝，故名“菠萝风”。落马风（症见突然跌倒，如同落马状）等

3. 取类比象（象征性）命名。侗医生产活动中的种种现象成为侗医类比疾病的对象。如扁担风（颈项强直，犹如扁担挑物状）、扯据风（呼吸急促，喉中痰鸣，声如扯锯）等。

4. 侗族巫文化命名。由于侗族先民崇拜女性祖神，是侗族原始古朴传统文化最重要的内函，因此影响其医学，形成了侗族所特有的一类命名。

5. 根据致病因素命名。如饮酒中毒或酒所致的“酒风”，因

食锅巴所致的“锅巴瘟”等。

6. 根据疾病多发地命名。如瘴疟多生于岭南，故有“广西摆子”之称。湘、桂、黔边为我国的侗族居住地，“广西摆子”包含湘、黔、桂的“摆子”病。

7. 根据疾病的症状命名。如游走风，因风寒湿邪侵袭肢节、经络，症见肢节疼痛游走不定而得名。

8. 根据生理功能失常命名。如佝偻病，常见患儿枕骨软化，方头，囟门迟闭，龟背鸡胸，下肢变曲畸形等功能失常，故称“小儿软骨病”。

9. 根据患病部位命名。如头疽生于脊背称为“背花疮”。

10. 根据颜色命名。如一切吐血、衄血、咳血之症，统称为“红病”。

(三) 疾病的证候

所谓“证候”，系指疾病处于一定阶级的病因、病位、病变性质以及邪正力量对比等全面情况反映出来的现象部称，故“证候”有证之外候之意，是许多证状的综合。

侗医临床证候较多，据刘育衡等人收集，整理出侗医病名1057种，病征530种，其中风症就有178种（正名118种，同证异名60种），占所收集到的侗医病症约占1/3。侗医风证广涉侗医临床各科，是侗医临床病证最多的一类病证。（刘育衡等《中国侗族医药研究》）在怀化市侗族民间流传有小儿三十六翻风的手抄本，现将石通源《小儿三十六翻风别治》（《通道侗族自治县民族医药学术交流会论文汇编》1989）一文中的三十六翻风病证名介绍如下。小儿三十六翻风有：小儿起风、小儿肚痛风、小儿警风、小儿高烧风、小儿发猴子风、小儿发螳螂风、小儿发翻天风、小儿闭眼风、小儿火枪风、小儿车子风、小儿踩叉风、小儿击风、小儿蝗风、小儿岩鹰风、小儿上马风、小儿筋风、小儿脐风、小儿左拿风、小儿船浪风、小儿鲤鱼风、小儿鸡鸭鹅风、小儿簸箕风、小儿扁担风、小儿扇子风、小儿鸡飞风、小儿炉风、小儿练地风、小儿慢惊风、小儿干肚痛风、小儿急惊风、小儿手脚扯盘筋风、小儿惊风、小儿夜啼风、小儿慢惊风、小儿撮口风。

五、侗医诊病方法与治疗原则

(一) 诊断方法

1. 问病　问病是侗医诊断疾病的主要手段，通过询问发病经过、自觉症状、发病时的情况和发病原因等。

2. 望诊　望脸色、皮色等。

3. 摸审　摸头顶及皮肤发不发烧，有汗无汗，是冷病还是热病等。

通道侗族医生诊断疾病为看、摸、划、算四种方法。其中看诊也称望诊，摸诊同其它侗医方法相似。划诊即病人胸前划一“井”字或“十”字，来确定飞蛾症或蜘蛛症的病情。如小儿高烧在额前的印堂穴上用木炭划一“十”辽，以祛邪。算法，用阴阳五行、时辰八卦等运算方式来运算出疾病的演变与转归。

(二) 治疗原则

侗医治则是根据发病原因，疾病性质及诊断来确定治疗原则的。

1. 热病　服药退火，搜风退火，热刮退火，洗擦退火。

2. 冷病　发汗除寒，刮散寒气，熨热除寒。

3. 水病　水多的服药消水，发汗消水；缺水的补体补水，补血补水。

4. 气病　补血顺气，补体排气，开导消气。

5. 虚弱病　补体补血。

6. 毒气病　补体排毒，消水排毒，顺气排毒。

六、侗医传统疗法

侗医传统疗法有推拿疗法、挑割法、针刺法、水法、爆灸法、刮疗法、扯疗法、浴洗法、吹沫法、吸吮法、冷麻法、食疗法、熏蒸疗法等20余种。

七、侗医用药及处方特点

(一) 侗医用药特点

1. 药佩　是将侗药佩戴在人的身上，达到防疾病的目的。如治疗小儿疳积，用黄荆条根7根，用布包好佩在小儿身上。

2. 药衣　基方法为将药物与患儿衣服同煎，待凉干后穿身上，通过皮肤吸收药物，达到治病目的。如用枣树根、鸡婆刺根各适量，用小儿衣服同蒸，干后穿，主治小儿疳积。

3. 药鱼　其方法为将所用药物放于盆水中，再将活鲫鱼饲养在有药的盆水中。将鲫鱼煮食，主治腹泻。

4. 动物药活用　方法是将活动物或昆虫直接于治病。如用当活鼻涕虫（蛞蝓）置于被蜈蚣蛟伤处，任鼻涕虫在伤处爬行，吸蜈蚣毒液或释放鼻涕虫粘液以解蜈蚣之毒。

5. 打刀烟　其方法为用新鲜药物燃烧，取其蒸气做药用。如用鲜八桂风树茎枝燃烧，用未加热的铁刀（菜刀面积大为好），使药物燃烧时的蒸气聚刀上，装瓶备用。侗医用于治蛇伤。

(二) 侗医处方特点

侗医在用药处方时，根据病情的变化，药物数量或种类而灵活处方用药。通道侗医总结出几种特色显明的方法。

1. 根据药物性能对症处方。

2. 根据医生的辨病而处方。

3. 内服药主张多用汤剂。

4. 多用引药，加强临床疗效。在用药时多用黄酒为引，侗家也用侗族苦酒为引，其它还有用淘米水（米泔水）为引或调服。

5. 侗医治病一般多用单方或单多于复方。

6. 侗医多为新鲜药物入药，即采即用。外敷药一般均用鲜药。

7. 内外兼治。在用汤剂内服时多辅以外治方法治疗，以增强疗效。如骨伤患者，在正骨治疗的同时，用内服活血化瘀止痛生肌的药物。

八、疾病的预防

侗医对疾病的预防两方面，一是以药物消灭疫源，二是在疾病流行期间或疾病发生前服用解毒药物防患于未然，或是以滋补药物提高人体搞病能力。除此以外，在疾病的预防方面还有“踩生”、“婚后不落夫家”、“打标”习俗、“侗不离酸”的饮食习俗等保健方法。

九、侗族医药谚语记述了侗医药人文历史和丰富内涵

侗族民间流传许多关于侗医药谚语，真实记录了侗族医药发展历史。现选录流传通道侗族自治县民间的有关医药谚语作一简要介绍，探讨侗医药发展历史和丰富的医药经验。

方梗中空能治风，对枝对叶散调红。毛毛有刺能消肿，亮面浆多治毒功。(通道县县溪镇刘本富)

草木中空接治风，对枝对叶能消红。叶中有刺能消肿，叶内含浆能治脓。主根性寒圆根暖，白花性暖红花。红花都是暖病药，辣口止血有大功。气味辛辣为蛇药。酸涩一般止泻凶。苦凉都是退身火，甜味起浆补莫雄。麻痒昏头带毒性，打毒一般用得

通。(通道甘溪乡龙怀公)

流传通道侗族自治县侗族民间有关侗医药医话的谚语。

百草都是药，只要你会着。

不知是根草，知了是个宝。

两脚难移，离不开五加皮。

两脚难开，离不开走马胎。

即是冤家病，有求就必应。

秋天谷子黄，摆子先上床。

草木中空，善于治风。

识得半边莲，可以和蛇眠。

睡前洗个脚，胜吃安眠药。

睡前洗个澡，一夜睡得好。

食勿言，睡勿语，酒勿醉，色勿迷。

巫家算命，医家治病。

酒多伤身，气多伤人。

寒从脚起，病从口入。

食物不净，吃了生病。

七叶一枝花，深山是它家。

七叶一枝花，疱疮要用它。

损伤跌打，用四块瓦。

母乳不通，要用木通。

枝叶有刺能消肿，对枝对叶去红。

叶里藏浆拔毒功，草木中空能治风。

辛香定痛除渗湿，甘主生肌补益用。

咸苦清凉消炎热，酸止泻汗涤污脓。

红红病在心，面红者热。

青青病在肝，面青者痛。

黄黄病在脾，面黄者脾伤。

黑黑者在肾，面黑者气败。

以上是从数百条流传在侗乡的谚语中选出，这些谚语涉及侗医、侗药、病因、病理、医德等诸多方面，从中可以窥视出侗医药的博大精深。

参考文献

[1] 贵州省地方志编纂委员会编．贵州省志·民族志［M］．贵阳，贵州民族出版社，2002：353

[2] 陆科闵．侗族医学［M］．贵阳，贵州科技出版社，1992：2

[3] 蔡林．傩文化寻找湖湘文化之源［R］．湖南日报，2002

[4] 贵州省地方志编纂委员会编．贵州省志·民族志［M］．贵阳，贵州民族出版社，2002：354～355

[5] 太平寰宇记．卷一百一十《邕州》条引《邕州图经》

[6] 光绪《黎平府志》卷二下《苗蛮》

[7] 湖南省地方志编纂委员会．湖南省志．民族志［M］．长沙，湖南省科技出版社，1998：471～472

[8] 陆科闵．侗族医学［M］．贵阳，贵州科技出版社，1992：3

[9] 沈晋贤．巫医同源孝［J］．湖南中医药导报，2003，11：1～5

[10] 田华咏．试论侗族冲傩文化与侗族医药文化的关系．中国民族医药杂志，2004（增刊）197～200

[11] 滕建卓．历代本草侗药考．中国民族医药杂志，2004（增刊）：80～81

[12] 刘育衡，等．湖南侗族医药研究．中国医药学报，1990（3）：54

[13] 萧成纹．侗族医药探秘．长沙，岳麓书社，2004年6月第1版

[14] 通道侗族自治县民族宗教事务局编．通道侗族自治县民族志．北京，民族出版社，2004年10月第1版。

[15] 通道侗族自治县卫生局编．通道县卫生志．1998年7月（内部交流）

[16] 靖州县卫生局编．靖州县卫生志．1994年12月（内部交流）

第五章　湖南瑶族医药发展史

第一节　瑶族概况

瑶族是一个历史悠久、文化灿烂、勤劳勇敢的跨国民族。境外主要分布在越南、老挝、泰国、缅甸、美国、加拿大等国家。国内主要分布在广西、湖南、广东、贵州等省区。湖南现有瑶族70.46万人（2000年全国第五次人口普查数据），占全国瑶族人口总数（263.74万人）的26.72%，占全省少数民族总数（641.07万人）的11.61%，分布在全省14个市州。上10万人口的有永州市，上万人口的有怀化市、邵阳市、郴州市，上千人口的有衡阳市、湘西自治州、株州市等。湖南省瑶族主要分布在永州市的江华瑶族自治县、江永、道县、宁远、蓝山、双牌、新田、祁阳等县，邵阳市的新宁、洞口、隆回县，怀化市的辰溪县、溆浦县、黔阳县，郴州市的郴县、宜章、资兴、桂阳等县市。全省瑶族分布在30多个县（市、区），以江华瑶族自治县人口最多，占全省三分之一多，其次江永县近10万瑶族。湖南瑶族主要居住在五岭山脉和雪峰山脉的瑶家山寨。

瑶族源远流长，其历史可追溯到几千年前的远古时期。瑶族自称“尤”、“尤绵”、“谷冈尤”、“董本尤”等。“尤”早在氏族部落时期就有，后又译成摇、繇、攸、鄮、由等称谓。“尤”为九黎之后，以蚩尤为酋长。最早生活在黄河中下游与淮河流域，是一个强大的部落集团。曾与东进的黄帝、炎帝大战，后失败，其裔被逼往外迁徙，主要是往南迁徙到了江汉之浒和今江西、湖南、安徽交界之地。经过一段时间休养生息，“尤”又逐渐地强大起来，与苗族等组成了“三苗集团”。《韩非子》说：“三苗之不服者，岐山在南，衡山在东，左洞庭，右彭蠡。”曾与舜、禹抗争，再次受到重创，从此无法恢复元气，而加入蛮集团，成为蛮或荆雍州蛮的重要组成部分。经周、春秋战国，瑶族饱受战争之苦，被迫到处流徙。至秦汉统一后，他们逐渐集中到湖南的黔中郡（武陵郡、长沙郡），成为盘瓠集团主体的武陵蛮，长沙蛮、零陵蛮，或曰五溪蛮。三国时，部分瑶族先后渡过江左，与原居山民会合成为“山越”。而留在长沙、武陵地区的则称“由”，“由”与“尤”通，一脉相承。晋代，“分荆、广二州置湘州”，境内蛮民亦称湘州蛮。南北朝至隋，在湖南境内出现了“莫徭”、“桂阳蛮”称谓的族群。莫徭是今瑶族最早的称谓。“莫徭”，棉语之意，就是“我们瑶人”。唐代，“徭”的称谓正式出现，（唐）李吉甫在《元和郡县图志》一书中云：“潭州（辖今岳阳、常德、长沙、湘潭、株洲、衡阳、郴州、邵阳、永州的大部分地区和广东北部、广西东部、湖北南部的少部分地区），春秋时为黔中郡，秦并天下为长沙郡，晋置湘州”，境内“有夷人名徭。自言其先祖有功，免徭役也。”尤、三苗、蛮、盘瓠之裔、长沙武陵蛮、由、湘州蛮、莫徭、徭一脉相承，同族，只是名称不同罢了。其主要活动地域在湖南。若从这个角度言，湖南是瑶族最早的故乡。[1]

第二节　湖南瑶族医药历史简况

一、“蚩尤”文化与瑶医药的历史渊源

湖南瑶族医药历史同其民族史一样悠久，源渊流长，可追溯到六七千年前的远古时期。自称为“尤”的瑶族先民是“蚩尤”、“九黎”之后，均为苗瑶语民族后裔。既是“蚩尤”的后

裔，历史上蚩尤“传神药，医治百病”的传说应包括瑶族原始医药。蚩尤是苗瑶民族共同崇敬的人文始祖。相传蚩尤从小聪明伶俐，九岁时离家到黄河边的高山峻岭向生翁爷爷拜师学艺。“九年后，蚩尤懂得一百二十种礼规，能应变天下大事；掌握一百二十种药，成了能治百病，起回生、返老还童的神医；精通十二道神符，成为能呼风唤雨，明阴晓阳的大神。”传说蚩尤学艺回来后，生了九个儿子，长大后都学会了蚩尤的本领，一个儿子管九个寨，九个儿子共管八十一个寨。蚩尤就成为八十一个寨的大首领。“由于蚩尤懂得一百二十种药，人病了服药能治好，死了服药能复生，老子服药还能还童。数十年后，苗寨人丁发展起来。”这就是苗瑶民族历史上“蚩尤传神药”的故事。

二、明清以来史料上记载的瑶医药文化

由于瑶族是有语言，而无通行文字，其医药文化多靠口耳相传在民间世代流传，历代史料上记载瑶医文化的极少。只是在明清以来，在地方志书上有零星记载。清代中期，一度实行“焚瑶书”，使为数有限的记录瑶医药资料也被焚毁。清道光《宝庆府志·大政纪》记曰：“永禁学习，一家有犯，九家连座，寨长治以失察之罪。”清·光绪《新宁县志·疆里表》曰：“间负都笼于附近乡村小市间卖药，治风痨等病多验”。

史称瑶人“禾药无分四时”，“勤耕种，暇则入山采药，沿村寨行医”，“近或学习星卜、卖草药、远游地方”。

现在江永县一带流传的瑶家“女书”，只在瑶家女中识用，不知是否有医药方面记载，有待实地调查和收集整理。

第三节　湖南瑶族医药学术特点

瑶医瑶药是瑶族人民数千年艰苦卓绝的山地迁徙和生产生活

中逐渐产生和形成，并随着瑶族人民在极其恶劣的生存与抗争环境中不断地积累、总结和丰富、发展起来民族传统医药学。

瑶族多居住在高山密林之中，溪流交错，气温高，潮湿，各种病菌滋生。新中国建立前，疟疾、钩虫、痢疾、天花、麻疹等疾病的流行，严重危害人民健康。俗话云："八月谷子黄，摆子（疟疾）就上床。""七月开芒花，赶快回老家；若是走迟了，就会病死在瑶山。"瑶山缺医少药，瑶民发病率、死亡率较高。为了生存、繁衍，瑶民在实践中摸索出一套防病治病的方法，形成独特的瑶医。瑶族行医卖药以妇女居多，她们对治疗风痹、跌打损伤、小儿疳积等疾病颇有疗效。"高山瑶，半山苗，汉人住平地，壮侗住山槽（漕）"；"无山不成瑶"。瑶民族是世所罕见的山地迁徙民族，被称之为"东方的吉卜赛人"。伴随着瑶民们在荒蛮浩杳的崇山峻岭中披荆斩棘、刀耕火种而孕育、诞生的瑶医药，因此而被刻下了"山"与"瑶"的烙印，并具有了"瑶"与"山"的种种深刻内涵，体现出浓郁的瑶民族特色和鲜明的山区地域特色。[2,3,4]

一、瑶药的分类及特点

瑶药的分类　瑶医将瑶药分为"虎"、"牛"、"钻"、"风"四大类。除上述分类外，还按药物作用分为表药、打药、暖药、补药、凉药五类。表药能解除表证。凉药为清热解毒消炎类药物，还能消水消肿。打药为治疗跌打损伤、风湿骨痛、无名肿毒、蛇伤及堕胎的药物。暖药为驱寒、活血类药物。

各类药物的特点　"五虎"类药物性能峻猛，见效快，临床上多用于跌打损伤、血瘀、急性炎症等疾病，具有消肿止痛作用。"虎"类药物也称为消肿止痛类药物。这类药物有一定毒性。"九牛"类药物，多为舒筋通络，具有强筋壮骨补益肾脏的作用。该类药物作用强，药效较为持久。"十八钻"类药物具有通经络、利关节、行气止痛、消肿散瘀作用。瑶医认为该类药物具有“钻”劲，能攒透经络关节，达到行气止痛、散瘀消肿的功效。“七十二风”类药物，多为清热解毒、祛风利湿、活血调经的作用，其性能呈多样性，治疗多种疾病。[5]

瑶医将药物分为“五虎”、“九牛”、“十八钻”、“七十二风”五大类，共104种常用传统药物。目前，瑶医从初始的100余种瑶药发展到1000余种。瑶医以草药为主，有苓香草、石耳、下山虎、过山虎、搜山虎、山乌龟、过山龙、山胡椒、山蚂蝗、山葡萄、千金草、天花粉、罗汉果、桂皮、厚朴、杜仲、血藤、五加皮、五倍子、七叶一枝花、桔梗、双柏、防风、勾藤、马胎、八角莲、党杞、防己、金银花、蜂蜡、蜂蜜、茴香、草果、槟榔、砂仁、滑石、胆矾等几百种。瑶药分鲜、干两种。鲜药现采现用，干药晾晒等用，便于携带。瑶药的服用有水煎、酒冲内服和洗、敷、搽、点等。

治病用物质材料“山顶到山脚，百草都是药，是叶皆治病，皮藤根须都能用得着”。这说明在瑶医、瑶民的眼中，满山遍野、垂手可得野生植物都是疗疾祛疫、强身健体的有用药物。此外，除了狗以外其它动物的肉、骨、牙、皮、毛（须）、甲、爪、趾、内脏等（如鹰爪、虎爪、虎趾、猴趾、虎骨、猴骨、野猪骨、虎牙、野猪牙、人毛发、虎须、野猪毛、刺猬毛、刺猬皮、蛇皮、人指甲、穿山甲皮和甲片、虎肉、虎肝、猴肝、虎血、虎舌、虎筋、猴筋、虎油、野猪油、蛇油、蛇胆……等等，但有“禁五味”的疾病和“禁五味”的患者不能用），动物的排泄物（人尿、牛尿、马尿、牛粪、虎粪、蝙蝠粪、獐麂粪及鸡粪等等），日常生活用品（如蒲扇、麻绳、茶油、麻油、桐油、食盐、碗、筷、汤匙、窝底灰、炉灶灰、烟杆油、砧板腻子、缸底泥、坛檐水等等），日常生产工（用）具（如蓑衣、斗笠、刀、斧、锄等等），这些山区里诸多普通物质，瑶族人民都能就地取材，因材施用，将其进行巧妙、合理的搭配、组合与利用，成为了治病救人、康复保健的有力武器。

二、瑶医的病因学

瑶医认为，人们认识事物总要探究原因，认病也是这样，也要探究病因。从生活经验中，瑶医也认识到气候、水土、饮食、劳累、房事、先天禀赋、虫兽伤害、外伤等都与发病有关，这些都是一般病因认识。瑶医的特殊病因认识，在很大程度上能反映出瑶医的特色。这些特殊病因，包括痧、蛊、毒、风、痨、瘟疫、虚等等。痧、瘴一般是指深山密林的瘴气致病。蛊、毒病因比较特殊，二者既有联系又有区别。蛊是集中加重的毒，瑶族先民认为放蛊毒可以导致严重的疾病，很多怪病都认为是中了蛊毒。风、痨与中医类似。瘟疫是一种有强力传染的病因。而虚的概念在瑶医中有特殊的意义，瑶医有毒虚致百病的说法。

三、瑶医的病理学

瑶医认为，人生于天地之间，天地的各种因素都影响人的正常生活。如果人能适应天地变化，就健康无病。而天地因素的变化超出了人的适应能力，或者人自身的变化不能适应天地的各种因素，人就要生病。瑶医把天、地、人看作三元统一体，三者不协调是导致疾病发生的原因和道理。这也是瑶医所推崇的三元和谐论。此外，还有盈亏平衡论、气一万化论、心肾生死论、鼻关总窍论等。

四、瑶医临床病证

瑶医对临床病证，注重外因与内在的关系，治疗用药往往侧重于针对什么病。瑶医病证的概念大于病，如外科，瑶医分为 10 大类证，有水毒、热毒、疮毒、血毒、风毒、虫毒、毒结、外伤等。在每一类症之下又分为多种不同的病，如热毒症中又有无名肿毒、瓜藤痈、螃蟹痧、蚂蝗痧、围蛇、岩鹰风、饿虎滚、山猴痨、野猪吼、栗米黄、泥鳅痧、羊角风、扁担疖……等等。

五、瑶医特殊诊断方法

瑶医在诊断疾病方面有很多特殊的诊断方法。这些方法与中医、西医都不一样。有些方法经研究很符合疾病实际，有些方法的科学性还有待研究。瑶医的特殊诊断法主要包括望诊和手摸诊。望诊分为甲诊、舌诊、白睛诊、黑睛诊等。此外还有掌诊、面诊、人中沟诊等等。每种诊法，瑶医都确定有一定的诊断内涵，用以判断疾病。这些诊法在瑶医中应用了千百年，证明十分有效。瑶医手摸诊包括摸脉和摸腹两种，遇到疑难不决时，往往还会采取试诊和药试诊两种方法。认病、辨症以问、看、摸（触）、闻（嗅）、照为主，辅以其它简便易行而又符合瑶族传统习俗的方法，对疾病的部位、性质、程度、属性，以及发展、变化的预测等进行检查、分析、判断。相对于汉民族而言，瑶族人民没有太多的“正统”封建礼教束缚，所以在患病接受检查治疗时，少有避讳和顾忌，病人和家属均很配合。瑶医在实施检查诊断时，以心、神、筋、骨、血的正常与否作为认病、辨症的依据，以囟门、印堂、双瞳（眼）、鼻唇、双耳轮（廓）、双掌（指）、腹部（全腹）、背部、双膝及患病局部等作为重点检查和认、辨疾病的对象。“照”是针对某些特殊疾病（如麻疹、斑疹等半隐半显性出疹阶段，男、女外生殖器的“生虫”、“长疹”等等），或用麻绳、麻带，或用红纸、红布，区别不同情况蘸浸麻油、茶油或桐油（亦有用虎油、蛇油、野猪油），在黑暗处点燃后照亮患者的病变病位，以供检查、判断疾病。此方法亦有人用于上述疾病的治疗。

六、瑶医的治则与治法

瑶医治病根据不同病情，治疗原则主要包括五个方面：一是祛因为要；二是风亏打盈；三是治求专方；四是恶病不补；五是按母擒子。在瑶医的五大治疗原则下，还有十种治疗大法，它们是：解毒除蛊法、启关透窍法、穿经走脉法、泻热逐邪法、添火逼寒法、补气益元法、去风散邪法、导滞开结法、涩滑固脱法和兼多应杂法。[7]这十种治疗大法分别针对瑶医的八种病理而设，对指导用药也十分重要。瑶医正是在五种治疗原则和十种治疗方法指导下用药治病的。不论具体治法如何，也不论用什么药物，治疗方面一般都不出这一范围。在临床用药实践中，瑶医还总结出"以寒治热、以热治寒、以香治痛、以毒功毒"的治则。

在治疗方法上，江华县的瑶医将疾病分为47症188疾，根据"症"的区别与"疾"的所属不同，分别采用一种或多种结合的方法进行治疗。据不完全统计，瑶医治疗疾病的方法大约有20来种（"平地瑶"区稍多于"高山瑶"区）。现简要介绍10种治法如下。

1. 内治法　有药物直接煎水内服，有药物浸酒内服，有药物与动物的组织脏器同炖后服用，有的药物内服时还必须使用特殊药引（如人乳、人尿、马尿、牛尿、牛粪、牛虱血、羊血、猪血……等）配合。内治法中还有作为食疗两用的药膳疗法。

2. 外洗法　有用药物熬液外洗，有用药物捣烂榨汁外洗，有用人乳、人尿、马尿、牛尿、芭蕉汁、竹子汁等液态物质混合药汁（液）外洗。

3. 烟气薰与水汽蒸法　烟气薰是用一种或多种药物的碎块或粉末在燃烧时所产生的烟雾对患病部位进行熏烤的治疗方法；水汽蒸是用煮熬药物时产生的药物水蒸汽对患处进行薰蒸，以达到治疗目的治疗方法。

4. 烧火（灸治）法　此法应用极为普遍。瑶医灸治所用材料和灸治部位等，与汉民族的灸治有很大不同。一是瑶医的灸治材料大多是利用药材的茎、根和浸渍过药汁的绳、带（有的瑶医将这种绳、带捆扎在身上以备随时应急使用），有的甚至用冥香、“纸媒”（山民用烟杆吸烟点火用的纸卷）、香烟头作灸材（如患“蚂蝗痧”时即用它们烫灸舌体上的穴位，可收立竿见影之奇效）。

5. 打（拔）火罐法　瑶医、瑶民应用拔火罐疗疾治疗亦极普遍，但所用工具除特制牛角筒等物之外，均系就地取材，如节竹筒、中空竹笋等。拔火罐部位涂抹麻（茶）油、药酒、药汁等，亦是瑶医的一个特色。

6. 治痧症法　最常用者有“刷痧”、“抹痧”、“刮痧”等几种方法，大多能够“术到病除”，解除痛苦。“刷痧”是用杉树的叶刺对着治痧部位（多为双上臂和双下肢）刷打，“杉”、“痧”同音，有以“杉”制“痧”之意。“刮痧”所用工具主要有“骨刮”（用虎骨、猴骨、野猪骨、鹰骨、獐鹿骨等经锯削制而成）、角刮（用水牛角、山羊角、獐鹿角等经劈削磨制而成）、竹刮（经削制打磨后置药汁中反复浸渍而成）等，此外还有用野猪獠牙、金属、陶瓷等作刮治工具的。在“抉痧”、“刮痧”时除了用麻（茶）油、盐水等作皮肤润滑剂之外，瑶医还使用药液（汁）、童便等以提高疗效。

7. 咒麻法　又称为“水麻”、“冷麻”。在施行骨折复位、体内异物取出、体表割切等手术时，施术者净手焚香，手持水碗念咒、画符之后，将水喝入口中并在突然以足蹬地的同时，将口中水喷吐至施术部位或患者头、脸，然后在不用任何麻醉剂和患者没有疼痛感觉的情况下施行手术。

8. 寄治法　这种治疗方法来源于瑶民族的图腾崇拜和宗教祭祀活动，带有典型而浓厚的服从神力（盘王、神灵等）、服从自然（山、水、石、木等）的山地民族色彩。在进行治疗时，并不直接针对患者施药、施术，而是通过某种程序和方法（瑶医、巫医或法师念咒、画符或作法请神等），将患者躯体上的疾病“寄”开到另外的特定或不特定对象上，从而使所患疾病得以康复。“寄治”的方法、形式极其繁杂，规模大者施术人数众多，时间数天至数月（如发生“瘟疫”时的“安众龙”、“打醮”、“调盘王许愿”等），小者则只需患者本人或患者的个别亲属“虔诚如仪”即可。瑶区随处可见的“泰山石敢当”、“南无阿弥陀佛”等大型石碑和“长命富贵左走XXX右走XXX”的小石碑，钉有多色彩布块的木桥，古树上或门楼墙上贴着的“请君一念”的红纸条，村口路边焚烧的纸船、纸马、纸车、纸人，大量的“树崽”、“木保”、“石山崽”、“竹生”、“楠生”、“狗崽”、“土保”、“水保”的乳名，以及“坎下剜泥割疮”、“冲（溪）边泼水排毒”、“麻烧扁担治疖”、“麻烧门坎治搭骑”、“照水（收魂）治惊恐”、“蒸衣（还魂）治久病”等现象，都与“寄治”有着微妙而密切的关系。

9. 异位敷（贴）药治病法　相当于“内病外治”、“此病彼治”，即根据不同的病情选择不同的部位，使用不同的药物和不同的施药方法（敷、贴、擦）进行治疗。最常见的施药部位有囟门、内关（双手掌根上1寸处）、心窝（剑突下凹陷处）、脐眼、全腹（主要用于小儿疳疾、“倒毒”）、关元、膝眼、涌泉等；最常用的药物主要有：鲜药汁液、药末糊、动物内脏（如蟾蜍、鸡等）、药材鲜叶（如臭牡丹叶）等。

10. 其它特殊疗法　如“药帽罩顶”法，将已与药物混合的新鲜牛粪趁热敷糊于已剃发的头顶部，外盖刮（苎）麻叶或葛麻藤叶。“洗眼虫”法，将外包白细布的鲜药在碗中所盛洁净清水中反复差洗数遍，然后用细布蘸沾碗中药水在“生虫”的眼内反复冲洗，并对眼球、眼睑等用药水布进行轻微的按压摩擦。

"虫治"法，将寄生于某些植物内的一种"肉虫"取出置高温炉灶灰内稍煨或置开水中稍烫片刻，然后将其内、外反转，以小竹签夹住虫体在患处滚动摩擦使其与创面充分接触。此法治小儿"鹅口疮"、"走马牙疳"、"烂嘴巴"等浅表溃疡性疾患疗效甚佳。另有以虫治病方法，是用"漆尿虫"治疗"漆尿病"，即施术者将放有"漆尿虫"的手在患者身上或患病部位反复揉搓摩擦，如此治疗数次，即可将"漆尿病"治愈。瑶族民间外治法还有刮痧疗法。

七、瑶医的用药方法及特点

瑶医用药特点主要为现采现用，鲜药鲜用，多用地上部分，一般不用根，多为植物药。在药物的采集上，讲究季节，一是冬春时节采药，多采集根部（采老根，留新根，保护药物的生长繁殖）；二是夏秋时节采药，以茎尖为主（包括叶）为佳；三是雨季采药，龙以茎尖新发的枝叶为最好；四是旱季采药，以茎下部及根部为主。这是瑶医在长期的医疗实践中部结出来的经验。瑶医用药剂型丰富，有煎剂、酒剂、丸剂、搽剂、外敷剂、滴剂（滴眼、耳）、熏洗剂、药膳剂、汁剂、含剂等。另外，瑶族民间对婴幼儿治病采用乳汁调喂等方法。

瑶医药治疗疾病的技术、方法、物质最大限度地适应了瑶民族特殊的生活、生产和生存环境，因而具备了简、便、易、廉、效的显著特点和优势。尤其是在治疗一些山区的常见病、多发病及其些疑难性、难治性疾病方面，瑶医药更是有着其它医、药无法比拟或不可替代的独特而神奇的作用。对此，就是封建时代对瑶民族抱有极大偏见的官宦、史家和文人也不得不予以肯定和佩服，并将之记载于文献中而流传于世。也正因为如此，所以在2003年抗击"非典性肺炎"（SARS）的险恶战斗中，瑶医药物作为唯一的民族医种全程参与了对"非典"病人的抢救、治疗；

而且在所治愈的30余例“非典”患者中无一例发生后遗症，这与西医药救治“非典”患者大量出现股骨头坏死等重大后遗症的情况形成鲜明对照。

瑶人生病，除吃药治疗外，也有问卦、请巫师用符水或念经送鬼，往往使人死于非命。

瑶族人民还有一种独特的防病治病的方法，一年四季，无论酷暑严寒，每日必洗热水澡。人们常说：“不怕功夫苦，只要热水补”。有时还根据气候变化和个人身体健康状况，往水中加进一些草药。

八、湖南瑶族医药的主要特点

1. 对病因的认识上，受自然环境影响，饮食不调、冷热不适、意外创伤、劳累过度、房事不节等因素而致病。

2. 在诊病的方法上，主要采用望、闻、问、嗅、触五种诊断方法。

3. 在治疗方法上，主要分为内治法，包括饮食疗法，即药膳疗法；外治法，包括药浴（捅式）、推拿疗法、灸法、蛋滚疗法等10余种。

4. 在药物分类上，分风药、暖药、表药、打药、补药、凉药几大类，民间也将瑶药分为“五虎”、“九牛”、“十八钻”、“七十二风”四大类。

5. 在用药特征上，瑶医以植物药为主，多为鲜用，植物药、动物药配合使用，用药时讲究禁忌和有一定戒律。

6. 用药原则，瑶医讲究盈亏平衡理论，用凉药以清热解毒、利水消肿；用表药以解除表症；用暖药以驱逐寒湿、活血化瘀；打药，用于跌打损伤、毒蛇咬伤和打胎等。

7. 用药剂型，有煎剂、酒剂、搽剂、外敷剂、滴剂、熏洗剂（浴液等）、药膳剂、汁剂、含服剂（一般指新鲜药直接含服）等。[8]

8. 在卫生习俗与疾病的预防方面，端午节用药粑、雄黄酒、打油茶、扫寨等防疫措施。九是指医学传承方式上的口传心记、指物传承、亲教秘传、家族传承等。

瑶医药是我国民族医药百花园中的一朵奇葩，随着社会的不断进步和科学技术的飞速发展，瑶医药也在重新焕发出顽强的生命活力，为人民健康与幸福继续作出独特的贡献。新中国成立后，党和人民政府非常重视瑶医事业，对他们采取团结的政策，吸收他们参加诊所。有的乡政府还安排他们定期组织业余学习，或开办训练班，保送到省、地医学院校进修。1958 年，江华瑶族自治县有 8 名瑶族草医被吸收为国家医疗单位的医务人员。

第四节　湖南现代瑶族医药

现代湖南瑶族医药发展情况，同省内其它民族医药一样，从上世纪 60 ~ 70 年代的“一根针，一把草”民间医药活动开始，到 80 年代中期的湖南省有关科研部门组织的瑶医调查研究，在近 30 年的调研、药物开发、临床应用工作中取得了成就。主要表现在以下几个方面。

一、发掘收集和文献整理取得成效

上世纪 80 年代中期，湖南省中医研究院刘育衡、丁锋等人实地调研江华瑶族自治县、江永县等地的瑶族医药，基本摸清了永州市（当时为零陵地区）的瑶族医药基本情况。刘育衡等人对资料进行文献整理，将调研成果汇入他们主编的专著《湖南瑶族医药研究》，以及公开发表的学术论文中，如《瑶族及其医药概述》、《湖南瑶族“风药”调查研究》、《瑶族医药与侗族医药比较研究》等。通过文献和现场“口碑”文献的调查研究，将湖南瑶族医药从千百年的民间“口碑”流传上升为“文字传承”的医药体系，为湖南瑶族医药的传承、发展起到引领作用。

二、瑶医的研究与应用取得初步成果

自1993年初开始，江华县的医药卫生科技人员对瑶医、瑶药的有关资料进行收集、整理和论证、筛选，并据此开展了基础性研究工作。1993年末及1994年初，部分瑶药品种的生物基原鉴定、生物特性、有效成分、药理作用、毒理试验等项目的研究相继先后完成，并作出科学结论。在此基础上，陆续开展了单品种物质的人群使用观察，单品种物质的产品制备，以及部分瑶药品种的产地、生长环境、生长条件、生长特征、环境特性等相关资源调查及蓄量评估等有关工作。1996年开始了多品种复合型产品制备的试验，在相继完成小试、中试并取得成功的基础上，复合型功能性保健饮料“瑶山神茶”的研究于1997年获得成功。

2000年，永州市首届农业博览会在祁阳县举行，作为瑶医药系列研究开发产品之一的“瑶山神酒”研制成功。已取得《湖南省产品标准实施证书》、《湖南省标签认可证书》以及《卫生许可证》等合法证件的“瑶山神茶”一道被选送参展。同年，江华县人民政府授予“瑶山神茶研究与开发”项目科学技术进步二等奖，并对有突出贡献的科研人员给予表彰和奖励。2001年，“瑶山神茶”被先后选送参加了2001香港国际中国传统医药新产品博览会（获金奖）、深圳商品贸易洽谈会、湖南省首届民营经济成果展示会；2002年，“瑶山神茶”参加在北京举行的首届全国民族医药特色疗法总结展示推广博览会。[9]

三、组建民族医药研究机构

江华瑶族自治县在发掘、提高、利用、发展瑶医药方面有着许多得天独厚的条件与优势，极其丰富的瑶医药资源对江华县的经济建设与社会发展有着潜在的巨大价值。为很好地发掘、开发和利用江华县及其毗邻瑶族地区的瑶医药资源，于2000年成立了江华瑶族自治县民族医药研究所，江华县民族医药研究所为事业非法人单位，挂靠于江华县民族中医院，依托于江华县民族中医院的人才、知识、技术、设备、设施等既有资源开展工作。

第五节　瑶族医药学术交流

十余年来，湖南省专家学者在专业期刊上发表了10余篇有关瑶族医药研究的学术论文，其中有代表性学术论文有：刘育衡、丁锋、陈重明的《瑶族医药与侗族医药比较研究》，发表在《中国民族医药杂志》（1995年第1期）；刘育衡、丁锋的《瑶族及其医药概述》，发表在《湖南中医杂志》（1995年第5期）；朱如彩、刘育衡的《湖南瑶族“风药”调查研究》，发表在《湖南中医杂志》（1995年第5期）；朱如彩的《湖南瑶族传统端午节药市调查》，发表在《中国民族医药杂志》（1996年第4期）；李如海的《振兴江华瑶医药事业的一点建议》，发表在《中国民族医药杂志》（2004年增刊）；田华咏、田菂的《苗瑶语民族医药文化探源》，发表在《中国民族医药杂志》（2006年第5期）；李如海的《神秘奇特的瑶医药》，发表在《中国民族医药杂志》（2008年第5期）。

参考文献

[1] 李本高．湖南瑶族源流［M］．长沙，岳麓书社，2001：1～8
[2] 王仁卯，李平．神奇的瑶医［M］．北京，民族出版社，2004：23～103

[3] 湖南省地方志编纂委员会编．长沙，湖南人民出版社，1998：519～520
[4] 刘育衡，丁锋．瑶族及其医药概述 [J]．湖南中医杂志，1995，11(5)：24～25
[5] 朱如彩，刘育衡．湖南瑶族“风药”调查研究 [J]．湖南民族医药杂志，1996，4
[6] 刘育衡，等．瑶族医药与侗族医药比较研究 [J]．中国民族医药杂志，1995，1
[7] 刘育衡．瑶族“庞桶药浴”及浴波植物 [J]．中国民族医药杂志，2001，3
[8] 李如海．振兴江华瑶医药事业的一点建议 [J]．中国民族医药杂志，2004，s1：17

第六章　湖南白族医药发展史

第一节　湖南白族简史

湖南白族是南宋时期景定二年（1261年）云南“白衣没命军”（以当地白族为主体的军队）征战湖南、湖北时，在返回云南途中部分流落在长江流域，其中一支从江西来到澧州，落籍慈利县（今桑植境内）而繁衍起来的一个少数民族。在桑植县芙蓉桥白族乡合群村覆锅岩王氏宗祠门上有一副长联，反映了湘西北白族迁徙的历史。“起西滇，寄江西，溯长江，渡洞庭，漫津澧，安慈邑，业创千秋，永久勿替；抵楚南，匿患难，竖草标，辟阡陌，力争扎，思广益，宗衍八支，长昭流芳。”湖南白族始祖从南宋景定年间落籍桑植，至今有近750年历史。他们最早定居桑植的鸟坪（今芙蓉桥白族乡的廖坪）、麦地坪、梅家桥一带，以插草为标，指手为界，聚族而居，故有“谷家鏊子岩，王有覆锅岩，熊家鱼儿岩”之说。

明宣德年间（1426～1435），桑植县麦地坪民家钟惟宽任沅陵县典史。明景泰七年（1466），钟惟宽偕子钟万贯“卜宅野牛池”（今沅陵县大合坪乡），子孙繁衍，分居七甲溪、落坪等地。

桑植一带的白族自称为民家人（未确认为白族之前的称谓），称“白子白尼”，当地对民家统称白，男的叫“白子”，女的叫“白尼”。桑植芙蓉桥一带还流传“请七姑”的活动，在“请七姑神词”中，有“正月正，白子生”的唱词。桑植白族民间的宗教信仰有“三元教”。“三元教”又称白族教，是道教中的一个分支。白族信仰多神，崇拜本主、佛教、三元教、七仙姑神、打花灯等。

湘西北白族在 1984 年实行了民族自治，在桑植县瑞塔铺、刘家坪、芙蓉桥、洪家关、麦地坪、走马坪、马合口建立 7 个白族乡，有近 10 万白族同胞。湘西北白族主要分布在桑植县的芙蓉桥、洪家关、马合口、刘家坪、瑞塔铺、走马坪、麦地坪等民族乡，张家界的永定区，沅陵县的白族乡，湘西自治州。据 2000 年湖南省人口普查统计，全省有白族 13.31 万人。

白族人民在历史上曾经用过“僰文”，就是用汉字注间记载的白族语言。白族语言属汉藏语系藏缅语族。湘西北白族现通行汉语和汉字。

第二节　湖南白族医药

一、白族习俗与医药文化的关系

由于湘西北白族是由云南将士在战争中流散而迁徙定居在桑植一带的外来少数民族，在将士中懂医药知识的医药人员不多，故传承下来的医药知识相对较少。白族为民家人的云南白族人民在与当地的土著民族长期的社会生活中相互通婚，文化共享，习俗共尊，将各自的民族习俗融汇于一体。桑植白族（民家人）有还傩愿的习俗，民家人为了却灾难（包括疾病），化险为夷，进行许愿还傩愿菩萨。民家人许还傩愿菩萨与当地汉族、土家族的还傩愿不同，是许还三个半截齐胸的男头形（傩象）。其它与医药有关的习俗还有吃斋。桑植民家人吃斋有三种，一是吃长斋，即一生都吃素；二是吃花斋，即每月初一、十五不吃荤（春节例外）；三是吃禁口斋，即初一、十五那天滴水不沾。

二、历史传说与白族医药文化的关系

关于白族医药历史传说，桑植县走马坪乡老白族医钟善炎说："药王是个孝子，他娘眼瞎了动不得，全靠他和哥哥瞻养，凡是给他娘吃的东西，药王都要先尝一尝。有一次他吃了蛇泡，中毒后晕倒在一蔸茶叶树下，恰巧茶叶上的露水滴进药王的嘴里，不久他就慢慢地醒了过来，从此药王就知道茶叶有解毒的功效。"桑植白族民间还流传医学的老祖宗是药王，传言道："药王本姓孙，正月十五寅时生。"有的民族医家中还供有药王菩萨，要常敬奉，治病才灵。这就是白族民间传说中的药王识药的故事。

三、白族民间药物

湘西北白族民间医药与当的土家族民间医药有相同之处，主要表现在药物资源、传统疗法等方面。桑植民家所在地药物品种较多，资源丰富，同时也是湖南省的中药材主产区，也称我国的重要"基因药库"之一。在桑植县境内，八大公山国家级自然保护区内，有高等植物 216 科，2876 种，其中包括 51 种濒危类，有药用植物 84 科 258 属 1379 种。八大公山自然保护区内主要濒危及重点保护的中草药有数十种（包括动物药），如八角莲、杜仲、黄连、天麻、厚朴、银杏、紫杉、半截烂、黄柏、天冬、灵芝、刺五加、银花、血三七、白三七、龙胆草、以及麝香、熊胆、蟾酥、金钱白花蛇、乌梢蛇、穿山甲等。桑植是我国三大"国药库"之一。

四、桑植白族医药人员及现代著名医家

在桑植白族民间有一批民族医药人员为当地人民群众防病治病。据湘西土家族苗族自治州民族医药研究所 1986 年调查，桑

植县有白族民间医药人员31人，占当进全县民族医药人员总数(218人)的14.22%，均为男性。在医疗特长上，主要为内科杂症、骨伤科、妇科、蛇伤、小儿疳积。这些民族医药人员散布全县十多个乡镇，主要集中在芙蓉桥（5人）、麦地坪（4人）、马合人（5人）、刘家坪（3人）、走马坪（2人）等白族乡。在学医途径上多为跟师（拜师）学习为主，也有少数医药人员是祖传下来的。在这31名白族医药人员中，有几名在当很有名声，医术较高的名老白族医药人员。如澧源镇卫生院钟以圣医师系祖传，擅长针灸治疗，在临床上取得较好疗效。他的“针刺治疗头癣”研究成果，获1985年湘西自治州科技成果一等奖。他还撰写多篇临床经验在杂志上发表。《针刺治疗头癣100例疗效观察》一文，发表在1984年的《中医杂志》上；《推拿点穴治疗百日咳32例临床疗效观察》一文，发表在1986年《推拿医学》杂志上；《头痛验案举隅》一文，发表在1985年《实用医学杂志》上。由于钟以圣老医生临床经验丰富，为中医学徒，虽然没有大学文凭，1988年被破格晋升为中医针灸副主任医师。钟以圣老医师虽然退休多年，现年80多岁了，但身体健康，在家坐堂接诊，为患者解除痛苦。白族医师谷伏秋，中医学徒，从事内科诊疗工作50余年，用中草药、民族医药治病临床经验丰富，曾经担任桑植中医院院长，1988年破格晋升为中医内科副主任医师，在当地影响较大。

1986年冬，湘西自治州民族医药研究所对桑植县民族民间医药人员进行了实地调查，1949年到1986年的37年间去世民族医药人员77人，其中有白族医药人员7人，占9.1%。说明在桑植民间白族医药人员占有一定的比例。

五、湘西北白族医药主要特点

1. 湘西北白族医生对病因病理的认识

桑植县佘湖乡广田村钟以任医生介绍："童子痨是女儿家发育时月经不穿点（无月经），又干又瘦。月家痨是在月里同房所致，病人有咳嗽，不想吃东西，小肚子痛、干瘦。背筋痨病人一年四季腰酸背痛，无月经，干瘦咯，浑身无力。

在病因上，多认为病从寒起，许多病都是先受凉，没有及时治疗而引起寒证或湿气病。还有乱吃东西或暴饮暴食引起屙痢、肚子胀、黄肿病、上吐下泻等。房室不节、劳力过度、怄气都可以引起疾病。

2. 白族医生在诊断疾病上，主要看、问、摸三种方法。如诊小儿病，以看面部颜色为主，脸上紫红色是受凉伤风，必有发烧、咳嗽等症状；脸上暗黑色（带青色），眼珠兰色，是肝胆病；脸上白色，是寒气所侵，或是气血亏虚；脸上黄色，是有风在身，可能会动风，亦有肚子膨胀；脸上红色，必有火气、发烧等症状。摸诊，主要摸骨折，了解骨折情况。如骨折处有"叽咕咕"的响声，为骨头齐断；若能听到"嗟嗟"的响声，多为粉碎性骨折。医生用手摸或用手指（食指）弹小儿肚子，听到有鼓声，是夹寒湿症，为迎风隔饮病。摸小儿脸颊，手指有灼热感，是小儿伤风寒，手指感到冰冷的是有风，据白族医生讲，可以预测小儿惊风症的发生。

3. 对临床疾病的认识上，白族医生能讲出上百种疾病名称。如五痨七伤中的饭色痨、酒色痨、月家痨、烟色痨、奔痨、奶痨、汗色痨、气色痨、思痨、忧痨等；流痰类的火流痰、巴骨流痰、冷风流痰、青皮流痰、寒流痰、木马流痰等；妇女病类的血气病、冷阴症、崩血症等；杂病类的羊毛症、麻脚症、血崩症、鸡窝症、羊癫风、蛇癫风等。

4. 在药物的认识上，白族医药人员为便于记忆，按数字记诵药物名。如一点血、一点白、一枝箭、一枝黄花等；二宝花、二丑；三七、三步跳、三两银、三叉风、三百棒、三角枫等；四两麻、四棱草、四季红等；五爪龙、五虎进、五谷虫、五倍子等；六月凉、六月雪、六角莲等；七叶参、七叶一枝花、七炉蜂草、七姊妹、七里麻、七叶莲等；八里麻、八月札、八角莲、八角七、八枯草等；九里光、九龙胆、九子羊、九牛造、九头狮子草、九龙盘等；十大功劳等。另外白族医生在用药时讲究忌口，如病人服药时忌吃发物，有魔芋、豆腐、洋藿、猪娘肉（母猪肉）、狗肉、马肉、羊肉、罐子酸菜、生水、雄鸡、鲤鱼等。大病后忌房事，忌洗冷水澡等。

5. 在治疗方法上，白族医生讲究内外兼治。内服方法主要有煎（熬）水服法、冲阴阳水内服、新鲜药榨汁内服法、药粉（散剂）冲服法等。外治法有针刺、推拿疗法、热敷疗法、扑灰碗疗法等10余种。

6. 白族医生讲究医德，为民治病不贪财。桑植白族民间医生在民间行医时，讲究医德医风，对贪财的人不教，包括自已的子女或亲友。走马坪乡白族医生钟善炎，被当地白族人民称为“舍药郎中”，一年治疗数百人次，凡是用草药治疗的从不收钱。他说：“病家待他差，他就搞人家一手，这号人缺德。我只要知道人断了骨头，就要赶去给人家治病。”桑植麦地坪有一位老白族医生这么讲：“我们医生行医，首先要精通医道，通晓药理，诊病治病要精心，用药要准。如果诊病不清、用药不准，就象暗刀子杀人一样。医生治病一定要认真，不贪人财。

六、多元文化对湘西北白族医药文化的影响

湖南白族主要聚居在湘西北的桑植县，以及张家界市永定区、怀化市的沅陵县（与永定区毗邻的乡镇）。湘西北一带是土家族聚居地，还有苗族杂居，其主流文化是土家族文化、苗文化和汉文化。在历史上这带属武陵郡、武陵蛮，受巴文化、楚文化，以及被后人称之为巴文化楚文化融合而成的巴楚文化和楚巫

文化的影响，近现代又受湖湘文化的影响。所以说，白族同胞从定居湘西北那天开始，就深受土家族文化、苗文化、巴楚文化、楚巫文化、湖湘文化的影响。在多元文化背景下而产生的民族传统医药学，其中也包涵了土家族医药学、苗族医药学的成分。就桑植县的白族医药而言，虽有它的自身特点，但与当地土家族医药学相似的内容或更多一些。“你中有我，我中有你”，这就是目前桑植县白族民间医药的现实状况。湘西北白族医药的调研工作还只是初步的，还有许多医药知识深藏民间，有待深入调查、收集、整理，在临床应用中总结提高。

参考文献

[1] 湘西自治州《卫生志》编写组．湘西自治州志丛书·卫生志．安徽，黄山书社出版，1993，241～250

[2] 湘自治州民族医药研究所编．民族医药调查资料汇编第二集（内部资料）．1986，12

[3] 湘西自治州民族医药研所编．湘西自治州民族医药人员名册（内部资料）．1989，9

[4] 桑植县民家人资料（汇集）．内部资料，1983，5

第七章　湖南民族药资源

湖南省气候温和，阳光充足，雨量充沛，地质呈多样性，适宜药材生长。据调查，湖南省现有药材资源近4000种，约5000味，是我国药物资源大省。湖南药材产区主要在湖湘西部的民族居住区，北起湘鄂边的石门壶瓶山，南到五岭山脉，西北有武陵山脉，西南有雪峰山脉。湖南西部也是湖南省土家族、苗族、侗族、瑶族、白族等民族聚居地区。在湖南现有药材资源中也包括省内各世居少数民族传统药物。新中国成立后，湖南省开展了几次较大规模的中草药及民族药资源调查或普查工作，基本掌握了湖南省中草药、民族药资源本底，为合理开发利用和保护药物资源提供了重要科学依据。

第一节　湖南中草药普查及中草药资源

1983年，湖南省科委、湖南省医药管理局、湖南省林业厅、湖南省卫生厅等8个厅局联合下发了《关于开展全省中药资源普查的通知》，在全省范围内开展中草药资源普查工作。组织近千人的专业技术队伍对全省13个地州市的80%乡镇进行中草药资源调查，共采集标本10万份。经专家鉴定，全省共有药物品种3209种，其中药用植物2834种，药用动物330种，药用矿物45种，为湖南省新增药物资源2045种。调查结果显示，湖南省药用植物储备量为1250万吨/年，药用矿物保有量在91亿吨以上。

上世70年代，湖南省中医药研究所（院）组织相关专业技术人员对湖南省药物资源进行了调研。1972～1979年，先后出版了《湖南药物志》1～3卷，收载药物11640味，插图1000余幅，约150万字。1993年，湖南省中医药研究院与湖南中医学院蔡光先教授领衔，组织百余名中医药专家学者，在原《湖南药物志》、《湖南中药资源普查》及《湖南中药资源调查研究》等工作基础上，对湖南中草药资源又进行系统的研究，编著完成了新《湖南药物志》，全书7卷，收载药物4885味，插图3222幅，884万字。《湖南药物志》是目前湖南省中草药、民族药最具权威性的本草学专著。

第二节　湖南省民族药调查整理

湖南省是多民族居住省份，有近10个世居少数民族，分布在湘西、湘西北、湘西南的湖南大湘西一带。湖南民族医药资源丰富，民族药品种多，根据全国民族药调查整理的统一安排，由湖南省卫生局（现省卫生厅）组织开展全省民族药整理工作。1978年5月16日，在湘西自治州首府吉首县召开了全省民族药工作会议。会议传达了全国民族药会议精神，制定了《湖南省民族药整理的初步规划》。规划中对调查项目、负责单位、协作单位、完成时间及具体要求都作明确规定。湖南省民族药整理工作为期1年（1978.5～1979.4），调查项目为土家族药、苗族药、瑶族药、侗族药、其它民族药，植物标本鉴定，药材组织鉴定，药物性味、功能、主治、用法、用量及历史文献查阅，植物与药材绘图等项目。全省民族药整理负责单位有：土家族药为桑植、龙山、永顺、保靖、大庸5县；苗族药为凤凰、花垣、吉首、古丈、泸溪、城步6县；瑶族药为江华瑶族自治县；侗族药为新晃县、通道侗族自治县；其它民族药为省药检所；其它技术项目负责单位有：省药检所、湖南师院生物系、湖南中医学院中药系、湖南省中医药研究所。主要协作单位有湘西自治州药品检验所，邵阳、零陵、黔阳地区药品检验所以及相关地区药品检验所。全省民族药整理工作经过为期一年的实地调查整理，15 个县向省民族药整理办公室推荐民族药品种 347 种，湖南省民族药整理办公室向全国民族药办公室推荐民族药 144 种。现将各县向省民族药办公室推荐品种，湖南省民族药办公室向全国民族药办公室推荐品种简介如下。

一、各县民族药重点推荐品种

1. 城步县：66 种。

三尖杉、石南藤、草珊瑚、柘刺、小八角莲、红茴香、八叶莲、焊菜、茅蕾菜、黄常山、狭叶海桐、地蜂子、麻口皮子药、南蛇藤、昆明山海棠、紫槭、凤仙花、圆叶鼠李、三叶青、蛇葡萄、秋海棠、人参三叶七、半枫荷、滇白珠、珠砂根、小腊树、大叶醉鱼草、蓬莱葛、肺形草、牛皮冻、臭牡丹、凌霄花、野菰、鸡矢藤、蛇莲、大丁草、大蓟、牡蒿、大泽兰、铁灯兔耳风、万年青、牛尾蕨、薯莨、腐婢、白吊兰、多兰落新妇、野合草、蜡烛草、毛蓼、羊蹄、头花蓼、朝天罐、观音座莲、秋子木、白泊麻、金樱子、米花紫、瓜子金、号筒杆、白腊香、奶子菜、水田螺、泥蜂窝、蛇菰、露蜂房、松树犀

2. 凤凰县：29 种。

白辣蓼、滇白珠、土细辛、麻口皮子药、细叶金鸡尾、苦沙药、雪冻花、一棵针、大叶紫珠、接骨草、女贞、蝴蝶草、野棉花、小叶下红、桃树叶、大夜关门、六月雪、铁包金、一口血、柏子仁、四匹瓦、水薄荷、月季花、海金沙、黄荆条、棣棠花、三颗针、黄栀子、螃蟹

3. 保靖县：29 种。

瓶尔小草、观音座莲、蛇菰、柱果铁线莲、单叶铁线莲、红

毛悬钩子、西南槐树、飞龙掌血、马甲子、三叶青、山葡萄、双蝴蝶、马鞭草、夏枯草、红节草、车前草、铜锤玉带草、雪里见、肺筋草、金龟草、青鱼胆草、地锦、山酢酱草、小钩树、黄根萝卜菜、脚踏莲、野荞麦、水麻叶、野鸦椿

4. 古丈县：42 种。

云实、红通、动秋树、祝英台、三把叉、下田菊、牛延水、野白菜、浮萍、青苔、目夜吹、灰叶红、梁山伯、梨树、破骨藤、猪骨头、野草烟、烟、火麻草、干蚂蝗、野黄豆、阴行草、蛤蟆草、紫羊奶泡、岩枇杷、水高梁、半枝莲、海蚌含珠、叶上子、双刀藤、降龙草、小绿皮树、铁角蕨、野菊花、马耳朵、剪刀草、八角枫、乌桕、粘草子、牛尾菜、红青冈、石吊兰

5. 龙山县：25 种。

乳腺大戟、盐肤木、铁包金、五爪风、水萝卜、矮地茶、光叶铁仔、黑虎七、萝摩、野鸡尾、大野鸡尾、石苇、石南藤、骨碎补、冰棒草、冷浸草、昏头单、粘身草、飞龙掌血、灯笼泡、黄花败酱、大丁草、半枝莲、淫羊藿、上天梯

6. 花垣县：24 种（实际 19 种）。

白血藤、大血尿草、治肝藤、土山豆根、夜落金线、破骨七、山菖蒲、韩信草、水芙蓉、青白砂、王木香、九月泡、药母娘、水满天星、捆仙索、青豆根、青通、一面根、岩刺菜

7. 永顺县：24 种（实际 28 种）。

铃铃草、鱼腥草、云实、野山苍子、梓木、铁仔、杜衡、地耳袋、树豆根、老龙乡、杜根、一点血、雪冻花、松树尖苞、葵花饼、铁包金、黄胆草、篱打碗花、女萎、独毛根、大接骨丹、满天星、桃树叶、阴地蕨、地雷、荷首乌、青叶胆、路母青

8. 沪溪县：22 种。

蜈蚣草、何首乌、风丫蕨、六月雪、毛矮地茶、酢酱草、蛇莓、鸡儿肠、杜衡、恋姑、接骨草、瓦韦、华中铁角蕨、马鞭

草、血凌结、独蛇通、盐肤木、桑、威灵仙、竹叶椒、翠云草、大退凉

9. 桑植县：7 种。

蚤缀、凤尾蕨、竹节参、裸花紫珠、中华雪胆、桐荤、无根藤

10. 吉首县：9 种。

一点白、大金刀、岩五爪、血蜈蚣、金线草、双蝴蝶、过路黄、虎耳草

11. 大庸县：4 种。（注：1978 年城步会议上推荐）

一点血

12. 隆回县：8 种。

阴地蕨、乌蕨、山酢酱草、吉祥草、假万寿竹、毛茛、多兰花、石吊兰

13. 江华县：15 种。

翠云草、波绿冷水花、北马兜铃、单叶铁线莲、宽筋藤、金果榄、飞龙掌血、滇白珠、双蝴蝶、杜虹花、紫花络石、连钱草、剑叶开口箭、石仙桃、灰白毛莓

14. 通道县：16 种（实际 17 种）。

观音座连、地枇杷、粗叶榕、土大黄、红八角莲、南五味子、红化紫花牛、红凉伞、斑叶、紫金牛、双蝴蝶、毛杜仲藤、娃儿藤、风箱树、大丁草、四季菜、麦斛

15. 新晃县：31 种。

挖耳草、水杨梅、楤木、龙芽草、金果榄、土细辛、慈姑、紫花地丁、海金沙、算盘子、响铃草、野菰、筋骨草、地蜂子、醉鱼草、大四块瓦、灰白毛莓、虎耳草、紫珠、竹叶椒、风轮菜、小鱼眼草、满天星、苎麻、麻口皮子药、反背红、啤酒花、中筋树、细叶金尾、槟榔、萝摩

包括重复品种，共计 355 种。

注：在推荐县中，大庸县四个品种未注明，未统计在总民族药品种之中。《各县民族药重点推荐品种》名录中，统计数为“包括重复品种，共计 355 种”。经计算总数及个别县推荐品种数有误，实际推荐品种为 347 种，但“名录”中少 8 种。在各县推荐品种数中：花垣县推荐品种为 24 种，实际为 19 种。永顺县推荐品种为 24 种，实际为 28 种。通道县推荐品种为 16 种，实际为 17 种。特此说明。

二、《湖南省苗土瑶侗民族药名录表》

《湖南省苗土瑶侗民族药名录表》由湖南省民族药办公室编印（1979 年 2 月 7 日）。编入《名录表》药物共 105 科 359 种。现将《湖南省苗土瑶侗民族药名录表》附后。

湖南苗族土家族瑶族侗族民族药名录

	学名	产地	民族
石松科	Lycopodiaceae		
地刷子石松	Lycopodium complanatum L.	城步	苗族
卷柏科	Selaginellaceae		
卷柏	Selaginella tamariscina (Beauv.) Spring	龙山	土家族
木贼科	Equisetaceae		
散生木贼	Equisetum diffusmm Don	桑植 古丈 永顺	土家族苗族
阴地蕨科			
阴地蕨	Botrychiym ternatum (Thunb.) Sw.	永顺	土家族
瓶尔小草科			
瓶尔小草	Ophioglossum Vulgatum L.	保靖	土家族
莲座蕨科马蹄蕨	Angiopteris fokiensis Hieron.	保靖 通道	土家族侗族
海金沙科			

	学名	产地	民族
海金沙	Lygodium japonicum（Thunb.）SW.	古丈 新晃	苗族侗族
鳞始蕨科			
乌蕨	Stenoloma chusanum（L.）Ching	龙山 桑植 保靖	土家族
凤尾蕨科			
剑叶凤尾蕨	Pteris ensiformis Burm.	桑植	土家族
凤尾草	Pteris multifida Poir.	龙山	土家族
中国蕨科			
野鸡尾	Onychium japonicum（Thunb.）Kunze	龙山 凤凰	土家族苗族
铁线蕨科			
铁线蕨	Adiantum capillus - veneris L.	保靖	土家族
长叶蕨科			
长叶铁角蕨	Asplenium prolongatum Hook.	古丈	苗族
苹科			
苹	Marsilea quadrifolia L.	龙山	土家族
水龙骨科			
骨碎补（槲蕨）	Drynaria fortunei（Klunze）J. Sm.	龙山 古丈	土家族苗族
网囊蕨	Leptochilus decurrens Bl.	龙山	土家族
叶下红	Pyrrosia linguo（Thunb.）Farw.	龙山	土家族
大石韦	Pyrrosia sheareri（Bak.）Ching	龙山	土家族
金鸡脚	Phyonatopsis hastata（Thunb.）Kitag.	龙山	土家族
松萝科			
松萝	Usnea diffracta Vain.	花垣 永顺	苗族土家族
双星藻科			
水绵	Spirogyrn intorta（Dillw.）Link.	古丈	苗族
骨碎补科			
圆盖阴石蕨	Humata tyermanni Moore	通道	侗族
松科			
马尾松	Pinus massoniana Lamb.	古丈	苗族
柏科			

	学名	产地	民族
侧柏	Biota orientalis (L.) Endl.	凤凰	苗族
杉科			
杉树尖	Cunninghamia lanceolata (Lamb.) Hook.	古丈	苗族
粗榧科			
三尖杉	Cephalotaxus fortunei Hook.	城步	土家族
三白草科			
三百草	Saururus chinensis (Lour.) Baill.	桑植	苗族
白苞裸蒴	Gymnotheca involucrata Pei	花垣	苗族
鱼腥草	Houttuynia cordata Thunb.	龙山 永顺	土家
胡椒科			
毛蒟	Piper puberulum (Benth.) Maxim.	永顺	
石南藤	Piper wallichu (Miq.) Hand. – Mazz. var. hupehense (C. DC >) Hand. – Mazz.	城步 龙山	苗族土家族
金粟兰科			
草珊瑚	Sarcandra glabra (Thunb.) Nakai	城步	苗族
桑科			
地枇杷	Ficus tikoua Bur.	通道	侗族
蒙桑	Morlls mangolica Schneid.	龙山 保靖	土家族
粗叶榕	Ficus simplicissima Lour.	通道	侗族
柘树	Cudrania tricuspidata (Carr.) Bur.	城步	苗族
小构树	Broussonetia kazinoki Sieb. et Zucc.	保靖	土家族
荨麻科			
水麻	Debregeasia edulis (Sieb. et Zucc.) Wedd.	保靖	土家族
波缘冷水花	Pilea cavaleriei Levl.	江华	瑶族
糯米团	Memorialis hirta (Bl.) Wedd.	龙山	土家族
冰棒草（花点草）	Nanocnide pilosa Migo	龙山	土家族
水麻叶	Elatostema umbellatum Bl. var. majus Maxim.	龙山	土家族
马兜铃科			
木香马兜铃	Aristolochia moupinensis Franch.	永顺 花垣	苗族

	学名	产地	民族
管花马兜铃	Aristolochia tubiflora Dunn	保靖	土家族
马蹄香	Asarum sieboldii Miq.	凤凰	苗族
土细辛	Asarum caudigerum Hance	大庸 保靖 龙山	土家族
大花细辛	Asarum maximum Hemsl.	永顺 新晃	土家族
杜衡	Asarum forbesii Maxim.	城步	土家族
蛇菰科			
蛇菇	Balanophora japonica Mik.	保靖	土家族
蓼科			
虎杖	Polygonum cuspidatum Sieb.	通道	侗族
刺蓼	Polygonum senticosum (Meissn.) Franch. Et Sav.	桑植	土家族
毛蓼	Polygonum barbatum L.	桑植 城步	土家族苗族
贯叶蓼	Polygonum perfoliatum L.	古丈	土家族
何首乌	Polygonum multiflorum Thunb.	桑植	土家族
丛枝蓼	Polygonum caespitosum Bl.	龙山 凤凰	土家族苗族
扁蓄	Polygonum aviculare L.	龙山	土家族
羊蹄	Rumex japonicus Hoatt.	城步	苗族
土大黄	Rumex madaio Mak.	通道	侗族
苋科			
牛膝	Achyranthes bidentata Bl.	古丈 通道	土家族
苋	Amaranthus mangostanus L.	龙山	土家族
土牛膝	Achyranthes aspera L.	龙山	土家族
鸡冠花	Celosia cristata L.	通道	侗族
马凶苋科			
马齿苋	Portulaca oleracea L.	古丈	土家族
毛茛科			
尾囊果	Urophysa henryi (Oliv.) Ulbr.	花垣	苗族
花葶乌头	Aconitum scaposum Franch.	花垣	苗族
乌头	Aconitum carmichaeli Debx.	永顺	土家族
鸡爪草	Calathodes oxycarpe Sprague	花垣	苗族

	学名	产地	民族
打破碗花花	Anemone hupehensis Lem.	龙山 古丈	土家族苗族
野棉花	Anemone tomentosa (Maxim.) Pei.	龙山	土家族
单叶铁线莲	Clematis henryi Oliv.	永顺 保靖	土家族
柱果铁线莲	Clematis uncinata Champ. ex Bench.	保靖	土家族
女萎	Clematis apiifolia DC.	永顺 城步	土家族
黄连	Coptis chinensis Franch.	龙山	土家族
贝茜花	Beesia calthaefolia (Maxim.) Ulbr.	城步	苗族
金龟草	Cimicifuga acerina (Sieb. et Zucc.) Tanaka.	通道	侗族
木通科			
三叶木通	Akebia trifoliata (Thunb.) Koidz.	古丈	苗族
小檗科			
类叶牡丹	Leontice robustum (Maxim.) Diels	桑植	土家族
三枝九叶草	Epimedium sagittatum (Sieb. et Zucc.) Maxim.	桑植	土家族
淫羊藿	Epimedium grandiflorum Morr.	龙山	土家族
狭叶十大功劳	Mahonia fortunei (Lindl.) Fedde	通道 古丈	侗族土家族
八角莲	Dysosma pleiantha (Hance) Woods.	通道	侗族
小八角莲	Dysosma difformis (Hemsl. et Wils.) T. H. Wang	城步	瑶族
豪猪刺	Berberis julianae Schneid	龙山	土家族
防己科			
金果榄	Tinospora capillipes Gagn.	古丈 新晃	土家族侗族
青牛胆	Tinospora sagittata Gagn.	桑植 保靖 城步	土家族苗族
千金藤	Stephania japonica (Thunb.) Miers	龙山	土家族
木兰科			
南五味子	Kadsura longipedunculata Finet. et Gagn.	通道 桑植	侗族土家族
红茴香	Illicium henryi Diels	城步	苗族
樟科			

	学名	产地	民族
无根藤	Cassytha filiformis L.	桑植	土家族
山 jiang	Lindera reflexa Hemsl.	永顺	土家族
牛筋树	Lindera glauca（Sied. et Zucc.）Bl.	新晃	侗族
山鸡椒	Litsea cubeba（Lour.）Pers.	永顺	土家族
紫楠	Phoebe sheareri（Hemsl.）Gamble	通道	侗族
罂粟科			
伏生紫堇	Corydalis decumbens（Thunb.）Pers.	花垣	苗族
血水草	Eomecon chionantha Hance	城步	苗族
十字花科			
蔊菜	Rorippa montama（Wall.）Small.	城步	苗族
茅膏菜科			
茅膏菜	Drosera peltata Smith var. Lunnata（Buch. – Ham.）C. B. Clarke	城步	苗族
虎耳草科			
大落新妇	Astilbe grandis stapf ex Wils	保靖	土家族
落新妇	Astilbe chinensis（Maxim.）Franch. et Sav.	桑植	土家族
华南落新妇	Astilbe austrosinensis Hand. – Mazz.	城步	苗族
黄常山	Dichroa febrifuga Lour.	城步	苗族
多花落新妇	Astilbe myriantha Diels	保靖	土家族
海桐科			
狭叶海桐	Pittosporum glabratum Lindl var. nerifolium Reehd. et Wils.	城步	苗族
菱叶海桐	Pittosporum truncatum Pritz		
金缕梅科			
檵木	Loropetalum chinense（R. Broun）Ohiv.	古丈	苗族
蔷薇科			
灰白毛莓	Rubus tephrodes Hance	新晃 桑植 江华	侗族土家族 瑶族
黄泡子	Rubus ichangensis Hemsl. et O. Ktze.	桑植	土家族
寒莓	Rubus buergeri Miq.	古丈 城步	苗族

	学名	产地	民族
红毛悬钩子	Rubus pinfaensis Levl. et Vant.	保靖	土家族
枇杷	Eriobotrya japonica（Thunb.）Lindl.	桑植	土家族
桃	Prunus persica（L.）Batsch	桑植 永顺	土家族
小果蔷薇	Rosa cymosa Tratt.	花垣	
地蜂子	Potentilla freyniana Borum var. Sinica Migo.	新晃 古丈	土家族
龙芽草	Agrimonia pilosa Ledeb. var. japonica（Miq.）Nakai.	新晃 古丈 龙山 永顺	侗族苗族土家族
钝齿龙芽草	Agrimonia pilosa Ledeb. var. viscidula Kom.	龙山	土家族
蛇莓	Duchesnea indica（Andr.）Focke	龙山 古丈	土家族苗族
水杨梅	Geum aleppicum Jacq.	新晃 永顺 古丈	侗族土家族
蛇含	Potentilla Kleiniana Wight et Arn.	龙山	土家族
粗叶悬钩子	Rubus alceaefolius Poir.	城步	苗族
香莓	Rubus pungens Camb. var indefensus Focke	城步	苗族
狭叶绣线菊	Spiraea japonica L. f. var acuminata Franch.	城步	苗族
豆科			
马鞍羊蹄甲	Bauhinia faberi Oliv.	桑植	土家族
龙须藤	Bauhinia championi（Banth.）Benth.	城步 通道	苗族侗族
葛	Pueraia lobata（Willd.）Ohwi	桑植	土家族
扁茎黄芪	Astragalus complanatus R. Br.	桑植	土家族
毛野扁豆	Dunbarin villosa（Thunb.）Mak.	花垣	苗族
细梗胡枝子	Lespedeza virgata（Thunb.）DC.	花垣 保靖	土家族
中华胡枝子	Lespedeza chinensis G. Don.	龙山	土家族
大叶胡枝子	Lespedeza davidlii Franch.	城步	苗族
响铃草	Crotalaria ferruginea Grah.	新晃 保靖	侗族土家族
云实	Caesalpinia sepiaria Roxb.	古丈 永顺	苗族土家族
锦鸡儿	Caragana sinica（Buchoz）Rehd.	永顺	土家族

	学名	产地	民族
野豇豆	Vigna vexillata (L.) Benth.	龙山	土家族
小槐花	Desmodium caudatum (Thunb.) DC.	龙山	土家族
蚂蝗草	Desmodium sinuatum Bl.	龙山	土家族
鸡眼草	Kummerowia striata (Thunb.) Schindl.	龙山	土家族
苦参	Sophora flavesscens Ait.	龙山	土家族
西南槐树	Sophora mairei Pamp.	保靖	土家族
野百合	Crotalaria sessidiflora L.	城步	苗族
铃铃草	Crotalaria ferruginea Grah.	永顺	土家族
扁豆	Dolichos lablab L.	保靖	土家族
酢浆草科			
山酢浆草	Oxalis griffithii Edgew. et Hook. f.	保靖 桑植 城步	土家族苗族
酢浆草	Oxalis corniculata L.	龙山 保靖	土家族
牻牛儿苗科			
鼠掌老鹳草	Geranium sibiricum L.	龙山	土家族
芸香科			
麻口皮子药	Zanthoxylum simulans Hance. var podocarpum (Hemsl.) Huang	古丈 凤凰 城步	土家族苗族
飞龙掌血	Toddalia asiatica (L.) Lam.	保靖	土家族
远志科			
瓜子金	Polygala japonica Houtt.	古丈 龙山	苗族土家族
大戟科			
续随子	Euphorbia lathyris L.	保靖	土家族
地锦	Euphorbia humifusa Willd.	古丈	苗族
京大戟	Euphorbia pekinensis Rupr.	城步	苗族
乳浆大戟	Euphorbia esula L.	龙山	土家族
油桐	Aleurites fordii Hemsl.	古丈	苗族
海蚌含珠	Acalypha australis L.	龙山	土家族
算盘子	Glochidion puberum (L.) Hutch.	龙山 新晃	土家族侗族
冬青科			
猫儿刺	Ilex pernyi Franch.	桑植	土家族

	学名	产地	民族
漆树科			
漆树	Rhus verniciflua Stokes	城步	苗族
盐肤木	Rhus chinensis Mill.	龙山	土家族
卫矛科			
昆明山海棠	Tripterygium hypoglaucum (Levl.) Hutch.	城步	苗族
省沽油科			
野鸦椿	Euscaphis japonica (Thunb.) Dipp.	保靖 城步	土家族苗族
槭树科			
紫槭	Acer cordatum Pax	城步	苗族
凤仙花科			
凤仙花	Impatiens balasmina L.	城步	苗族
鼠李科			
铁包金	Berchemia lineata (L.) DC.	永顺 龙山	土家族
长叶冻绿	Rhamnus crenata Sieb. et Zucc.	城步	苗族
圆叶鼠李	Rhamnus globosus Bge.	城步	苗族
马甲子	Paliuru ramosissimus (Lour.) Poir.	保靖	土家族
葡萄科			
三叶崖爬藤	Tetrastigma hemsleyanum Diels et Gilg	龙山 桑植 城步	土家族苗族
毛叶崖爬藤	Tetrastigma obtectum var pilosum Gagnep.	花垣	苗族
走游草	Tetrastigma obtectum (Wall.) Planch.	古丈 龙山	苗族土家族
三裂叶蛇葡萄	Ampelopsis delovayana (Franch.) Planch.	桑植	土家族
蛇葡萄	Ampelopsis brevipedunlata (Maxim.) Trautv.	龙山 保靖	土家族
锦葵科			
肖梵天花	Urena lobata L.	龙山	土家族
梧桐科			
翻白叶树	Pterospermum heterophllum Hance	通道	侗族
梧桐	Tirmiana simplex (L.) W. F. Wight.	保靖	土家族

	学名	产地	民族
山茶科			
山茶	Camellia japonica L.	永顺	土家族
茶	Camellia sinensis O. Ktze.	通道	侗族
油茶	Camellia oleifera Abel	保靖	土家族
藤黄科			
地耳草	Hypericum japonicum Thunb.	城步 古丈 龙山	苗族土家族
金丝桃	Hypericum chinense L.	永顺 花垣	土家族苗族
小连翘	Hypericum erectum Thunb.	城步	苗族
堇菜科			
黄瓜香	Viola diffusa Ging.	古丈	苗族
湖南紫堇	Viola hunanensis Hand. - Mazz.	古丈	苗族
紫花地丁	Viola philippica cav. Subsp. Malesica W. Besk.	新晃	侗族
秋海棠科			
中华秋海棠	Begonia sinensis A. DC.	花垣 城步	苗族
瑞香科			
荛花	Wikstroemia canescens Meissn.	桑植	土家族
毛瑞香	Daphne odora Thunb. var atrocaulis Rehd.	永顺 江华	土家族瑶族
雪冻花	Edgeworthia chrysantha Lindl.	凤凰 永顺	苗族土家族
八角枫科			
八角枫	Alangium chinense (Lour.) Harms	桑植	土家族
柳叶菜科			
小花柳叶菜	Epilobium parviflorum Schreb.	城步	苗族
五加科			
竹节参	Panax japonicus C. A. Mey.	桑植 城步	土家族苗族
虎刺楤木	Aralia armata (Wall.) Seem.	桑植 龙山	土家族
五加	Acanthopannax gracilistylus W. W. Smith	桑植	土家族
白簕	Acanthopannax trifoliatus (L.) Mezz.	永顺	土家族
伞形科			

	学名	产地	民族
积雪草	Centella asiatica（L.）Urban.	龙山 古丈 城步 桑植	土家族苗族
红马蹄草	Hydrocothle nepalensis Hook.	花垣	苗族
天胡荽	Hydrocothle sibthorpioides Lam.	龙山 保靖 永顺	土家族
紫花前胡	Peucedanum decursivum（Miq.）Maxim.	龙山	土家族
鸭儿芹	Cryptotaenia japonica Hassk.	城步	苗族
川芎	Ligusticum wallichii Franch.	通道	侗族
山茱萸科			
青荚叶	Helwingia japonica（Thunb.）Dietr.	城步	苗族
角叶鞘柄木	Torricellia angulata Oliver	永顺	土家族
鹿蹄草科			
普通鹿蹄草	Pyrola decorata H. Andres	花垣	苗族
杜鹃花科			
滇白珠	Gaultheria yunnanensis（Franch.）Rehd.	江华 城步 凤凰	瑶族苗族
紫金牛科			
江南紫金牛	Ardisia faberi Hemsl.	花垣	苗族
红凉伞	Ardisia bicolor Walker	永顺 龙山 通道	土家族侗族
矮地茶	Ardisia japonica（Hornst.）Bl.	龙山	土家族
朱砂根	Ardisia crenata Sims	城步	苗族
乳毛紫金牛	Ardisia mamillata Hance	通道	侗族
斑叶紫金牛	Ardisia punctata Lindl.	通道	侗族
齿叶铁仔	Myrsine semiserrata Wall.	城步	苗族
铁仔	Myrsine africana L.	永顺	土家族
光叶铁仔	Myrsine stolonifera（Koidz.）Walk.	龙山	土家族
报春花科			
巴东过路黄	Lysimachia patungensis Hand. – Mazz.	古丈	苗族
显苞过路黄	Lysimachia rubiginosa Hemsl.	花垣	苗族
过路黄	Lysimachia christinae Hence	桑植	土家族

	学名	产地	民族
星宿菜	Lysimachia fortunei Maxim.	花垣	苗族
广西过路黄	Lysimachia alfredii Hance	城步	苗族
聚花过路黄	Lysimachia congestiflora Hemsl.	城步	苗族
重楼排草	Lysimachia paridiformis Franch.	新晃	侗族
点腺过路黄	Lysimachia hemsleyana Maxim.	龙山	土家族
马钱科			
醉鱼草	Buddleia lindleyana Fort.	通道 保靖 新晃	侗族土家族
大叶醉鱼草	Buddleia davidii Franch.	通道 城步	侗族苗族
蓬莱葛	Gardneria multiflora Makino	城步	苗族
龙胆科			
当药	Swertia diluta (Turcz.) Benth. et Hook. f.	保靖 桑植 龙山	土家族
双蝴蝶	Crawfurdia fasciculata Wall.	通道 江华 城步 凤凰	侗族瑶族苗族
青叶胆	Swertia mileensis T. N. Ho et W. L. Shi	永顺	土家族
夹竹桃科			
毛杜仲藤	Parabarium huaitingii Chun et Tsiang	通道	侗族
萝藦科			
隔山消	Cynanchum wilfordii (Maxim.) Hemsl.	桑植	土家族
飞来鹤（牛皮消）	Cynanchum auriculatum Royle ex Wight	江华 城步	瑶族苗族
七层楼（娃儿藤）	Tylophora floribunda Miq.	城步	苗族
卵叶娃儿藤	Tylophora ovata (Lindl.) Hook. ex Steud.	通道	侗族
黑虎七	Periploca forrestii Schltr.	龙山	土家族
萝藦	Metaplexis japonica (Thunb.) Mak.	龙山	土家族
旋花科			
马蹄金	Dichondra repens Forst.	永顺	土家族
篱打碗花	Calystegia sepium (L.) R. Br.	永顺	土家族

	学名	产地	民族
马鞭草科			
裸花紫珠	Callicarpa nudiflora Hook. et Arn.	桑植	土家族
紫珠	Callicarpa macrophylla Vahl	凤凰	苗族
广东紫珠	Callicarpa kwangtungensis Chun	新晃 保靖	侗族土家族
珍珠风	Callicarpa bodinieri Levl.	江华	瑶族
红紫珠	Callicarpa rubella Lindl.	江华	瑶族
毛赪桐	Clerodendron petasites (Lour.) Moore	桑植	土家族
臭牡丹	Clerodendron bungei Steud.	龙山 城步	土家族苗族
马鞭草	Verbena officinalis L.	桑植 古丈 龙山	土家族苗族
豆腐柴	Premna microphylla Turcz.	城步	苗族
唇形科			
夏枯草	Prunella vulgaris L.	龙山 桑植 古丈	土家族苗族
小洋紫苏	Coleus pumilus Blanco	古丈	苗族
益母草	Leonurus heterophyllus Sweet	古丈	苗族
风轮菜	Clinopodium Chinese (Benth.) O. Ktze	新晃	侗族
寸金草	Clinopodium megalanthum (Diels) C. Y. Wu. et Hsuan	龙山	土家族
剪刀草	Clinopodium gracile (Benth.) Matsum.	龙山	土家族
丹参	Salvia miltiorrhiza Bge.	龙山	土家族
鼠尾草	Salvia japonica Thunb.	城步	苗族
筋骨草	Ajuga ciliata Bge.	保靖	土家族
白毛夏枯草	Ajuga decumbens Thunb.	新晃 龙山	侗族土家族
活血丹（连钱草）	Glechoma longituba (Nakai) Kupr.	城步 龙山	苗族土家族
薄荷	Mentha haplocalyx Briq.	龙山	土家族
紫苏	Perilla frutescens (L.) Britt. var. crispa (Thunb.) Hand. - Mazz.	龙山	土家族

	学名	产地	民族
半枝莲	Scutellaria barbata D. Don	龙山	土家族
毛水苏	Stachys baicalensis Fisch. ex Benth.	龙山	土家族
泽兰	Lycopus lucidus Turcz.	龙山	土家族
茄科			
单花红丝线	Lycianthes lysimachioides（Wall.）Bitt.	保靖	土家族
苦	Physalis pubescens L.	通道 城步	侗族苗族
灯龙泡	Physalis minima L.	龙山	土家族
锦灯笼	Physalis alkengi L. var. franchetii（Mast.）Mak.	龙山	土家族
烟草	Nicotiana tabacum L.	古丈	苗族
白英	Solanum lyratum Thunb.	通道 龙山	侗族土家族
玄参科			
爬岩红	Veronicastrum axillare（Sieb. et Zucc.）Yamazaki	桑植	土家族
腹水草	Veronicastrum axillare（Sieb. et Zucc.）Yamajaki subsp. Plukenetii（Yamazaki）Hong	龙山 城步	苗族
紫葳科			
凌霄花	Campsis grandiftora（Thunb.）Loisel.	保靖 城步 永顺 江华	土家族苗族 瑶族
梓木	Catalpa ovata G. Don.	永顺	土家族
列当科			
野菰	Aeginetia indica L.	城步 新晃	苗族侗族
苦苣苔科			
蚂蝗七	Chirita fimbrisepala Hand. – Mazz.	城步 古丈	苗族
牛耳朵	Chirita eburnea Hance	桑植	土家族
石吊兰	Lysionotus pauciflora Maxim.	桑植	土家族
降龙草	Hemiboea subcapitata C. B. Clarke	城步	苗族
爵床科			
疳积草	Rostellularia procumbens（L.）Nees.	龙山	土家族

	学名	产地	民族
四子马兰	Strobilanthes tetraspermus (Champ. ex Benth.) Druce.	保靖	土家族
枪花草	Hypoestes poilanei R. Benoistr.	保靖	土家族
车前科			
车前草	Plantago asiatica L.	龙山 古丈	土家族苗族
茜草科			
鸡矢藤	Paederia scandens (Lour.) Merr.	城步	苗族
长叶数珠树	Damnacathus indicus Gaerth. var. giganteus Makino	通道	侗族
异形玉叶金花	Mussaenda anomala Li	城步	苗族
玉叶金花	Mussaenda pubescens Ait. f.	桑植	土家族
茜草	Rubia cordifolia L.	古丈	苗族
黄毛耳草	Oldenlandia chrysotricha (Palib.) Chun	城步	苗族
钩藤	Uncaria rhynchophylla (Miq.) Jacks.	通道	侗族
风箱树	Cephalanthus occidentalis L.	通道	侗族
忍冬科			
接骨木	Sambucus williamsii Honse	通道	侗族
败酱科			
蜘蛛香	Valeriana jatamansis Janes	保靖 桑植	土家族
黄花败酱	Patrinia scabiosaefolia Fisch.	龙山	土家族
葫芦科			
蛇莲	Hemsleya sphaerocarpa Kuang et A. M. Lu	城步	苗族
雪胆	Hemsleya amabilis Diels	桑植	土家族
栝楼	Trichosanthes kirilowii Maxim.	古丈	苗族
桔梗科			
金钱豹	Campanumoea javarica Bl.	龙山	土家族
半边莲	Lobelia chinesis Lour.	龙山	土家族
铜锤玉带草	Pratia begonifolia (Wall.) Lindl.	保靖	土家族

	学名	产地	民族
菊科			
蓍草	Achillea wilsoniana Heimerl	城步	苗族
布莱	Artemisia japonica Thunb.	城步 龙山	苗族
青蒿	Artemisia apiacea Hance	古丈	古仗
茵陈	Artemisia capillaris Thunb.	龙山	土家族
黄花蒿	Artemisia annua L.	龙山	土家族
铁灯兔耳风	Ainsliaea macroclinidioides Hay.	城步	苗族
毛大丁草	Gerbera piloselloides Cass.	保靖 城步	苗族 土家族
马兰	Kalimeris indica (L.) Schulz – Bip.	龙山 桑植	土家族
细叶苦荬	Lxeris gracilis stell	城步	苗族
白鼓钉	Eupatorium lindleyanum DC.	城步	苗族
菊叶三七	Gynura segetum (Lour.) Merr.	古丈 江华 城步 龙山	苗族瑶族土家族
向日葵	Helianthus annuus L.	桑植	土家族
一枝黄花	Solidago decurrens Lour.	桑植 龙山	土家族
毛果一枝花	Solidago virgaurea L.	桑植	土家族
千里光	Senecio scandens Buch. – Ham.	桑植	土家族
金挖耳	Carpesium divaricatum Sieb. et Zucc.	龙山 新晃 古丈 永顺	土家族侗族 苗族
小鱼眼草	Dichrocephala benthamii C. B. Clarke	新晃	侗族
鹅不食草	Epaltes australis Less.	龙山	土家族
大丁草	Leibnitzia anandria (L.) Nakai	通道 龙山	侗族土家族
山兰	Eupatorium japonicum Thunb.	龙山	土家族
野菊花	Chrysanthemum indicum L.	龙山	土家族
豨莶草	Siegesbeckia orentalis L.	龙山	土家族
三叶鬼针草	Bidens pilosa L.	龙山	土家族
鳢肠	Eclipta prostrata L.	龙山	土家族
白背鼠曲草	Gnaphalium japonicum Thunb.	龙山	土家族
苍耳草	Xanthium sibiricum Patr. ex Widd.	龙山	土家族

	学名	产地	民族
单子叶植物 眼子菜科			
眼子菜	Potamogeton franchetii A. Benn. et Baag.	城步	苗族
泽泻科			
草泽泻	Alisma gramineum Gmelin	城步	苗族
慈姑	Sagittaria sagittifolia L.	新晃	侗族
禾本科			
茅根	Imperata cylindrica Beauv.	龙山	苗族
淡竹叶	Lophatherum gracile Brongn.	龙山	土家族
尿珠子	Coix lachryma – jobi L.	龙山	土家族
莎草科			
香附	Cyperus rotundus L.	古丈	苗族
天南星科			
魔芋	Amorphophllus rivieri Durieu	桑植	土家族
石菖蒲	Arorus gramineus Soland.	古丈 龙山	苗族
雪里见	Arisaema phallospadix C. Y. Wu	保靖	苗族
灯心草科			
野灯芯	Juncus setchuensis Buchen.	龙山	土家族
百部科			
大百部	Stemona tuberosa Lour.	桑植	土家族
百合科			
萱草	Hemero callis. Flava L.	城步	苗族
吉祥草	Reineckea carnea kunth	城步	苗族
白背牛尾菜	Smilax nipponica Miq.	桑植	土家族
万年青	Rohdea japonica Roth.	城步 永顺	苗族土家族
菝葜	Smilax China L.	桑植	土家族
开口箭	Tupistra chinensis Bak.	古丈 永顺	苗族土家族
剑叶开口箭	Tupistra enoifolia Wang et Tang	江华	瑶族
天门冬	Asparagus cochinchinensis（Lour.）Merr.	永顺	土家族
七叶一枝花	Paris polyphlla Smith	通道 城步 永顺	侗族苗族土 家族

	学名	产地	民族
麦冬	Ophiopogon japponicus Ker – Cawl.	通道	侗族
肺筋草	Aletris spicata (Thunb.) Franch.	保靖	土家族
石蒜科			
仙茅	Curculigo orchioides Gaertn.	永顺	土家族
薯蓣科			
薯莨	Dioscorea cirrhosa Lour.	城步	苗族
鸢尾科			
蝴蝶花	Iris japonica Thunb.	桑植	土家族
鸢尾	Iris tectorum Maxim.	大庸 江华 龙山	土家族瑶族
射干	Belamcanda chinensis (L.) DC.	龙山	土家族
棕榈科			
华南省藤	Calamus rhabdocladus Burret	江华	瑶族
姜科			
山姜	Alpinia japonica Miq.	城步 桑植	苗族土家族
兰科			
广东石豆兰	Bulbophyllum kwangtungense Schltr	城步	苗族
密花石豆兰	Bulbophyllum odoratissimum (J. E. Smith) Lindl.	保靖	土家族
白及	Bletilla stria (Thunb.) Reichb. f.	桑植	土家族
绶草	Spiranthes sinensis (Pers.) Ames	永顺	土家族
麦斛	Bulbophyllum inconspicuum Maxim.	通道	侗族

三、湖南省民族药办公室向全国民族药办公室推荐民族药品种

湖南省民族药办公室向全国民族药办公室推荐《《湖南省苗瑶侗土家族药推荐品种》名录中，共 72 科 144 种。其中土家族药 69 种，苗药 66 种，瑶药 10 种，侗药 27 种。推荐品种共有 172 种民族药品，其中有多民族共用的药 28 种，实际为 144 种

药物。现将《湖南省苗瑶侗土家族药推荐品种》名录附后。

湖南苗族土家族瑶族侗族民族药推荐品种

	学名	单位	民族	民族药名	药用部位	功能主治
阴地蕨科						
阴地蕨	Botrychiym ternatum (Thunb.) Sw.	隆回	土家族	鸡爪黄连		镇咳、清热平肝
瓶尔小草科						
瓶尔小草	Ophioglossum vulgatum L.	保靖	土家族	大救架	全草	外痔
莲座蕨科						
马蹄蕨（福建座莲蕨）	Angiopteris fokiensis Hieron.	保靖	土家族	观音莲	根	乳腺炎、产后腹痛
	Angiopteris fokiensis Hieron.	通道	侗族	马蹄风	全草	心脏扩大
鳞始蕨科						
乌蕨	Stenoloma chusanum (L.) Ching	龙山	土家族	旋鸡尾	全草	肝炎、腹水，止血
中国蕨科						
野鸡尾	Onychium japonicum (Thunb.) Kunze	凤凰	苗族	任香奔	全草	止血
海金沙科						
海金沙	Lygodium japonicum (Thunb.) SW.	新晃	侗族	金沙藤	全草	清热利尿、健脾化湿，急性黄疸性肝炎
凤尾蕨科						
剑叶凤尾蕨	Pteris ensiformis Burm.	桑植	土家族	金鸡尾	全草	黄疸性肝炎

	学名	单位	民族	民族药名	药用部位	功能主治
凤尾草（井栏边草）	Pteris multifida Poir.	龙山	土家族	大旋鸡尾	根	鼻窦炎
水龙骨科						
石韦	Pyrrosia linguo（Thumb.）Farw.	龙山	土家族	象皮草	全草	各种盗汗
槲蕨	Drynaria fortunei（Klunze）J. Sm.	龙山	土家族	爬岩姜	根茎	骨折、腰痛、乳糜尿
粗榧科						
三尖杉	Cephalotaxus fortunei Hook.	城步	苗族	榧把楸	嫩枝叶	内脏（内伤）出血，止咳
胡椒科						
石南藤	Piper wallichu（Miq.）Hand. – Mazz. var. hupehense（C. DC >）Hand. – Mazz.	龙山	土家族	巴岩香		风湿腰痛、跌打损伤
	Piper wallichu（Miq.）Hand. – Mazz. var. hupehense（C. DC >）Hand. – Mazz.	城步	苗族	正讽荡	枝叶果实	风湿跌打、疝气睾丸痛
金粟兰科						
草珊瑚	Sarcandra glabra（Thunb.）Nakai	城步	苗族	酒者讽	全草	风湿跌打、上呼吸道感染
桑科						
柘树	Cudrania tricuspidata（Carr.）Bur.	城步	苗族	家溪	根	淋巴结核、肾炎、蜂窝组织炎
地枇杷	Ficus tikoua Bur.	通道	侗族	叫甲	叶	毒蛇咬伤
粗叶榕	Ficus simplicissima Lour.	通道	侗族	五灵脂	根	黄疸性肝炎

	学名	单位	民族	民族药名	药用部位	功能主治
荨麻科						
波缘冷水花	Pilea cavaleriei Levl.	江华	瑶族	石钱	全草	结膜炎
花点草	Nanocnide pilosa Migo	龙山	土家族	冰棒草	全草	口腔炎
水麻叶	Elatostema umbellatum Bl. var. majus Maxim.	龙山	土家族	冷浸草		五步蛇伤
马兜铃科						
土细辛	Asarum caudigerum Hance	大庸	土家族	透身汗	根	祛风除湿、舒筋活络
	Asarum caudigerum Hance	凤凰	苗族	付仙药	全草	胃痛、肺炎、疟、百日咳
蛇菰科						
蛇菇	Balanophora japonica Mik.	保靖	土家族	葛藤菌	全体	解酒毒、抗菌消炎
蓼科						
何首乌	Polygonum multiflorum Thunb.	桑植	土家族	鸡屎藤	叶	湿疹
土大黄	Rumex madaio Mak.	通道	侗族	骂了栋	根	慢性支气管炎
丛枝蓼	Polygonum caespitosum Bl.	凤凰	苗族	任尼肱	全草	毒蛇咬伤
毛蓼	Polygonum barbatum L.	城步	苗族	杓义焚	全草	止血，崩漏、衄
石竹科						
蚤缀	Arenaria serpylliflia L.	桑植	土家族	小鹅儿肠	全草	浸润性肺结核
毛茛科						

	学名	单位	民族	民族药名	药用部位	功能主治
女萎	Clematis apiifolia DC.	永顺	土家族	蓑衣藤		蛇伤（神经毒、血液毒）
柱果铁线莲	Clematis uncinata Champ. ex Bench.	保靖	土家族	救命王	块根	胃痛
单叶铁线莲	Clematis henryi Oliv.	永顺保靖	土家族	救命王	块根	胃痛
金龟草	Cimicifuga acerina (Sieb. et Zucc.) Tanaka.	通道	侗族	升麻草	全草	骨折、跌打损伤
木通科						
三叶木通	Akebia trifoliata (Thunb.) Koidz.	古丈	苗族			果治子宫脱垂、癫痫
小檗科						
八角莲	Dysosma pleiantha (Hance) Woods.	通道	侗族	独角莲	根茎	祛瘀散结、解毒，治胃痛
小八角莲	Dysosma difformis (Hemsl. et Wils.) T. H. Wang	城步	瑶族	鳖再言	根茎	淋巴结核、咽喉肿痛、跌打
防己科						
青牛胆	Tinospora sagittata Gagn.	城步	苗族	赛起姑	块根	消化不良、腹泻，无名肿毒、肛门瘘管
	Tinospora sagittata Gagn.	新晃	侗族	破岩尖	块根	清热解毒、止痛止泻
木兰科						
南五味子	Kadsura longipedunculata Finet. et Gagn.	通道	侗族	登高海	根	活血理气、消肿止痛、祛风活络
红茴香	Illicium henryi Diels	城步	苗族	约果讽	根	风湿痛、跌打损伤

	学名	单位	民族	民族药名	药用部位	功能主治
樟科						
无根藤	Cassytha filiformis L.	桑植	土家族	无根藤	全体	过敏性皮炎
八叶莲		城步	苗族		块根	胃痛、肿毒、毒蛇咬伤
十字花科						
蔊菜	Rorippa montama (Wall.) Small.	城步	苗族	溪芎点油	全草	急性胃肠炎
茅膏菜科						
茅膏菜	Drosera peltata Smith var. Lunnata(Buch. - Ham.) C. B. Clarke	城步	苗族	矮厘贺	根	皮下肿块
虎耳草科						
黄常山	Dichroa febrifuga Lour.	城步	苗族	约火茄	叶	乳腺炎
海桐科						
狭叶海桐	Pittosporum glabratum Lindl var. neriifolium Reehd. et Wils.	城步	苗族	怀根药	全株	清热除湿
蔷薇科						
地蜂子	Potentilla freyniana Borum var. Sinica Migo.	新晃	侗族	地园子	块根	清热解毒、消肿止痛
	Potentilla freyniana Borum var. Sinica Migo.	城步	苗族	酒枉根	块根	肠炎痢疾
水杨梅	Geum aleppicum Jacq.	新晃	侗族	头昏药	块根	妇女虚寒引起的头昏
	Geum aleppicum Jacq.	龙山	土家族	晕头药	全株	头晕、白喉
红毛悬钩子	Rubus pinfaensis Levl. et Vant.	保靖	土家族	空心泡	叶	腰带疮

	学名	单位	民族	民族药名	药用部位	功能主治
灰白毛莓	Rubus tephrodes Hance	江华	瑶族	仙人搭桥	全草	产后流血、便血、咯血
	Rubus tephrodes Hance	新晃	侗族	乌泡	茎	水火烫伤、胃出血、脓肿
桃	Prunus persica (L.) Batsch	永顺	土家族		根皮	跌打损伤
豆科						
云实	Caesalpinia sepiaria Roxb.	永顺	土家族	牛王刺	叶、根	痢疾、胃痛、牙痛
蚂蝗草	Desmodium sinuatum Bl.	龙山	土家族	粘身草	根	白带
响铃草	Crotalaria ferruginea Grah.	新晃	侗族	梅坝朵	根	耳鸣、中耳炎
	Crotalaria ferruginea Grah.	永顺	土家族	响铃草	全草	神经性耳聋
西南槐树	Sophora mairei Pamp.	保靖	土家族	岩黄连	根	痢疾
酢浆草科						
山酢浆草	Oxalis griffithii Edgew. et Hook. f.	保靖	土家族	麦穗七	全草	小儿肺部感染
芸香科						
麻口皮子药	Zanthoxylum simulans Hance. var podocarpum (Hemsl.) Huang	凤凰城步	苗族	骂葛被	根皮	风湿、牙痛、毒蛇咬伤
飞龙掌血	Toddalia asiatica (L.) Lam.	保靖	土家族	三百棒	种子	内痔
	Toddalia asiatica (L.) Lam.	龙山	土家族	山椒		五步蛇伤
	Toddalia asiatica (L.) Lam.	江华	瑶族	见血飞	全株	类风湿关节炎
大戟科						

	学名	单位	民族	民族药名	药用部位	功能主治
油桐	Aleurites fordii Hemsl.	桑植	土家族	桐蕈	菌体	口腔炎
地锦	Euphorbia humifusa Willd.	保靖	土家族	箭草药	全草	急性胃痛、肠炎、痢疾
乳浆大戟	Euphorbia esula L.	龙山	土家族	九牛造	全草	支气管炎
漆树科						
盐肤木	Rhus chinensis Mill.	龙山	土家族	五倍子		肺结核
卫矛科						
南蛇藤	Celastrus orbiculatus Thunb.	城步	苗族	南蛇风	根	风湿、坐骨神经痛
昆明山海棠	Tripterygium hypoglaucum (Levl.) Hutch.	城步	苗族	车油根	根	驱蛔虫，肿毒
槭树科						
紫槭	Acer cordatum Pax	城步	苗族		果实	结核咯血、支气管扩张
凤仙花科						
凤仙花	Impatiens balasmina L.	城步	苗族	底点焚	全草	心脏病、崩漏
鼠李科						
铁包金	Berchemia lineata (L.) DC.	龙山	土家族	猫奶奶树		气管炎
圆叶鼠李	Rhamnus globosus Bge.	城步	苗族	海稿溪	根	盆腔炎、子宫炎
马甲子	Paliuru ramosissimus (Lour.) Poir.	保靖	土家族	铁菱角	叶	蜂窝组织炎、乳痈
葡萄科						

	学名	单位	民族	民族药名	药用部位	功能主治
蛇葡萄	Ampelopsis brevipedunlata (Maxim.) Trautv.	龙山	土家族	雅部道	果实根皮	慢性骨髓炎、湿疹、跌打损伤
	Ampelopsis brevipedunlata (Maxim.) Trautv.	保靖	土家族	野葫芦藤	叶	脓肿
三叶崖爬藤（三叶青）	Tetrastigma hemsleyanum Diels et Gilg	保靖	土家族	雷胆子	块根	淋巴结核
	Tetrastigma hemsleyanum Diels et Gilg	城步	苗族	邪后点	全草	淋巴结核、肝炎、风湿、肿毒
走游草	Tetrastigma obtectum (Wall.) Planch.	龙山	土家族	五爪风	全草	骨髓炎
锦葵科						
肖梵天花	Urena lobata L.	龙山	土家族	水萝卜		肾炎
堇菜科						
紫花地丁	Viola philippica cav. Subsp. Malesica W. Besk.	新晃	侗族	犁口菜	全草	清热解毒、排脓生肌
秋海棠科						
秋海棠	Begonia evansiana Andr.	城步	苗族	散血仔	块根	跌打出血、肿痛
五加科						
竹节参	Panax japonicus C. A. Mey.	桑植	土家族	三枝五叶韭菜花	根	胃十二指肠溃疡、消化不良
	Panax japonicus C. A. Mey.	城步	苗族	薄浪赛起	根	胃痛、痛经、跌打、虚痨

	学名	单位	民族	民族药名	药用部位	功能主治
半枫荷	Dendropanax proteus (Champ.) Benth.	城步	苗族	阿斗鸡	根	消肿止痛、生肌，治疗偏头痛
伞形科						
薄片变豆菜	Sanicula lamelligera Hance	隆回	苗族	五星草	全草	无名肿毒
天胡荽	Hydrocothle sibthorpioides Lam.	永顺	土家族	小满天星	叶	带状疱疹
山茱萸科						
青荚叶	Helwingia japonica (Thunb.) Dietr.	城步	苗族	达讽油	全株	月经不调、疝气、风湿、盗汗
杜鹃花科						
滇白珠	Gaultheria yunnanensis (Franch.) Rehd.	江华	瑶族	瑶婆药	全草	月经不调、风湿性关节炎
	Gaultheria yunnanensis (Franch.) Rehd.	城步凤凰	苗族	火他崽	全草	风湿跌打、前列腺炎，支气管炎，止咳
紫金牛科						
乳毛紫金牛	Ardisia mamillata Hance	通道	侗族	拉雅丁	根	活血止血、去腐生肌
矮地茶	Ardisia japonica (Hornst.) Bl.	龙山	土家族	女儿红		肺结核、肺炎、支气管炎
红凉伞（紫背紫金牛）	Ardisia bicolor Walker	通道	侗族	细呀亚	根	消肿解毒、行气祛风
	Ardisia bicolor Walker	城步	苗族	野青熬	根	五步蛇伤（七孔流血）、喉痛

	学名	单位	民族	民族药名	药用部位	功能主治
斑叶紫金牛	Ardisia punctata Lindl.	通道	侗族	登妙常	根	祛风湿、通经补血，小儿遗尿
光叶铁仔	Myrsine stolonifera (Koidz.) Walk.	龙山	土家族	接骨木		接骨、白带
报春花科						
广西过路黄	Lysimachia alfredii Hance	城步	苗族	泥鳅草	全草	解痉止痛，治肠蛔虫梗阻
木犀科						
小腊树	Ligustrum sinense Lour.	城步	苗族	手腊言	叶	鹅口疮、口腔炎、白喉
马钱科						
醉鱼草	Buddleia lindleyana Fort.	新晃	侗族	吊鱼杆	叶	扁桃腺炎、腮腺炎、带状疱疹
大叶醉鱼草	Buddleia davidii Franch.	城步	苗族	羊雀茄	全草	慢性淋巴管炎、腮腺炎
蓬莱葛	Gardneria multiflora Makino	城步	苗族	达邪荡	全草	蜈蚣毒蛇咬伤
龙胆科						
双蝴蝶	Crawfurdia fasciculata Wall.	通道	侗族	叫敏	叶	肺结核、乳腺炎、烫伤、崩漏
	Crawfurdia fasciculata Wall.	凤凰	苗族	月娘茭	叶	配棕毛止血、小儿肺结核
	Crawfurdia fasciculata Wall.	江华	瑶族		叶	烫伤
	Crawfurdia fasciculata Wall.	保靖	土家族	肺形草	全草	蜂窝组织炎

	学名	单位	民族	民族药名	药用部位	功能主治
青叶胆	Swertia mileensis T. N. Ho et W. L. Shi	永顺	土家族	鱼胆草	全草	烧伤、肝炎、痢疾、化脓性感染
	Swertia mileensis T. N. Ho et W. L. Shi	桑植保靖	土家族	鱼胆草	全草	肝炎、痢疾
夹竹桃科						
毛杜仲藤	Parabarium huaitingii Chun et Tsiang	通道	侗族	照恩瓜	茎	风湿关节炎、坐骨神经痛
紫花络石	Trachelospermum axillare Hook. f.	江华	瑶族	白血藤	全草	祛风湿、跌打损伤
萝藦科						
飞来鹤（牛皮消）	Cynanchum auriculatum Royle ex Wight	江华	瑶族	打不死	全草	祛风湿、跌打损伤
卵叶娃儿藤	Tylophora ovata （Lindl.） Hook. ex Steud.	通道	侗族	桑白芷	根	偏头痛
隔山消	Cynanchum wilfordii（Maxim.） Hemsl.	城步	瑶族	熬皮通	根	胃肠炎、腹痛、小儿消化不良
黑虎七	Periploca forrestii Schltr.	龙山	土家族	铁壳藤	茎	跌打损伤、腰痛
萝 muo	Metaplexis japonica（Thunb.） Mak.	龙山	土家族	奶浆藤	全草	五步蛇伤、缺乳
多花娃儿藤	Tylophora floribunda Miq.	城步	苗族	乐求胜	根	风湿痛、胃痛、牙痛、痛经
旋花科						
马蹄金	Dichondra repens Forst.	永顺	土家族	黄疸草	全草	黄疸性肝炎
篱打碗花	Calystegia sepium （L.） R. Br.	永顺	土家族	藤藤菜	全草	肝炎

	学名	单位	民族	民族药名	药用部位	功能主治
马鞭草科						
臭牡丹	Clerodendron bungei Steud.	桑植	土家族	头晕丹	叶根	头晕
	Clerodendron bungei Steud.	城步	苗族	秋美哉	叶根	风湿跌打、疳积、脱肛、子宫脱垂
紫珠	Callicarpa macrophylla Vahl	凤凰	苗族		叶	腮腺炎，止血
裸花紫珠	Callicarpa nudiflora Hook. et Arn.	桑植	土家族	鞭子树	枝茎	百日咳
马鞭草	Verbena officinalis L.	保靖	土家族	铁马鞭	根	高烧、痢疾
唇形科						
夏枯草	Prunella vulgaris L.	保靖	土家族	地牯牛	全草	产后腹痛
连钱草（活血丹）	Glechoma longituba（Nakai）Kupr.	江华	瑶族	豆角消	全草	小儿疳积、夜盲症
	Glechoma longituba（Nakai）Kupr.	城步	苗族	洞贼焚	全草	带状疱疹、结石、尿道炎、跌打骨折
茄科						
苦职	Physalis pubescens L.	城步	苗族	当炉破	全草	睾丸上缩
锦灯笼	Physalis alkengi L. var. franchetii（Mast.）Mak.	龙山	土家族	灯笼泡	全草	扁桃体炎
紫葳科						
凌霄花	Campsis grandiftora（Thunb.）Loisel.	城步	苗族	做古讽	全草	风湿、跌打、月经不调

	学名	单位	民族	民族药名	药用部位	功能主治
	Campsis grandiftora (Thunb.) Loisel.	江华	瑶族	红花倒水莲	全草	避育、跌打、骨髓炎
	Campsis grandiftora (Thunb.) Loisel.	保靖	土家族	钻墙风	全草	风湿性关节炎
列当科						
野菰	Aeginetia indica L.	城步	苗族	丸心草	全草	内脏出血、毒蛇咬伤
	Aeginetia indica L.	新晃	侗族	蛇头菜	全草	颈后痛、毒蛇咬伤、排脓生肌
苦苣苔科						
蚂蝗七	Chirita fimbrisepala Hand. -Mazz.	城步	苗族	马何赛起	根	小儿疳积、跌打
石吊兰	Lysionotus pauciflora Maxim.	城步	苗族	邪苇浪	全草	肺结核、淋巴结核、消化道溃疡
	Lysionotus pauciflora Maxim.	隆回	苗族	岩茶	全草	镇咳化痰、平喘散结
爵床科						
枪花草	Hypoestes poilanei R. Benoistr.	保靖	土家族	红节草	全草	止血(钩端螺旋体出血型)
车前科						
车前草	Plantago asiatica L.	保靖	土家族	蛤蟆草	根、种子	胃痛、痢疾
茜草科						
风箱树	Cephalanthus occidentalis L.	通道	侗族	荚夏压	茎	消炎止痛、治痈肿疮疖

	学名	单位	民族	民族药名	药用部位	功能主治
鸡矢藤	Paederia scandens (Lour.) Merr.	城步	苗族		叶	小儿疳积、疼痛、角膜斑翳
败酱科						
黄花败酱	Patrinia scabiosaefolia Fisch.	龙山	土家族	败酱草	全草	阑尾炎、肝炎(降低转氨酶)
葫芦科						
蛇莲	Hemsleya sphaerocarpa Kuang et A. M. Lu	城步	苗族	岩龙鳖	块根	疮疖、泻痢、烫伤、喉痛
小蛇莲(雪胆)	Hemsleya amabilis Diels	桑植	土家族	百味莲	块根	健胃止痛、治胃十二指肠溃疡
桔梗科						
铜锤玉带草	Pratia begonifolia (Wall.) Lindl.	保靖	土家族	连珠菜	全草	带状疱疹
菊科						
布莱(牡蒿)	Artemisia japonica Thunb.	城步	苗族	黄巾车	全草	口腔炎、鹅口疮、刀伤出血、抗梅毒
毛大丁草	Gerbera piloselloides Cass.	城步	苗族	母底杓	全草	支气管炎
小鱼眼草	Dichrocephala benthamii C. B. Clarke	新晃	侗族	白花草	全草	清热解毒、治白喉
大丁草	Leibnitzia anandria (L.) Nakai	通道	侗族	骂巴成	全草	清热解毒、消肿止痛、痢疾肠炎
	Leibnitzia anandria (L.) Nakai	龙山	土家族	铺地虎	鲜花	蜂窝组织炎、痢疾

	学名	单位	民族	民族药名	药用部位	功能主治
四季菜	Artmemisia lactiflora Wall. ex DC.	通道	侗族	马少	全草	内痔、五官出血
一枝黄花	Solidago decurrens Lour.	桑植龙山	土家族	小柴胡	全草	深部脓肿
向日葵	Helianthus annuus L.	桑植	土家族	葵花	花托	深部脓肿
天南星科						
魔芋	Amorphophllus rivieri Durieu	桑植	土家族	三年无叶花	佛焰苞	宫颈糜烂
雪里见	Arisaema phallospadix C. Y. Wu	保靖	苗族	背蛇生	块根	止痛
泽泻科						
慈姑	Sagittaria Sagittifolia L.	新晃	侗族	骂箭刀	全草	解毒止痛
百合科						
剑叶开口箭	Tupistra enoifolia Wang et Tang	江华	瑶族	倒竹药	全草	腹胀
开口箭	Tupistra chinensis Bak.	城步	苗族	花古刺	根茎	咽喉肿痛
竹根假万寿竹	Disporopsis pernyi (Hua) Diels.	隆回	苗族	竹根七		消炎止痛、活血祛瘀
肺筋草	Aletris spicata (Thunb.) Franch.	保靖	土家族	一窝蛆	根	口腔糜烂
萱草	Hemero callis. Flava L.	城步	苗族	贺化猜	根	阴囊上缩、睾丸炎、淋巴结核、肝炎
吉祥草	Reineckea carnea kunth	城步	苗族	浪古楚	全草	气管炎、跌打骨折
万年青	Rohdea japonica Roth.	城步	苗族	铁熬角	全草	白喉

	学名	单位	民族	民族药名	药用部位	功能主治
白背牛尾菜	Smilax nipponica Miq.	城步	苗族	熬米巴	块根	白带、脚转筋
薯蓣科						
薯莨	Dioscorea cirrhosa Lour.	城步	苗族	丢萨言	块根	月经不调、肠炎、跌打
鸢尾科						
鸢尾	Iris tectorum Maxim.	大庸	土家族	搜山虎	根茎	深部脓肿、跌打损伤
兰科						
广东石豆兰	Bulbophyllum kwangtungense Schltr	城步	苗族	欠忿鲁手屎	全草	慢性气管炎、胃痛、小儿发热、肺炎
麦斛	Bulbophyllum inconspicuum Maxim.	通道	侗族	亿提桑	全草	滋阴清热、止咳化痰
多花兰	Gymbidium flribundum Lindl.	隆回	苗族	环心草	全草	胸肋胀痛、心胃气痛

四、湘西土家族苗族自治州民族药调查资料

湘西自治州根据全国和全省民族药调查要求，全州 10 县都开展民族药的调查工作，对“民族常用，疗效确切，来源清楚，比较成熟”的民族药物进行调查整理。各县对调查出来的民族药进行整理，对调查资料进行了汇编，编印了民族药名录或民族药资源、应用等方面的专题资料。全州共向省民族药办公室推荐民族药 208 种（包括重复品种）。现将湘西自治州几个县的民族药调查整理资料介绍如下。

1. 龙山县民族药调查资料

龙山县民族药调查资料于 1978 年 12 月 12 日整理完成。整

理出民族药55种，其中42种有学名，13种尚无学名，是当地土家族药匠介绍的常用土家族药物，植物标本待鉴定。向省民族药办公室推荐25种。

2. 桑植县民族药资料

桑植县民族药资料调查工作于1978年11月完成。整理编印了《湖南省桑植县民族药调查资料汇编》，收入汇编中民族药69种，主要包括当地土家族、白族、苗族民间常用药物。69种民族药科属来源清楚，每种药物都有临床应用附方及方药来源等。向省民族药办公室推荐7种民族药。

3. 保靖县民族药资料

保靖县民族药调查主要是收集当地苗族和土家族药物。汇编中收录民族药56种，其中45种科属来源清楚，学名等待考的11种。向省民族药办公室推荐29种。

4. 永顺县民族药资料

《永顺县民族药调查资料》收录当地土家族药27种，其中20种科属来源清楚，7种学名待鉴定。向省民族药办公室推荐24种。

5. 花垣县民族药资料

《花垣县民族药调查资料汇编》，收载当地民族药28种，其中20种注明科名。8种民族药均未注明科名。

6. 吉首县民族药资料

《吉首市民族药汇编》（1979年4月编），是从调查收集的170多种中草药中筛选出来的9种。并向省民族药办公室推荐。每种药物按本草学的体例编排，包括科名、来源、学名、地方名、性味、功能、主治、药用部分、附方、附注等10余项。9种药物为：一点血、大金刀、岩五爪、血蜈蚣、紫金莲、肺形草、雷胆籽、四川大钱草、虎耳草。

7. 古丈县民族药资料

《古丈县民族药调查资料汇编》第1辑（1979年4月4日编）收载当民族药43种。第种药物都注明了当地苗药名。如火麻草，苗药名为里及，八角枫，苗药名为石肉布。向省民族药办公室推荐42种民族药。

8. 凤凰县民族药资料

凤凰县民族药办公室在调查中共收集整理出122种苗药，分三批整理成册，即《凤凰县民族药收集资料》1～3批。其中第一批49种，第二批31种，第三批42种。凤凰县民族药主要是苗族药物，共向省民族药办公室推荐29种。

9. 泸溪县民族药资料

泸溪县向省民族药办公室推荐22种当地土家族苗族药物。

10. 大庸县民族药资料

大庸县向省药办公室推荐4种民族药。

附：部分常用土家族药名注释。

大救架为瓶尔小草，观音莲为福建莲座蕨，葛花菌为蛇菰，救命王为柱果铁线莲或单叶铁红莲，升麻草为金龟草，空心泡为红毛龙钩子，岩黄连为西南槐树，麦穗七为山酢浆草，山椒为飞龙掌血，箭草药为地锦，铁凌角为马甲子，雷胆了为三叶青，野葫芦藤为蛇葡萄，肺形草为双蝴蝶，水黄连为鱼胆草或青鱼胆草，铁马鞭为马鞭草，地牯牛为夏枯草，钻蔷风为凌霄花，红节草为枪花草，蛤蟆草为车前草，连珠菜为侗锤玉带连，背蛇生为雪里箭，一窝蛆为肺筋草。

第八章　湖南省民族医药研究成果

近20年来，湖南省民族族医药研究取得了可喜成果。这些成果主要体现在取得的科技成果、学术成果两个方面。学术成果又分学术著作及学术论文。

第一节　湖南省民族医药科技成果

20多年来，湖南省民族医药研究取得一批科技成果，分各级政府的科技资历。现将资料及来源清楚的简介如下。

［成果名称］湖南侗族医药研究
［获奖级别］湖南省科技进步三等奖（1990年度）
　　　　　　湖南省医药卫生科技进步三等奖（1989年度）
［获奖人员］谌铁民　刘育衡　唐承安　吴永徐　杨德忠等
［获奖单位］湖南省中医药研究院、通道侗族自治县卫生局

［成果名称］中国侗族医药研究
［获奖级别］湖南省科技进步二等奖（2004年度）
　　　　　　湖南省中医药科技进步二等奖（2004年度）
［获奖人员］刘育衡　蔡光先　丁　锋　秦裕辉　丁　佳等
［获奖单位］湖南省中医药研究院

［成果名称］湖南侗族医药文献整理与临床应用研究
［获奖级别］怀化市科技进步三等奖（2006年度）
［获奖人员］萧成纹　杨德忠　吴国生　龙开娥　邓星煌等

[获奖单位] 通道侗族自治县老科技工作者协会卫生分会

[成果名称] 土家医诊断与治疗方法研究
[获奖级别] 国家中医药管理局中医药基础研究三等奖(1998年度)
湖南省科技进步三等奖（1998 年度）
湖南省中医药科技进步二等奖（1998 年度）
湘西自治州科技进步二等奖（1998 年度）
[获奖人员] 田华咏　潘永华　唐永佳　何　炬　瞿显友
[获奖单位] 湖南省湘西自治州民族医药研究所

[成果名称] 全国民族药炮制方法研究
[获奖级别] 湖南省科技进步三等奖（2001 年度）
湘西自治州科技进步一等奖（2001 年度）
[获奖人员] 田华咏　瞿显友　熊鹏辉　刘玉琴　敬松　麦国荣
[获奖单位] 湖南省湘西自治州民族医药研究所

[成果名称] 土家族医药研究
[获奖级别] 湖南省科技进步三等奖（2002 年度）
湘西自治州科技进步一等奖（2002 年度）
[获奖人员] 田华咏　彭芳胜　潘永华　瞿显友
[获奖单位] 湖南省湘西自治州民族医药研究所

[成果名称] 湘西常用民族药炮制方法调查研究
[获奖级别] 湖南省中医科技进步三等奖（1996 年度）
[获奖人员] 瞿显友　杨赛兰　田华咏　杨文兴　彭芳胜
[获奖单位] 湖南省湘西自治州民族医药研究所

[成果名称] 龟龙丸治疗慢性结肠炎临床研究
[获奖级别] 湘西自治州科技进步三等奖（2000 年度）
[获奖人员] 彭芳胜　潘永华　田华咏　瞿显友　杨文兴

［获奖单位］湖南省湘西自治州民族医药研究所

［成果名称］水黄连抗菌痢研究
［获奖级别］湘西自治州科技成果二等奖（1982 年）
［获奖人员］田华咏　虞瑞生　田奇伟　唐昭海　唐永佳
［获奖单位］湖南省湘西自治州民族医药研究所

［成果名称］土家医方剂理论整理研究
［获奖级别］湖南省中医药科技进步三等奖（1999 年度）
［获奖人员］杨德泉　张　浩　邓　瑛
［获奖单位］湖南省湘西自治州药品检验所

［成果名称］土家医方剂学研究
［获奖级别］湘西自治州科技进步一等奖（2007 年度）
［获奖人员］彭芳胜　田华咏　滕建卓　熊绍勤　王菊满
［获奖单位］湘西自治州民族医药研究所

［成果名称］湖南省民族医药发展史研究
［获奖级别］湘西自治州科技进步一等奖（2007 年度）
［获奖人员］田华咏　滕建卓　田　药
［获奖单位］湘西自治州民族医药研究所

［成果名称］土家族遗传性多发性骨软骨病临床特征研究
［获奖级别］湘西自治州科技进步三等然（2007 年度）
［获奖人员］唐长友　彭武治　陈　松　向清国　彭　靖
［获奖单位］湘西自治州民族中医院、永顺县中医院等

［成果名称］湘西苗医正骨技术整理研究
［获奖级别］湘西自治州科技进步二等奖（2007 年度）
［获奖人员］张东海　田华咏　张　立　滕建卓　张元忠
［获奖单位］龙山县民族骨伤科医院、湘西民族医药研究所

［成果名称］苗医正骨手法与柏林接骨散治疗骨伤疾病研究
［获奖级别］湘西自治州科技进步二等奖（2000 年度）
湖南省中医药科技进步三等奖（2000 年度）
［获奖人员］张东海　张　立　田华咏　瞿显友
［获奖单位］龙山县民族骨伤科医院、湘西民族医药研究所

［成果名称］苗医外治法研究
［获奖级别］湘西自治州科技进步三等奖（1999 年度）
［获奖人员］龙玉山　欧志安　张继德等
［获奖单位］凤凰县民族中医院

［成果名称］湘西苗药汇编
［获奖级别］湘西自治州科技进步二等奖（1982 年度）
［获奖人员］欧志安
［获奖单位］凤凰县中草药研究所

［成果名称］湘西苗医史考
［获奖级别］湘西自治州科技成果三等奖（1985 年度）
［获奖人员］欧志安
［获奖单位］凤凰县民族中医院

［成果名称］土家族药物鉴别研究
［获奖级别］湘西自治州科技进步二等奖（2005 年度）
［获奖人员］杨德胜　杨德泉等
［获奖单位］吉首大学医学院　湘西自治州药品检验所

［成果名称］土家族医药发展史研究
［获奖级别］湘西自治州科技进步一等奖（2005 年度）
［获奖人员］田华咏　滕建卓
［获奖单位］湘西自治州民族医药研究所

第二节　湖南省民族医药学术著作简介

本文所介绍的湖南省民族医药学术著作均为正式出版物。

一、土家族医药学术著作简介

（一）《土家族医药学》

《土家族医药学》一书，我国第一部公开出版的土家族医药专著，由湖南省湘西土家族苗族自治州民族医药研究所田华咏（土家族）、潘永华（土家族）、唐永佳、何炬（湘西自治州民族中医院）、瞿绍双（苗族、湖南省泸溪县武溪镇卫生院）共同编著。1994 年 8 月由中医古籍出版出版，全书分概述，土家医基础，药物，临床证治共四章。该书全面系统的介绍了土家族简要历史，医药史回顾，土家族医药特色，医学理论基础，病因病机，诊断与治疗方法，卫生保健；在药物方面从土家族药物命名特点、分类、性能、采集、加工炮制、用法等进行详细阐述，介绍常用土家族药物 21 类，共 258 种；在临床证治上重点介绍了土家族医药的命名与分类，介绍了十八类疾病。如七十二症、七十二风、七十二痧、七十二劳、七十二惊、七十二窍病，七十二流、七十二疱疮、七十二痒、二十四气病、二十四痢、二十四伤疾、三十六妇女病、二十四霉、二十四疡、十二癫痫、十二走胎、十百单八杂症等。

《土家族医药学》一书，由我国中医泰斗，新中国中医药事业开拓者吕炳奎教授题写书名并题辞；原中国民族民间医药研究会主任曾育麟教授为该书作序；中医古籍出版社社长傅景华先生为本书的责任编辑。《土家族医药学》第 1 版，于 1994 年 8 月第 1 次印刷，印数为 2000 册，定价为 18.00 元。规格为 787 × 1902 毫米，16 开本，16.5 印张，416 千字。图书号为：ISBN 7 –

800B－582－9/R·578，中国版本图书馆 CIP 数据核字（94）第 09034 号。

（二）《土家医疗法》

《土家族医疗法》由湘西土家族苗族自治州民族医药研究所田华咏（土家族）编写，约 2.7 万字。收入阎洪臣、王广尧、路志彦编著的《传统疗法大成》一书中。

《土家医疗法》列为《传统疗法大成》中少数民族疗法篇的第六章（1281～1314 页）。《土家医疗法》中简要的回顾了土家族医药史，介绍了独具特色的土家族医疗体系，重点推介土家族传统疗法 22 种。如外敷疗法、熏蒸疗法、发泡疗法、周氏太乙神针、烧灸法、麝针疗法、蛋滚疗法、扑灰碗疗法、鸡敷疗法、推抹疗法、针罐酒疗法、拔罐疗法、放血疗法、火功疗法、踩油火疗法、烧灯火疗法、瓦针疗法、提风疗法、药浴疗法、佩带疗法、放痧疗法、吸负法。

《传统疗法大成》一书，于 1995 年 2 月由长春出版社出版发行。为 850×1168 毫米 32 开本，同年第 1 次印刷、字数为 111.7 万字，印数为 5000 册，书号 ISBN7－8064－199－2/R·18，定价为 36.00 元。

（三）《土家医药》

《土家医药》，由湘西土家族苗族自治州民族医药研究所田华咏（土家族）、潘永华（土家族）编著，约 3.4 万字，收入由陈士奎、蔡景峰主编的《中国传统医药概览》一书之中。

《土家医药》列为《中国传统医药概览》第十三章（573 页～616 页）。《土家医药》章中，从土家族概况，医药简史、理论体系；诊疗特色；药物资源、开发利用；事业现状，发展前景；专家简介等五个方面较为系统的介绍了土家族医药概况。

《中国传统医药概览》，于 1997 年 11 月由中国中医药出版社出版发行。850×1168毫米大32开本，全书51万字，于同年第1次印刷，册数为3000册，书号为ISBN7－80089－744－3/R·742中国版本图书馆CIP数据核字（97）第14069号，定价为35.00元。

（四）《土家族医学史》

《土家族医学史》由湘西土家族苗族自治州民族医药研究所田华咏主编，滕建卓为副主编。是国家中医药管理局民族医药文献整理丛书之一。国家中医药管理局原副局长，中国民族医药学术会长诸国本教授为本书作序。该书对土家族简况；土家族医药的起源；土家族医药的形成与发展；土家族医药学术特点；土家族医药卫生保健体系的形成与发展；土家族周边（边缘）古文化及古文化事象对土家族医药的影响；土家族医药文化传承；土家族医药与武陵山区其它民族医药的关系；历代土家医及现代土家族知名专家学者、学术著作、学术论文简介等九个方面进行详细的论述与介绍。

《土家族医学史》一书，2005年1月，由中医古籍出版社出版发行。为850×1168毫米32开本，同年第1次印刷，字数为380千字，印数为1000册。书号为ISBN7－80124－273－7/R.272。定价为26.00元人民币。

（五）《土家族医药研究新论》

《土家族医药研究新论》，由湘西土家族苗族自治州民族医药研究所田华咏著。国家中医药管理局原副局长，中国民族医药学会会长诸国本教授作序。该书为田华咏土家族医药研究文集，共收录研究论文30余篇“每篇都有一个主题，串联起来便是对土家族医药系统论述”（诸国本为本书序言）。本书对土家族医药学历史，土家医药学术特点，土家医诊断与治疗方法，土家族药物资源的利用保护，药物特色，药物分类与应用，药物炮制特点，土家族医药文化传承，多元文化对土家族医药文化的影响等方面进行专题论述。

《土家族医药研究新论》一书，2006 年 7 月，由中医古籍出版社出版发行。为 850 × 1168 毫米，32 开本，218 千字，定价 13.00 元人民币。书号为 ISBN – 80174 – 364 – 4/R. 363。

（六）《土家医方剂学》

《土家医方剂学》一书，由湘西土家族苗族自治州民族医药研究所彭芳胜主编，田华咏、滕建卓为副主编。为国家中医药管理局民族医药文献整理丛书之一。国家中医药管理局原副局长，中国民族医药学会会长诸国本教授作序。本书分上下两篇及附录三个部分组成。上篇为总论，论述了土家医方剂的历史，方剂与治法，方剂的分类，方剂组成，方剂的用法等内容。下篇介绍土家医方剂 16 类，收入代表方 335 首，附方 193 首，单验方 253 首。

《土家医方剂学》一书，2007 年 4 月，由中医古籍出版社出版，第 1 版，第 1 次印刷 2000 册。为 850 × 1168 毫米，32 开本，430 千字，定价 28.00 元人民币。书号为 ISBN978 – 80174 – 489 – 0。

二、湖南省苗族医药学术著作简介

（一）《湘西苗药汇编》

《湘西苗药汇编》一书，由凤凰县苗医欧志安编撰，岳麓出版社出版发行。本书介绍湘西苗药 500 种。对每一味苗药从来源、别名、性味、功用主治、用法用量、配方以及部分药物的成分、药理、临床观察均作了介绍，是对湘西苗医应用苗药系统总结。

《湘西苗药汇编》一书，1990 年 11 月第一版，第 1 次印刷

2000册，为32开本，600千字，定价11.50元人民币。书号为ISBN7-80520-232-X。

（二）《苗族医药学》

《苗族医药学》一书，由花垣县卫生局田兴秀、云南中医学院关祥祖联合主编，云南民族出版社出版发行。该书对苗族医学史、苗族生成哲学及其对苗医的作用，苗医基础、临床、药物、治疗方法等方面作了简要的介绍。本书主要作为云南民族医药培训的教材版本。

《苗族医药学》，1995年12月第1版，第1次印刷，32开本，14.125印张。

（三）《苗家养生秘录》

《苗家养生秘录》一书，由麻阳苗族自治县中医院滕建甲、滕敏、陈亮编著，国家中医药管理局原副局长，中国民族医药学会会长诸国本教授作序，中医古籍出版社出版，公开发行。该书对苗家养生防病传统理念；苗家养生防病传统习俗；苗家养生防病常用措施与方法；苗家养生防病常用方药；苗家防毒解毒方法等五部分进行论述及养生方法、方药进行介绍。

《苗家养生秘录》一书，2005年9月第一版，第1次印刷3000册。为850×1168毫米，32开本，270千字，定价16.00元人民币。书号为ISBN7-80174-327-X/R.326

（四）《苗家实用药方》

《苗家实用药方》一书，由怀化市麻阳苗族自治县中医院滕建甲、黄爱辉编著，国家中医药管理局原副局长，中国民族医药学会诸国本教授序。中医古籍出版社出版发行。该书共六卷，分别介绍“三十六部”苗药方，“三十六症”苗药方，“三十六病”苗药方，“三十六”杂症苗药方，苗家独特方药，以及附录中介绍的苗医经、疾、痧等病症。《苗家实用药方》一书中介绍苗家民间方药万余首，以验方为主。

《苗家实用药方》一书，2007 年 6 月第一版，第 1 次印刷 2000 册，930 千字。为 787×1092 毫米，16 开本，定价 48.00 元人民币。书号为 ISBN978－80174－516－3。

（五）《苗医正骨》

《苗医正骨》一书，由龙山县民族骨伤科医院张东海、湘西土家族苗族自治州民族医药研究所田华咏联合主编，中医古籍出版社出版，公开发行。本书系统的介绍了湘西苗医正骨技术、正骨药物、临床应用经验。对正骨技术采用影像资料及文字资料进行重点介绍。

《苗医正骨》一书，2007 年 11 月第 1 版，第 1 次印刷 1500 册。为 850×1168 毫米，32 开本，226 千字，其中彩插 44 页，定价 25.00 人民币。书号为 ISBN978－80174－549－1。

（六）《中国苗医史》

《中国苗医史》一书，由湘西土家庭和苗族自治州田华咏，贵阳中医学院民族医药研究所杜江联合主编。中医古籍出版社出版，公开发行。该书较为全国的论述了中国苗族医药发展历史。

《中国苗医名》一书，2008 年 8 月第 1 版，第 1 次印刷。为 850×1168 毫米，32 开本。

三、侗族医药学术著作

目前，湖南省侗医药学术著作公开出版的有《侗族医药探秘》

《侗族医药探秘》一书，由怀化市通道侗族自治县人民医院萧成纹编著，岳麓出版社公开发行。该书介绍了侗族医药简史，侗族民间故事传统，侗族医药古籍藏书及对疾病的命名和分类，侗族预防医学点滴，侗族临床医学选录，侗族民间单方拾萃，侗医药验方集锦，侗医药偏方歌诀等八个部分内容。

《侗族医药探秘》一书，2004 年 6 月第 1 版，第 1 次印刷 1500 册。为 787 × 1092 毫米，16 开本，365 千字，定价 40.00 元人民币。书号为 ISBN7 – 80665 – 392 – 9/R . 7。

四、综合民族医药学术著作

(一)《中国民族药炮制集成》

《中国民族药炮制集成》一书，由湘西自治州民族医药研究所田华咏、瞿显友、熊鹏辉主编。中医古籍出版社出版发行。本书共介绍国内 40 多个民族 1098 种民族药的 30 余种炮制方法。介绍炮制辅料 35 处，其中固体辅料 19 种，液体辅料 16 种。通过特殊炮制后使各地民族药减毒增效的作用，每种药物经炮制后的各民族用药经验的单方或验方。

《中国民族药炮制集成》一书，2004 年 9 月第 1 版第 1 次印刷 2500 册。为 787 × 1092 毫米，773 千字，定价 48.00 元人民币。书号为 ISBN7 – 80013 – 918 – 2/R. 914

第三节　湖南省民族医药学术论文

近 20 多年，湖南省民族医药研究取得较多成果，在国内专业期刊上或专业学术会议发表了一批学术论文。现将湖南省作者发表的有关民族民间医药学术论文以题录形式介绍如下。

一、土家族医药学术论文题录

虞瑞生. 川东獐牙菜的成分研究. 植物学报，1984，6：675 ~ 676

田奇伟、梁剑雄、田有顺. 川东獐牙菜的抗菌作用研究. 中草药 1984，8：22

田华咏、周劲强、吕世玲，等. 水黄连治疗急性病毒性肝炎46例疗效观察. 湖南中医杂志，1985，2：16－18

田华咏. 商陆血余炭治疗消化性溃疡. 湖南中医杂志，1985，4：13

石通文，等. 湘西州民族医药调查工作体会. 卫生信息与管理，1986，4：17～20

田华咏. 水黄连加TMP治疗急性菌痢75例效观察. 中西医结合杂志，1986（6）1：34

田华咏. 水黄连治疗菌痢疗效观察——附501例菌痢3种疗法疗效对比. 湖北中医杂志，1986，3：22

田华咏. 水黄连治疗急性菌痢300例疗效观察. 中草药，1986（17）2：26～28

田华咏、潘永华、李璞. 湘西土家族医药述论. 湘西科技，1986：3～4期，1987年1期连载

潘永华、田华咏. "火功疗法"治痹证. 湘西科技，1987，3：47

田华咏、潘永华. 土家族用药习俗及特点. 湘西科技，1988，1：23

潘永华. 向金芝《封刀接骨》证治. 湖南省民族医药学术会议论文集（1988）：18～21

向希勇. 湘西土家族黄连栽培经验总结. 湖南省民族医药学术会议论文集（1988）

田奇伟. 土家族药"女儿红"研究进展. 湖南省民族医药学术会议论文集（1988）：26～33

潘永华、向长明. 火功疗法治疗风湿病. 湖南省民族医药学术会议论文集（1988）：34～35

向希勇. 湘西土家族药物栽培概况. 湖南省民族医药学术会议论文集（1988）

陈振岩．土家族民间疗法－拔罐疗法临床应用体会．湖南省民族医药学术会议论文集（1988）

瞿绍双．浅谈泥鳅症的治疗．土家族医药学术研讨会论文集（1988）：1

叶明．蛾子的诊疗体会．土家族医药学术研讨会论文集（1988）：68～69

田华咏．青鱼胆草品种调查及在土药中的临床应用．土家族医药学术研讨会论文集（1988）

彭延辉．湘西土家族医药史探讨．湖南省民族医药学术会议论文集（1988）

田奇伟．湘西自治州民族医药研究所．湖南省民族医药学术会议论文集（1989）：47～55

潘永华、田华咏．试析土家族对劳病的证治．湖南省民族医药学术会议论文集（1989）：27～32

田华咏、潘永华．土家族医脉摭要．湖南省民族医药学术会议论文集（1989）：82～89

瞿绍双．试论土家医七十二风证．湖南省民族医药学术会议论文集（1989）

滕永康．猴巴掌治疗创伤的临床体会．湖南省民族医药学术会议论文集（1989）

彭武军．浅谈七叶参茶．湖南省民族医药学术会议论文集（1989）

侯启年．十月太阳历在湘西民间文化中的遗迹初探．湖南省民族医药学术会议论文集（1989）

刘礼孝、卢守富．土家医针灸“八卦穴”初探．湖南省民族医药学术会议论文集（1989）

卢守富．土家医“火焰穴”推治小儿惊骇证．湖南省民族医药学术会议论文集（1989）：10

滕永康．土家族验方治疗丹毒3例体会．湖南省民族医药学术会议论文集（1989）

彭友胜．土家医拔罐诊病法探微．湖南省民族医药学术会议论文集（1989）：12

陈振岩．民族药青鱼胆草的临床应用体会．湖南省民族医药学术会议论文集（1989）

姚祖蛟．挑刺治疗痧子．湖南省民族医药学术会议论文集（1989）

滕永康．土家医挑治法治疗牛皮癣的临床体会．湖南省民族医药学术会议论文集（1989）

田华咏、潘永华、唐永佳，等．土家族医学概述．湖南省民族医药学术会议论文集（1989）：1～26

田华咏．土药“七十二七”原植物初考．中药材1991，8：42～45

瞿显友．土家族民间常用动物药的整理与介绍．中国民族民间医药杂志1992．1：17

周明高．湘西土家族常用外治法简介．中国民族民间医药杂志1992（增刊）：480

田华咏．土家族民间蛇伤方药及常用蛇药介绍．中国民族民间医药杂志1992（增刊）：942

田华咏．痒症的分类及治疗．中国民族民间医药杂志1993，3：15～21

田华咏．土家族药物十八反的整理与研究．中国民族民间医药杂志1993，4：13～14

潘永华．浅谈土家医对劳病的证治．中国民族民间医药杂志1993，4：9

张元忠．土家药物按摩在小儿推拿中的运用．按摩与导引1993．5：46

滕树忠．民族药三百棒的质量标准研究．中国民族民间医药杂志1993（增刊）：1072

瞿继刚、王芳．土家族药用石灰．湖南省民族医药学术会议论文集（1993）：23～24

熊鹏辉．石门县土家族民间常用方药整理．湖南省民族医药学术会议论文集（1993）

瞿绍双、瞿继刚、王芳．湘西民间药用昆虫简介．湖南省民族医药学术会议论文集（1993）73～74

侯启年．试论钟馗驱傩风俗对土家族民俗及民间医药的影响．湖南省民族医药学术会议论文集（1993）91～92

田华咏．土家族民间草药36蜈蚣原植物初考．湖南省民族医药学术会议论文集（1993）58～62

彭芳胜．汪氏脉诊初探．湖南省民族医药学术会议论文集（1993）89～90

彭芳胜．民族药治疗溃疡性结肠炎的临床体会．湖南省民族医药学术会议论文集（1993）14～15

瞿绍双、瞿继刚．土家族人的姜药茶．中国民族民间医药杂志1994，4：21

彭延辉、尚立昆、郁刚．土家族医药史探讨．中国民族民间医药杂志1994，4：4

田华咏．土家族民间"还阳类"药物整理．中药材1994，5：13～15

瞿显友．土家族常用"参"类药物收集整理．中国民族民间医药杂志1994（7）：19～24

侯德顺、侯启柱、侯启年．土家族民间草药治疗肝炎93例疗效观察．湖南省民族医药学术会议论文集（1994）：8

孙圣琦．性误区与民族心理卫生．湖南省民族医药学术会议论文集（1994）67～68

熊鹏辉．石门县土家族民间蛇药资源调查．湖南省民族医药学术会议论文集（1994）38～40

侯启年．土家族民间房中术初探．湖南省民族医药学术会议论文集（1994）116～117

瞿显友．湘西民族药炮制概论．湖南省民族医药学术会议论文集（1994）48～50

瞿继刚、瞿绍双、王芳．桑蚕的民间药用．湖南省民族医药学术会议论文集（1994）41～42

罗景方．湘西土家族苗族民间抗癌动物药的整理．中国民族民间医药杂志 1995，3：41

彭志星．湘西自治州民族医药的现状与对策．中医药管理杂志 1995

田华咏、瞿显友．矿物药民间特殊炮制方法．湖南省民族医药学术会议论文集（1995）77～78

阎霜庭．原汁原能药理赋．湖南省民族医药学术会议论文集（1995）101～103

潘永华．土家族民间患病八忌．湖南省民族医药学术会议论文集（1995）：41～42

田华咏．土家族医药概述．中国民族医药杂志，1996，1：34

杨德胜．湘西土家族“莲”类药物简述．中国民族医药杂志 1996，4：33

瞿绍双．土家医对小儿走胎的辨证治疗．中国民族民间医药杂志 1996（增刊）：59

胡郁坤．土家族养生习俗的考察与思考．湖南中医杂志 1996（增刊）：66

杨德胜．湘西土家族菊科降压药物概述．中国民族医药杂志 1997，1：34

田华咏. 武陵医学源流研究. 中国民族医药杂志 1997, 3: 10

潘永华. 土家药四宝. 中国民族医药杂志 1997, 4: 35

田华咏. 试论楚文化对土家族医药的影响. 中国中医药报 1997, 11: 3 (民族医药版)

田华咏. 土家族民间火功疗法及临床应用. 中国中医药报 1997, 12: 29 (民族医药版)

潘永华. 试论土家医对气病的认识. 中国民族医药杂志 1997, 3: 7

瞿显友. 土家医脉学浅析. 中国民族民间医药杂志 1998, 1: 3

瞿显友、杨文兴. 土家族子上叶鉴别. 中国民族医药杂志 1998, 1: 41

彭芳胜. 试论土家族的药物配伍与禁忌. 中国民族医药杂志 1998, 2: 30

潘永华. 浅谈土家医对走胎的症治. 中国民族医药杂志 1998, 3: 30

田华咏. 土家医苗医经疾症候对比研究. 中国民族民间医药杂志 1998, 3: 25

田华咏. 土家医脉学简析. 中国中医药报, 1998, 5: 4 (民族医药版)

田华咏. 略论土家族药物分类及用药特点. 中国中医药报 1998, 7: 13 (民族医药版)

田华咏. 土家族封刀接骨术治疗骨伤疾病. 中国中医药报 1998, 9: 22 (民族医药版)

王菊满、彭芳胜. 论土家医学护理及服侍技术. 中国民族医药杂志 1999, 2: 20

潘永华. 土家族牡丹七的临床应用. 中国民族医药杂志

1999，2：20

杨德泉．土家医方剂理论整理．中国民族民间医药杂志 1999，2：128

田华咏．土家医外治法研究（1）．中国民族医药杂志 1999，4：29

田华咏．土家医疾病分类与命名特点．中国民族医药报 1999，4：5（民族医药版）

田华咏．土家医气血精与三元学说研究．中国民族民间医药杂志，1999，6：11

杨德泉．土家医方剂的剂理研究．中国民族医药杂志 1999，6：318

涂建雄．川东獐牙菜的生药学研究．湖南中医药导报，1999，12；12

田华咏．土家医外治法研究（Ⅱ）．中国民族医药杂志 2000，1：24

朱杰英、瞿显友、田华咏．土家族民族药川东獐牙菜栽培品的生药学研究．中国民族医药杂志 2000，3；27~28

田华咏．土家医致病原因与发病机理研究．中国民族民间医药杂志 2000，5：260

彭芳胜、潘永华、田华咏．龟龙丸治疗慢性溃疡性结肠炎 109 例临床疗效观察．中国民族民间医药杂志 2000，6：331~339

谭桂山、徐声平、田华咏，等．川东獐牙菜化学成分的研究．中国药学杂志 2000，7：441

田华咏．略论傩文化对土家族医药的影响．《21 世纪中国民族民间医药研究》2000 年版：28~30

彭芳胜．土家医“饿水痨”证治规律初探．《21 世纪中国民族民间医药研究》2000 年版：98~99

钟颖．土家药三颗针的品种调查．中国民族民间医药杂志 2001，1：36～37

田华咏．土家医诊法研究．中国民族医药杂志 2001，1：28～30

潘永华、向晟．自拟“水桃 10 味汤”治疗乙型肝炎 35 例疗效观察．中国民族民间医药杂志 2001，1：14～15

肖一宾、符丁玖．土家药蒴藋治疗漆疮 50 例．中国民族医药杂志，2001，1：44

赵冰青、李青、陈卫平．湖南省少数民族 10 种常用药．中国民族民间医药杂志 2001，2：101～103

肖一宾．土家药蒴翟治疗变态性接触性皮炎 38 例．湖南省中医药导报 2001，3：25

谭桂山、徐康平、徐平声．川东獐牙菜化学成分的研究(Ⅰ)．湖南药学，2001，3：129

田华咏．土家族医药研究回顾．中国民族医药杂志 2001，3：1～2

谭桂山、徐康平、徐平声．川东獐牙菜化学成分的研究(Ⅱ)．湖南药学 2001，3：139

李永恕．土家族民间医药治疗骨伤经验．中民族医药杂志 2001，3：13～14

肖一宾、史庭仁．土家族七里麻治疗风土疮临床观察．中国民族民间医药杂志 2001，4：203～204

田华咏．土家族药物炮制特点．中国民族民间医药杂志 2001，4：14～15

史庭仁、肖一宾．土家药八棱麻治疗生漆过敏实验报告．中国民族医药杂志 2001，4：21

肖一宾．土家药野棉花天灸治疗寒湿痹 80 例临床观察．中国民族民间医药杂志 2001，5：264－265

邬洪梁、陈迈群，等．湖南汉族，土家族和苗族人群GSTM1基因多态性研究．中华医学遗传学杂志．2001，18（6）．-488-489

田贵菊、彭芳胜．26种土家族药用真菌整理．中国民族民间医药杂志20016：348~349

田华咏、潘永华、唐永佳，等．土家医诊断与治疗方法研究．医学研究通讯，2001：9：18~19

田华咏．土家族人文传统医学．全国土家族医药学术会议论文集（2001）：5~8

孙圣琦．土家民俗语言——丑语与心理卫生．全国土家族医药学术会议论文集（2001）：46~48

瞿绍双．土家医对山根脉纹的探讨与临床应用．全国土家族医药学术会议论文集（2001）：72~74

周大成、张昌锡．土家医药物提风法治疗小儿停风病．全国土家族医药学术会议论文集（2001）：74~75

彭武和、秦建华．土家药天葵化石汤治疗泌尿系结石206例临床观察．全国土家族医药学术会议论文集（2001）79~81

潘永华．土家药消肿止痛散治疗关节肿痛84例．全国土家族医药学术会议论文集（2001）：81~83

唐长友、彭志南、彭芳胜．土家医治疗颈椎间并腰椎间盘突出症54例临床分析．全国土家族医药学术会议论文集（2001）：106~102

龙世英．土家药牛血莲的临床应用．全国土家族医药学术会议论文集（2001）120~121

杨金初．土家药鸭跖草治疗血淋20例．全国土家族医药学术会议论文集（2001）：125

张元忠．四种常用土家族药的鉴别与临床应用．全国土家族医药学术会议论文集（2001）：150~151

肖一宾、李才源、史庭仁. 土家药水边麻治疗接触性皮炎130例. 全国土家族医药学术会议论文集（2001）128～130

彭鸿. 土家族温针治疗术后尿潴留30例护理观察. 全国土家族医药学术会议论文集（2001）164～165

杨德泉. 本草中收藏的土家族药物（I）. 全国土家族医药学术会议论文集（2001）146～149

邓发文、彭芳胜. 土家族医药配合乳酶生治疗小儿秋冬季腹泻临床观察. 全国土家族医药学术会议论文集（2001）：98～100

雷吉林、向官培. 土家医治疗慢性骨髓炎. 全国土家族医药学术会议论文集（2001）：93～94

彭武和、杨湘跃. 土家族药治疗早期大肠癌68例. 全国土家族医药学术会议论文集（2001）：78～79

李连文. 土家药"雪丝汤"巧治膀胱炎. 全国土家族医药学术会议论文集（2001）：92～93

符开春、符雪芸、何玉珍. 土家医药治疗血栓性闭塞性脉管炎29例. 全国土家族医药学术会议论文集（2001）：66～67

王鸿海. 土家人养生三定律. 全国土家族医药学术会议论文集（2001）：30

孙圣琦. 土家族民俗与疾病. 全国土家族医药学术会议论文集（2001）：41～44

孙圣琦. 湘西土家族"怄气病"194例临床分析. 全国土家族医药学术会议论文集（2001）：69～71

符开春、吕俊峰、何玉珍. 浅谈神学文化与宗教文化对土家族医药及医德教育的影响. 全国土家族医药学术会议论文集（2001）：39～41

瞿绍双. 论土家族医药源于实践. 全国土家族医药学术会议论文集（2001）：23～25

潘永华、潘黎. 土家族养生七法. 全国土家族医药学术会议

论文集（2001）：37～38

杨德胜．明代以前土家医六种治疗方法．全国土家族医药学术会议论文集（2001）：36～37

田华咏、瞿显友．土家族药水边麻本草学研究．中国民族民间医药杂志 2002，1：50～51

张世林、贺小燕．汉族与土家族消化性溃疡患者资料对照．中华消化内镜杂志．2002，19（1）．－45－46

徐康平、谭桂山、徐平声．川东獐牙菜化学成分研究．湖南药学 2002，1：41

滕建卓．土家族药一口血辨析．中国民族民间医药杂志 2002，2：4

田华咏．梯玛文化与土家族医药．中国民族医药杂志 2002，2：1～2

彭芳胜、瞿显友、周大成．土家医耳诊法研究．中国民族医药杂志，2002，2：4

滕建卓、李金荃．湘西土家族药物“三十六血”的整理与研究．中国民族医药杂志 2002，2：22

王正苹．糍炭散治疗烧伤 42 例临床观察．中国民族民间医药杂志．2002（2）．－88－89

彭胜芳．土家族医学毒气学说研究．湖南中医药导报，2002，3：93～94

符开春．论土家族常用治病方法．中国民族民间医药杂志 2002，4：189～191

符开春．汉文化中医学与土家族医药．湖南中医药导报，2002，5：219～221

瞿绍双．土家族药“肠炎康”治疗慢性腹泻的探讨．中国民族民间医药杂志 2002，6：327～328

彭芳胜、曾中秋．循证医学在土家族医学临床及防治研究中

的应用．湖北中医杂志，2002 论文专辑：15～16

田华咏．论土家族医药的承传载体．湖北中医杂志，2002 论文专辑：3～6

瞿绍双．浅淡土家族医的刮疗法．湖北中医杂志，2002 论文专辑：16～18

瞿绍双．土家苦莱药简介．湖北中医杂志，2002 论文专辑：18～20

兰绍平．土家族医药文化圈的地域研究．湖北中医杂志，2002 论文专辑：12～13

符开春．浅谈文化教育、道德修养对土家族医药的影响．湖北中医杂志，2002 论文专辑：21～22

符开春．土家名药——椿木香简介．湖北中医杂志，2002 论文专辑：22～23

符开春、何玉珍．浅淡土家医的阴阳水疗法．湖北中医杂志，2002 论文专辑：23～24

易思林．土家药止痛酊配合穴位按揉治疗腰痹 20 例．湖北中医杂志，2002 论文专辑：25～26

符文钰．土家医药治疗念珠菌阴道炎 25 例临床观察．湖北中医杂志，2002 论文专辑：27～28

彭芳胜．土家医霉病论．湖南省民族医药学术会议论文（2002）：50～53

曾宪平．土家族药水黄连研究概况．湖南省民族医药学术会议论文（2002）

向长明．湘西土家族苗族医药实践概况．湖南省民族医药学术会议论文（2002）：9～15

潘永华．土家医一百单八杂症病种及部分证治．湖南省民族医药学术会议论文集（2002）

彭芳胜．土家医毒气病因病机及证治研究．中国民族医药杂

志 2003，1：1～3

杨德泉.《图经本草》收载的施州土家族药物. 中国民族民间医药杂志 2003，2：118～119

田华咏. 试论土家族医药学术特点. 中医药通报 2003，2：110～112

罗雪梅、高永忠等. 湘西土家、苗、汉族女性月经初潮年龄及影响因素分析. 中国初级卫生保健. 2003，17（2）. －54－55

刘阳、田儒林、向辉，等. 湘西自治州土家族、苗族、汉族 ABO 及 RhD 血型抗原分布调查. 临床输血与检验. 2003，5（3）. －199－200

彭芳胜. 土家医治毒药物分类整理研究. 湖南中医药导报 2003，6：59～60

肖一宾. 烧灯火治鸡眼. 中国民间疗法. 2003，11（8）. －54－54

田华咏. 土家族药水黄连研究概况. 贵阳中医学院学报 2003（特辑）：195～196

彭武和、秦建华. 土家药天葵化石汤治疗泌尿结石 206 例临床观察. 中国民族民间医药杂志，2003，5：274～275

彭芳胜. 土家医毒气病因病机及证治. 中国民族医药杂志，2003，1：1

张永东、钟颖、瞿显友. 土家药“隔山消”的品种整理研究. 中国民族民间医药杂志，2003，5：304～306

张永东、钟颖、瞿显友. 土家族药用木耳. 中国民族民间医药杂志，2003，4：239

田华咏. 土家族医药发展史略. 中国民族民间医药杂志 2004，1：4～11

胡硕龙、李才源. 土家医药对支气管扩张咯血的止血效果观

察．中国民族医药杂志 2004，2：12～13

张永东，等．土家族食疗及特点．中国民族民间医药杂志 2004，2：97～100

张元忠，等．土家族药茅岩莓的生药学研究．中国民族医药杂志 2004，2：17～18

滕建卓，等．土家族药龟龙胶囊提取工艺研究．中国民族民间医药杂志 2004，2：117～119

向大斌．土家药龙葵外敷治疗眼睑带状疱疹．中国民族民间医药杂志 2004，2：42

曾嵘、黄奠坤、徐运安、毛小环．土家民族药落地生的生药学鉴定．湖南中医学院学报，2004 年 05 期

杨德泉．土家药水边麻叶与茎中齐墩果酸的含量测定．中国民族医药杂志，2004 年 S1 期

潘永华．土家药蛤蟆草的临床之妙用．中国民族医药杂志，2004 年 S1 期

赵冰清、王万贤、夏明庆．湘西土家族草药摊调查．中国民族医药杂志，2005 年 01 期

田华咏．略论土家族医药文化圈中南北流派的学术特点．中国民族民间医药杂志，2005 年 02 期

潘永华、龚兴牡．土家医一百单八症与西医病名的对照．中国民族医药杂志，2005 年 03 期

杨德泉．薄层扫描法测定土家药陆英不同采收期叶与茎中 β－谷甾醇的含量．中国民族医药杂志，2005 年 03 期

田华咏．土家族药文化资源的开发与保护．中医药导报，2005 年 05 期

吴绍敏、杨红艳．土家名药半截烂资源调查及生药学研究．中国民族民间医药杂志，2005 年 03 期

田开珍．土家族验方配合乳酶生治疗小儿秋冬季腹泻临床观

察. 中国民族民间医药杂志，2005 年 05 期

黎祖琼、米长忠. 土家药配合推拿艾灸治疗项背肌筋膜炎 78 例. 新中医，2005 年 10 期

田华咏. 论土家族医学理论体系的建构及学术特色. 中国民族医药杂志，2005 年 05 期

周顺、米长忠. 土家药九头狮子草的生药学研究. 中医药导报，2006 年 03 期

杨德胜. 土家族药物发展史研究. 湖南中医杂志，2006 年 03 期

田华咏. 土家族医药文化与数字医学关系探讨. 亚太传统医药，2006 年 04 期

田华咏. 从神仙医，药匠到医生——论土家族医生称谓的演变. 亚太传统医药，2006 年 08 期

侯启年、侯启柱. 土家医舌诊证治. 中国民族医药杂志，2006 年 06 期

田华咏. 土家族方药文化研究. 中国民族医药杂志，2007 年 02 期

符开春、何玉珍. 试论土家医毒气学说. 中国民族医药杂志，2007 年 02 期

滕建卓. 论土家族医药学的整体观. 中国民族医药杂志，2007 年 02 期

杨生绪、肖一宾、杨斌. 土家药通草根治疗老年男性前列腺增生性排尿障碍 31 例临床观察. 中国民族医药杂志，2007 年 02 期

彭承松. 土家族药"喜复康"对 28 例肺癌康复作用的观察. 中国民族医药杂志，2007 年 02 期

洪东升、王珍莲. 土家药配合黄体酮治治泌尿系结石 68 例. 中国民族医药杂志，2007 年 02 期

王珍莲、洪东升. 土家药熏蒸浸泡治疗跟痛症 28 例临床观察. 中国民族医药杂志，2007 年 02 期

瞿绍双、瞿继刚. 土家医赶火败毒调理法治胃痛探讨. 中国民族医药杂志，2007 年 02 期

瞿仁泉. 土家医气滞血瘀学说在骨伤科中的应用. 中国民族医药杂志，2007 年 02 期

瞿继刚、王芳. 土家医刮疗法临床作用探讨. 中国民族医药杂志，2007 年 02 期

杨德胜. 土家族药材鉴别研究的发展概况. 中国民族医药杂志，2007 年 02 期

杨德泉. 论土家族药的药性. 中国民族医药杂志，2007 年 02 期

覃满仙、熊鹏辉、覃道侠. 土家“风”类药物基源调查. 中国民族医药杂志，2007 年 02 期

熊鹏辉. 土家族“七”类药物考. 中国民族医药杂志，2007 年 02 期

侯启年、侯启柱、胡家军、赵永胜. 张家界（大庸）土家族民间七十二症证治源流考. 中国民族医药杂志，2007 年 02 期

彭芳胜. 土家医“七十二症”病因病位研究. 中国民族医药杂志，2007 年 02 期

覃事俊、向多辉. 土家药性赋. 中国民族医药杂志，2007 年 02 期

潘永华、潘黎. 对土家族民间神药两解的认识. 中国民族医药杂志，2007 年 02 期

张元忠. 让土家族医药扎根农村，走出大山的思考. 中国民族医药杂志，2007 年 02 期

田华咏、田菂. 土家医三种“七十二症”民间抄本症名比较研究. 亚太传统医药，2007 年 02 期

王菊满、彭芳胜．老年痴呆土家医护理干预方法研究．中国医药导报，2007 年 14 期

彭芳胜、田华咏、滕建卓．土家医方剂学研究．中医药导报，2007 年 07 期

曹文胜．针刺结合土家药物分期论治周围性面神经麻痹的临床观察．中国民族医药杂志，2007 年 06 期

刘子后、刘振华、李先辉、李春艳、吕江明．湘西土家药黄瓜香对红细胞自氧氧化溶血的影响．中国民族民间医药杂志，2007 年 04 期

李治国、彭芳胜、杨德良．中晚期肺癌土家药康复治疗 30 例临床观察．中国民族医药杂志，2007 年 09 期

陈梅、梁亮、毛泳渊、杨治国．土家族药物资源的开发与利用．中国民族民间医药，2008 年 01 期

符开春、龙俊吕．毒气病简谈．中国民族医药杂志，2008 年 05 期

杨德胜．走高等教育之路传承土家族医药．中国民族医药杂志，2007 年 09 期

二、苗医药学术论文题录

田华咏、田药．中国苗族医药域间学术特点比较研究．中国民族医药杂志，2007 年 09 期

石志权．苗医三线捆扎疗法治小儿走胎体会．中国民族医药杂志，2007 年 12 期

田华咏、田药．略论中国苗特征及其对人类医学的贡献．中国民族医药杂志，2007 年 09 期

石志权．苗药梅金化石散治疗肾结石体会．中国民族医药杂志，2007 年 09 期

蒲芳．苗药五百野牛狗骨汤治疗风湿性关节炎．中国民族医

药杂志，2007 年 09 期

李德秀. 苗药山白鬼骨蒲黄汤治疗乳腺炎. 中国民族医药杂志，2007 年 09 期

符忠来. 湘西东部苗医正骨手法整理及临床应用. 中国民族医药杂志，2007 年 09 期

陈先智. 苗医小儿推拿手法“一掌精”整理与临床应用. 中国民族医药杂志，2007 年 09 期

曾宪平、田兰、田华咏. 骨伤科苗药整理与研究. 中国民族医药杂志，2007 年 09 期

杨德泉. 清末至民国年间湘西苗族医药简述. 中国民族医药杂志，2007 年 09 期

彭芳胜. 湘西苗药补品分类整理研究. 中国民族医药杂志，2007 年 09 期

张东海、田华咏、滕建卓. 苗医骨伤科史略. 中国民族医药杂志，2007 年 09 期

王太伍. 苗药内外合用治疗银屑病. 中国民族医药杂志，2007 年 09 期

杨德胜、蒲小英、李加莲. 苗药走花肖的生药鉴别研究. 中国民族医药杂志，2007 年 09 期

龙江泽. 苗药治疗风湿性关节炎. 中国民族医药杂志，2007 年 09 期

毛雪芳. 苗药野牛鬼骨灵芝汤治疗头风、头痛. 中国民族医药杂志，2007 年 09 期

康健. 湘西苗族聚居地野生药用植物资源与应用研究. 中国民族医药杂志，2007 年 07 期

张东海、张立. 苗药柏林接骨散治疗伤疾举隅. 中国民族医药杂志，2007 年 02 期

田华咏、田药. 苗瑶语民族医药文化探源. 中国民族医药杂

志，2006 年 05 期

田华咏. 从苗族原始神话探寻远古苗族医药文化. 中国民族民间医药杂志，2006 年 03 期

欧志安. 天角遗方（二）. 中国民族民间医药杂志，2006 年 03 期

欧志安. 天角遗方（一）. 中国民族民间医药杂志，2006 年 02 期

田华咏. 苗族医药的盛世华章——《中华本草·苗药卷》评介. 贵阳中医学院学报，2006 年 03 期

杨德胜. 苗药分公母简介. 中国民间疗法，2006 年 05 期

龙美姣. 苗药双金胃疡胶囊治疗胃、十二指肠溃疡体会. 中外健康文摘. 医药月刊，2006 年 01 期

佘永红、米长忠、周顺. 吉祥草的鉴别. 中国民族民间医药杂志，2005 年 05 期

周顺；米长忠；佘永红. 苗药牛血莲的生药学研究. 中国民族民间医药杂志，2005 年 02 期

杨德胜；杨德泉. 湘西苗族百草汤常用组成药物调查. 中国民族民间医药杂志，2005 年 01 期

石银双. 苗医治肿瘤验方. 中国民族医药杂志，2004 年 S1 期

田仁海、龙爱国. 苗医冲气蒸疗法的临床应用. 中国民族医药杂志，2004 年 S1 期

吴言发、吴建芬. 苗医药治疗椎间盘突出症. 中国民族医药杂志，2004 年 S1 期

罗贵沅. 六百水牛鬼田汤治疗前列腺炎 120 例. 中国民族医药杂志，2004 年 S1 期

罗其林、李德秀. 苗药“七百龙鸡凤金汤”治疗附件炎经验介绍. 中国民族医药杂志，2004 年 S1 期

石启双．苗药拔毒酊、消疣清毒剂治尖锐湿疣 300 例体会．中国民族医药杂志，2004 年 S1 期

李知禄．苗药综合疗法治疗丘疹性荨麻疹．中国民族医药杂志，2004 年 S1 期

谢槐森．苗药治疗腰椎间盘突出症 500 例．中国民族医药杂志，2004 年 S1 期

张东海、张立．医正骨手法复位与柏林接骨散治疗下肢骨折——附 3014 例下肢骨折分析．中国民族医药杂志，2004 年 S1 期

欧志安、欧中秋．苗医便方歌谣选（妇孺门）（三）．中国民族民间医药杂志，2004 年 06 期

吴晓丽；李春梅；向红群．论苗医护理理念及其在现代护理中的实践作用．中国民族民间医药杂志，2004 年 06 期

洪东升．自拟苗药排石汤配合黄体酮治疗肾输尿管结石．中国基层医药，2004 年 06 期

欧志安、欧忠秋．苗医便方歌谣选（外病门）（二）．中国民族民间医药杂志，2004 年 04 期

欧志安、欧忠秋．苗医便方歌谣选（外病门）．中国民族民间医药杂志，2004 年 03 期

罗其林．苗药“野牛铁虎了麦汤”治疗肺痈 108 例．中国民族民间医药杂志，2002 年 01 期

张琳．苗医热水泡脚的保健作用．中国民族医药杂志，2001 年 03 期

张东海、张立、田华咏．苗医正骨法与柏林接骨散治疗 287 例骨折临床疗效观察．中国民族民间医药杂志，2000 年 04 期

欧琬．浅谈两则苗药验方．中国民族民间医药杂志，1999 年 06 期

周德忠、张升铭、萧成纹．苗药“克痹液”治疗坐骨神经

痛 168 例疗效观察. 中国民族民间医药杂志，1999 年 05 期

罗其林. 贵州苗医“三百鬼灯九金汤”治疗慢性咽喉炎 218 例. 中国民族民间医药杂志，1999 年 04 期

彭继铁、周德忠. 苗族药“乙肝散”治疗乙型肝炎 320 例小结. 中国民族民间医药杂志，1999 年 04 期

田华咏. 土家医苗医经疾症候对比. 中国民族医药杂志，1998 年 03 期

龙玉山、邓德建. 苗药治疗闭合性脑外伤 19 例. 中国民族医药杂志，1997 年 04 期

吴祖林、王立庄、蔡乾英. 苗药阿雄粉的临床初步观察及抑菌研究. 中医杂志，1996 年 11 期

李金桂、于大坝. 苗医药治疗癫、狂、痫 35 例临床观察. 中国民族医药杂志，1996 年 04 期

瞿显友、杨赛兰. 湘西民族药炮制概说. 中国民族医药杂志，1996 年 02 期

李金桂. 老子与苗族医药——略谈《黄龙秘传》与《道德经》. 中国民族医药杂志，1996 年 01 期

罗景方. 湘西土家族苗族民间抗癌动物药的整理. 中国民族民间医药杂志，1995 年 03 期

石富龙. 苗医对药物的分类方法. 中国民族民间医药杂志，1995 年 04 期

石国章. 疗效特快的苗医掐穴术. 中国民族民间医药杂志，1994 年 04 期

罗景方. 苗族民间蕨类抗癌中草药的整理研究. 中国民族民间医药杂志，1994 年 04 期

周亦农、朱宜德. 苗族医药治疗银屑病 20 例报告. 云南中医中药杂志，1989 年 06 期

欧志安. 苗族医学初探. 内蒙古中医药，1987 年 04 期

欧志安．苗家医药显奇功．中国民族，1984 年 10 期

龙文玉．苗医苗药概论．贵州民族研究，1982 年 02 期

欧志安．论湘西苗族医药．贵州民族研究，1983 年 02 期

田华咏．苗族医药研究 20 年评述．中国民族民间医药杂志，2007 年 02 期

田兴秀．三本论的实用意义．学术探索，1999 年 05 期

田兴秀．三本论附篇：事、物、人论．学术探索，1999 年 01 期

田兴秀．三本论．学术探索，1998 年 05 期

田兴秀．生成学说在苗族医学中的应用．民族论坛，1993 年 03 期

滕建卓．苗医药用方法及特点．怀化医专学报，2004，03（1）．－103－104

吴言发．浅谈苗医药的形成与发展．贵阳中医学院学报（2003 全国苗族医药特辑）

田兴秀．论苗医学十大特色．贵阳中医学院学报（2003 全国苗族医药特辑）

田华咏．略论中国苗族三大医药文化圈的形成与特色．贵阳中医学院学报（2003 全国苗族医药特辑）

石明芳．论苗医交环学说．贵阳中医学院学报（2003 全国苗族医药特辑）

吴言发．"三本论"在苗医学中的指导作用．贵阳中医学院学报（2003 全国苗族医药特辑）

符开春、何玉珍．浅谈土家医苗医之毒气说．贵阳中医学院学报（2003 全国苗族医药特辑）

张继德．苗药雪冬花合剂治疗类风湿性关节炎 125 例临床观察．贵阳中医学院学报（2003 全国苗族医药特辑）

杨通宝、隆吉河．苗药复方竹花酒治疗风湿性关节痛 100 例

临床观察．贵阳中医学院学报（2003 全国苗族医药特辑）

张东海、张立．苗医正骨法加柏林接骨散治疗上肢骨折——附 5737 例上肢骨折临床流行病学分析．贵阳中医学院学报（2003 全国苗族医药特辑）

萧成纹．苗药“降压通络汤”治疗高血压脑血栓．贵阳中医学院学报（2003 全国苗族医药特辑）

洪东升、滕黎明．苗医药内服外敷治疗偏头痛 18 例．贵阳中医学院学报（2003 全国苗族医药特辑）

罗其林、罗贵沅．苗药“七白马牛羊鸡汤”治疗肝病经验介绍．贵阳中医学院学报（2003 全国苗族医药特辑）

罗爱莲、杨梅．苗药“山白鬼骨蒲黄汤”治疗乳腺炎．贵阳中医学院学报（2003 全国苗族医药特辑）

欧琬．苗药九子黄连与千里光的临床应用．贵阳中医学院学报（2003 全国苗族医药特辑）

杨德泉．清末至民国年间湘西苗族医药中的鲜药用法．贵阳中医学院学报（2003 全国苗族医药特辑）

石通文．凤凰县苗族医药情况调查报告．卫生管理与信息，1986（4）增刊

欧志安．苗族医学方法初探．卫生管理与信息，1986（4）增刊

欧志安．苗语谚语、口诀、歌谣析．卫生管理与信息，1986（4）增刊

龙炳文．苗医三肚论．中国民族民间医药杂志，1994（增刊）：162

欧志安、龙文玉．论湘西苗族医药．湖南医药杂志，1983，6：36

欧志安．苗族医学．健康报，1983 年 9 月 23 日

田兴秀．论苗医药物蒸气疗法．卫生信息与管理，1984，4

(增刊)

田奇伟．苗药九木香研究概况．卫生管理与信息，1986(4) 增刊

田奇伟．苗药白辣蓼研究概况．卫生管理与信息，1986(4) 增刊

三、侗族医药学术论文题录

穆前裕．侗医药治疗前列腺癌1例．中国民族医药杂志，2008年05期

杨圣金．侗医药治疗原发性高血压38例．中国民族医药杂志，2008年05期

吴运泽．侗药脑百通汤剂治疗高血压46例临床观察．中国民族医药杂志，2008年05期

萧成纹、李成吉．侗中西药结合治疗尿毒症51例临床观察．中国民族医药杂志，2008年05期

吴运泽．浅论侗医药治疗肺结核病的经验体会．中国民族医药杂志，2008年03期

董群娥．门诊骨伤病人的侗西医结合护理．中国民族医药杂志，2007年11期

杨圣金．湖南芷江侗族医药发展简史．中国民族医药杂志，2007年11期

杨正忠、李光容．浅论民族民间医药在侗乡疟疾和流感预防中的应用．中国民族医药杂志，2007年11期

萧成纹．论侗族医药民俗文化与养生保健．中国民族医药杂志，2007年11期

杨德忠．侗药“黄走药酒”治疗风湿病．中国民族医药杂志，2007年11期

龙孝华；石详．浅谈侗医中草药配方中应注意的几个问题．

中国民族医药杂志，2007 年 11 期

张果果．侗药湿敷法治疗蛇伤后遗症．中国民族医药杂志，2007 年 11 期

林森、林东正．侗西医结合治疗慢性前列腺炎的体会．中国民族医药杂志，2007 年 11 期

杨毅、杨作平、王书明．侗西医结合治疗消化性溃疡并出血 120 例报告．中国民族医药杂志，2007 年 11 期

杨祚琪、杨进良．侗药杨氏三肝康结合西药治疗淤胆型乙型病毒性肝炎 108 例．中国民族医药杂志，2007 年 11 期

吴国生、杨盛建．应用侗医药辨证施治婴幼儿腹泻．中国民族医药杂志，2007 年 11 期

林昕、龙开娥．侗医对腰椎间盘突出症的治疗．中国民族医药杂志，2007 年 11 期

伍名波、伍名洋、伍宏泉．侗医药还生汤治疗猫鬼病 68 例总结．中国民族医药杂志，2007 年 11 期

龙文峰、陈经鹏．侗医药治疗胫腓骨骨折 208 例．中国民族医药杂志，2007 年 11 期

张祥福．侗药五草三黄汤治疗热淋 87 例临床体会．中国民族医药杂志，2007 年 11 期

龙智忠．侗药走观合剂治疗骨质增生症 48 例．中国民族医药杂志，2007 年 11 期

杨永瑝．侗医活血莲药酒治疗骨折 59 例临床报告．中国民族医药杂志，2007 年 11 期

唐海燕．侗药七叶枇杷汤治疗慢支疗效观察．中国民族医药杂志，2007 年 11 期

俞宗丹、俞大德．侗药复方四血汤治疗骨质增生症 38 例．中国民族医药杂志，2007 年 11 期

童松青．侗苗药复方四白汤治疗皮肤病 35 例．中国民族医

药杂志，2007 年 11 期
陈迎新、曲亮思．侗药益气化瘀汤治疗慢性盆腔炎 40 例．中国民族医药杂志，2007 年 11 期
汪治、陈超、梅树模、郑丽、肖聪颖．侗药猪腰子（黄腊果）藤茎的生药鉴定．中国民族民间医药杂志，2007 年 04 期
杨圣金．侗药治疗痛风性关节炎 37 例．中国民族医药杂志，2007 年 02 期
萧成纹．侗医药验方集锦（九）．中国民族民间医药杂志，2006 年 03 期
萧成纹．侗医药验方集锦（八）．中国民族民间医药杂志，2006 年 02 期
萧成纹．侗医药验方集锦（七）．中国民族民间医药杂志，2006 年 01 期
田华咏．《湖南侗族医药文献整理与临床应用》成果通过鉴定．中国民族民间医药杂志，2006 年 01 期
萧成纹．侗医药验方集锦（六）．中国民族民间医药杂志，2005 年 04 期
萧成纹．侗医药验方集锦（五）．中国民族民间医药杂志，2005 年 02 期
仇志和、陆荣妹．侗药通胆汤治疗肝总管结石一例报告．中国民族医药杂志，2004 年 S1 期
吴呈敏．浅谈侗医药艾叶防病治病．中国民族医药杂志，2004 年 S1 期
杨圣金、莫桂花．侗药“雪胆”的临床应用．中国民族医药杂志，2004 年 S1 期
龙孝华、石祥．侗药单验方的临床应用．中国民族医药杂志，2004 年 S1 期
龙驶．单味侗药“毛寿柴”在伤科中应用的临床体会．中

国民族医药杂志，2004 年 S1 期

张果果．侗药治病验方选介．中国民族医药杂志，2004 年 S1 期

李海．侗药蒲公英的临床应用．中国民族医药杂志，2004 年 S1 期

李成吉、杨时权、吴昌林．侗医验方单方治疗风湿瘫痪症．中国民族医药杂志，2004 年 S1 期

吴万源．评《侗族医药探秘》一书．中国民族医药杂志，2004 年 S1 期

邓伟峰、黄金．侗药登美筛化学成分及药理研究综述．中国民族医药杂志，2004 年 S1 期

黄元禄、黄贵海．侗族民间“多功能整骨床”在骨伤临床中的应用．中国民族医药杂志，2004 年 S1 期

王镱霖．侗医药治疗腰椎间盘突出症简介．中国民族医药杂志，2004 年 S1 期

宋志军、曾艳．对侗族医药剂型及特点的探讨．中国民族医药杂志，2004 年 S1 期

滕建卓、李金荃．历代本草侗药考．中国民族医药杂志，2004 年 S1 期

粟旺国；吴炳姬．侗药结合西药治疗烧烫伤 362 例疗效观察．中国民族医药杂志，2004 年 S1 期

唐嘉鸿、杨思连．侗药治疗头颈恶性肿瘤秘方简介．中国民族医药杂志，2004 年 S1 期

殷绍堂、殷泽福．侗医药治疗脊椎骨骨折 5 例报告．中国民族医药杂志，2004 年 S1 期

谭诗海．侗族民间中草医药治疗 2 例疑难病报导．中国民族医药杂志，2004 年 S1 期

王镱霖．侗药治疗骨折的临床体会．中国民族医药杂志，

2004 年 S1 期
龙俊吕．侗医药治疗肝癌肝硬化验案．中国民族医药杂志，2004 年 S1 期
田华咏．试论侗族冲傩文化与侗族医药文化的关系．中国民族医药杂志，2004 年 S1 期
龙明珍．侗药治疗骨髓炎．中国民族医药杂志，2004 年 S1 期
龙开娥．论龙氏侗医骨伤科诊疗法．中国民族医药杂志，2004 年 S1 期
吴军阳．侗药结合推拿治疗腰椎间盘突出症．中国民族医药杂志，2004 年 S1 期
李承佳．侗药石吊兰治疗慢性支气管炎 52 例临床观察．中国民族医药杂志，2004 年 S1 期
吴祖政．侗药“并交炭”治疗鼻出血的体会．中国民族医药杂志，2004 年 S1 期
陈永春．侗药消黄汤治疗甲肝 68 例．中国民族医药杂志，2004 年 S1 期
龙智忠．侗医治疗泌尿系结石 115 例．中国民族医药杂志，2004 年 S1 期
武政德．浅析侗药的现状及其发展．中国民族医药杂志，2004 年 S1 期
萧成纹．发展通道侗乡民族民间医药事业之我见．中国民族医药杂志，2004 年 S1 期
吴国生．侗医学术的发展与展望．中国民族医药杂志，2004 年 S1 期
吴国勇．对发展侗族医药的若干思考．中国民族医药杂志，2004 年 S1 期
邓星煌．发展侗族医药造福各族人民．中国民族医药杂志，

2004 年 S1 期
杨秀涛. 侗民族传统医药产业发展的战略取向. 中国民族医药杂志, 2004 年 S1 期
李先胜. 大力推进通道民族医药产业化. 中国民族医药杂志, 2004 年 S1 期
萧成纹. 侗医药验方集锦（四）. 中国民族民间医药杂志, 2004 年 06 期
萧成纹. 侗医药验方集锦（三）. 中国民族民间医药杂志, 2004 年 04 期
萧成纹. 侗医药验方集锦（二）. 中国民族民间医药杂志, 2004 年 03 期
萧成纹. 侗医药验方集锦（一）. 中国民族民间医药杂志, 2004 年 02 期
刘育衡、丁锋、丁佳. 中国侗族医学“风证”的起源及其辨析研究. 中华医史杂志, 2003 年 01 期
刘育衡、蔡光先、丁锋. 中国侗族医药与侗族文化哲学思想. 医学与哲学, 2003 年 03 期
赵冰清、李青、熊银鹰. 湖南少数民族常用中药调查报告. 时珍国医国药, 2003 年 08 期
萧成纹. 论侗医诊疗技法. 中国民族民间医药杂志, 2003 年 06 期
萧成纹. 剖析侗族医药民间古籍藏书. 中国民族民间医药杂志, 2003 年 03 期
萧成纹. 侗医对疾病的命名和分类. 中国民族民间医药杂志, 2003 年 02 期
萧成纹. 侗药结合中药治疗慢性痛风性关节炎临床观察. 中国民族民间医药杂志, 2003 年 01 期
萧成纹. 对湖南省通道县侗族医药队伍的形成和传代形式之

考证．中国民族民间医药杂志，2002 年 03 期

萧成纹、谢小红、李运元、周其兴．侗药治疗非淋菌性尿道炎 75 例疗效观察．中国民族民间医药杂志，2002 年 02 期

龙云．侗药治疗晚期子宫颈癌验案 2 则．中国民族民间医药杂志，2001 年 04 期

萧成纹．侗药单方在小儿疳积病中的临床应用．中国民族民间医药杂志，2001 年 02 期

赵冰清、李青、陈卫平．湖南少数民族 10 种常用药．中国民族民间医药杂志，2001 年 02 期

杨正忠、吴刚能．论侗族卫生习俗与侗乡防疫保健．中国民族民间医药杂志，2001 年 02 期

刘育衡、蒋士生、丁佳．侗族习俗与卫生保健．中国民族医药杂志，2000 年 02 期

龙开娥、林昕．侗西医结合治疗尺骨上 1/3 开放性伸直型骨折合并桡骨头脱位 6 例．中国民族民间医药杂志，2000 年 06 期

唐赞飞、唐德润．侗药毛脚鸡临床运用效验．中国民族民间医药杂志，1999 年 05 期

萧成纹、李运元．侗族民间单方拾萃．中国民族民间医药杂志，1999 年 01 期

龙文耀．侗药“驳骨膏”、“活骨汤”治疗四肢骨折延迟愈合、不愈合症的探讨．中国民族民间医药杂志，1998 年 05 期

萧成纹．对侗医骨伤诊疗及龙氏接骨世家之考证．中国民族民间医药杂志，1997 年 05 期

刘育衡、丁锋、陈重明、朱如彩、陈建国、秦昌．瑶族医药与侗族医药的比较研究．中国民族医药杂志，1995 年 01 期

萧成纹．论侗族医药的发展及其特点．中国民族民间医药杂志，1995 年 04 期

萧成纹．侗药防治“流感”的作用分析．中国民族民间医

药杂志，1994 年 02 期

刘育衡、谌铁民、唐承安. 湖南侗族医药研究. 中华中医药杂志，1990 年 03 期

王万贤、温俊达、高守泉. 湖南民间药调查报告. 湖南中医杂志，1986 年 03 期

王大莹. “湖南侗医使用草药的特点”一文的表格补充材料. 中药材，1984 年 05 期

王大萱. 湖南侗医使用草药的特点. 中药材，1983 年 06 期

四、其它民族医药学术论文题录

石光汉. 试论黔东南发展民族医药的经验. 中国民族医药杂志，2008 年 05 期

杨腾煌. 瑶医“砂砾水”治疗泌尿系结石. 中国民族医药杂志，2008 年 05 期

李如海. 神秘奇特的瑶医药. 中国民族医药杂志，2008 年 05 期

田华咏、滕建卓. 湖南白族医药概况. 亚太传统医药，2007 年 04 期

赵冰清、张为、周源、朱舒虹、熊银鹰、谭波宇. 瑶族药白首乌的研究进展. 时珍国医国药，2006 年 12 期

周小江、贾敏如、曾南. 苗瑶医习用药肺经草止咳化痰作用的成分部位初步筛选. 中国民族医药杂志，2005 年 04 期

罗振习. 祖传瑶医秘方. 中国民族民间医药杂志，2005 年 06 期

刘育衡、丁锋. 瑶族及其医药概述. 湖南中医杂志，1995 年 05 期

刘育衡、丁锋、朱如彩. 瑶族“庞桶药浴”及浴波植物. 中国民族医药杂志，2001 年 03 期

赵冰清、李青、陈卫平．湖南少数民族10种常用药．中国民族民间医药杂志，2001年02期

何桂霞、裴刚、周天达、周雪仙．瑶族藤茶中杨梅树皮素的分离与结构鉴定．基层中药杂志，1999年04期

刘建新、周天达．藤茶的生药学研究．中草药，1999年06期

朱如彩、丁锋、刘育衡、秦昌国、陈重明、陈建国．湖南瑶族传统端午药市调查．中国民族医药杂志，1996年04期

周雪仙、曾湘华、李秋娥、唐湘元、宋纯．江华瑶族防感藤茶的药理研究．中国民族医药杂志，1996年04期

朱如彩、刘育衡．湖南瑶族“风药”的调查研究．湖南中医杂志，1995年05期

王万贤、温俊达、高守泉．湖南民间药调查报告．湖南中医杂志，1986年03期

李庚嘉、谌铁民、胡久玉、盘伍崽．湖南省蓝山县瑶药资源调查．中国中药杂志，1983年06期

第九章 湖南省民族医药学术团体及学术交流

一、湖南省民族医药学术团体

湖南省民族医药学术团体主要指湖南省中医药学会，湖南省中西医结合学会所属的民族医药专业委员会。

（一）湖南省中医药学会民族医药专业委员会

湖南省中医药学会民族医药专业委员会的前身为湖南省中医药学会民族医药研究会（以下简称湖南省民族医药研究会）。湖南省民族医药研究会成立于1988年6月。由何炬等17人组成民族医药研究会第一届委员会，推选何炬为研究会主任委员，麻老政（苗族）、田华咏（土家族）、吴永徐（侗族）为副主任委员。田奇伟（土家族）为秘书。

湖南省民族医药研究会于2002年8月进行调整，更名为湖南中医药学会民族医药专业委员会。由麻老政等19人组成，推选麻老政（苗族）为主任委员，田华咏（土家族）、向长明（土家族）、龙开娥（女，侗族）、唐世明（瑶族）为副主任委员。彭芳胜（土家族）为秘书。省民族医药研究会挂靠湘西土家族苗族自治州民族医药研究所。

（二）湖南省中西医结合学会民族医药专业委员会

湖南省中西医结合学会民族医药专业委员会于1993年7月，在湘西自治州永顺县王村镇召开全省中西医结合民族医药学术研讨会上成立。由何炬等31人组成专业委员会，推选何炬为主任委员，唐昭海（土家族）、马伯元、田华咏（土家族）、蒋昌杨（苗族）、谭多福、曹先彦为副主任委员。由田华咏、唐昭海、马伯元兼秘书并组成秘书组。并聘请杨蕴祥、张自强、梁巨澜、雷衍弘、林东正为专业委员会顾问。湖南省中西医结合学会民族医药专业委员会挂靠在湘西土家族苗族自治州民族医药研究所。

湖南省中西医结合学会民族医药专业委员会第二届委员会于1998年10月组成。由何炬等41名委员组成，推选何炬为主任委员，田华咏（常务，土家族）、伍光亚、李运元、萧成纹为副主任委员，瞿显友为秘书。

湖南省中西医结合学会民族医药专业委员会第三届委员会于2005年6月组成。由田华咏等27人组成第三届专业委员会，推田华咏（土家族）为主任委员，李运元、潘永华（土家族）、吴国生（侗族）、张东海（苗族）、李如海（瑶族）为副主任委员。滕建卓为秘书。

（三）地方民族医药学术团体

在湖南省民族地区还成立了地方民族民间医药学会，如怀化市成立了怀化市民族民间医药研究会，怀化市通道县、芷江县、洪江区等成立了通道侗族自治县民族医药研究会，芷江侗族自治县民族民间医药研究会，洪江民族民间医药研究会等。

怀化市民族民间医药研究会于1997年7月26日成立。选举李运元为理事长、邓星煌、龙开娥、萧成纹为副理事长。萧成纹兼任秘书长。2003年5月，怀化市民族民间医药研究会召开代表大会，选举产生第二届理事会。李运元任理事长，邓星煌、周灿、龙开娥、萧成纹、潘年才为副理事长。萧成纹兼秘书长。

通道侗族自治县民族医药研究会成立于1989年4月。选举伍世明为会长，吴永徐、李成奎为副会长。吴永徐兼秘书长。研究会挂靠通道县卫局。1999年8月21～22日，通道侗族自治县召开民族民间医药人员代表大会，选举产生第二届理事会。由石光汉等24人组成理事会。石光汉任会长，龙开娥、吴国生为副会长。吴国生兼秘书长。

洪江区民族民间医药研究会于2003年8月成立。选举谢槐森为会长（2006年病故），莫先云为秘书长。2006年9月进行换届选举，杨胜云为会长，莫先云为副会长兼秘书长。

芷江侗族自治县民族民间医药学会于2004年2月24日成立。张祥福当选为第一届理事会会长，张果果、杨圣金为副会长，刘安海任秘书长。2006年理事会进行调整，由刘安海任会长，杨圣金任副会长兼秘书长。

二、湖南省民族医药学术会议

1. 中华全国中医学会湖南分会民族医药研究会成立大会暨首届学术交流会

本次会议于1998年6月28~30日在湘西土家族苗族自治州首府吉首市召开。来自省内民族地区的专家学者及民族医药人员代表50余人参加了本次大会。湖南省中医学会谭克陶秘书长，湘西自治州政协田荆贵副主席，以及湘西自治州卫生局、民委领导参加了成立大会。

会议收到有关民族医药学术论文34篇，打印装订成册。大会交流20篇，其它论文在分组会议上交流。

2. 土家族医药学术研讨会

1988年12月23~24日，“土家族医药学术研讨会”在吉首市召开。本次会议由湖南省中医学会民族医药研究会主办，湘西自治州民族医药研究所承办。参加会议的代表分别来自湘西自治州、怀化、邵阳市、湖北、贵州等地专家、学者、民族医药人员40余人。会议收到学术论文24篇，分别在大会或分组会议上宣读或交流。研讨会分别由何炬主任委员、麻老政、田华咏副主任委员主持。

3. **湖南省民族医药研究会第二届学术交流会**

“湖南省民族医药研究会第二届学术交流会”，1989 年 10 月 10～12 日，在怀化地区通道侗族自治县召开。会议由湖南省民族医药研究会主办，通道侗族自治县民族医药研究会承办。来自怀化地区、湘西自治州、大庸市、邵阳市以及贵州省的民族医药人员、专家、学者 70 余人参加本次大会。会议收到学术论文 50 余篇，分为大会宣读及学组交流。湖南省民族医药研究会副主任委员田华咏、吴永徐分别主持会议。主任委员何炬学会工作报告。

4. **湖南省民族医药研究会第三届学术交流会**

“湖南省民族医药研究会第三届学术研讨会”1990 年 11 月在大庸市召开。来自全省各地，以及湖北省、贵州省、江苏省等省的民族医药专家学者 80 余人参加了本届研讨会。会议收到民族医药、中西医结合等方面的学术论文 55 篇，分别在大会或分组会议上交流。湖南省民族医药研究会主任委员何炬，副主任委员田华咏、吴永徐分别主持会议。

5. **湖南省中西医结合学会民族医药专业委员会成立暨首届民族医药学术会议**

“湖南省中西医结合学会民族医药专业委员会成立暨首届民族医药学术会议”，1993 年 7 月 20～23 日，在湘西自治州永顺县王村镇召开。来自湘西自治州、怀化市、张家界市、常德市、邵阳市、永州市，以及周边湖北省、四川省的代表 80 余人参加本次会议。湖南省中西医结合学会副理事长兼秘书长杨蕴祥代表省学会讲话，民族医药专业委员会主任何炬致开幕词，民族医药专业委员会副主任委员田华咏作会议筹备工作报告，副主任委员蒋昌杨作会议总结。会议收到学术论文 90 余篇，打印装订成会议论文集。

6. 湖南省第二届中西医结合民族医药学术交流会

“湖南省第二届中西医结合民族医药学术交流会”，1994 年 9 月 12 日～16 日，在张家界市桑植县召开。来自湘西自治州、零陵地区、怀化地区、常德、益阳、衡阳等市，以及湖北恩施自治州代表 60 余人参加了本次会议。本次会议收到学术论文 99 篇。论文内容涉及民族民间医药、药物资源、民族药炮制及质量研究，中西医结合临床、中西医结合理论探讨、民族医药教育、民族卫生心理等。

7. 湖南省第三届中西医结合民族医药学术交流会

“湖南省第三届中西医结合民族医药学术交流会”，1995 年 8 月 12 日，在常德市石门县召开。参会代表 64 人，收到学术论文 93 篇。大会宣读论文 13 篇，分组交流 53 篇。主任委员何炬炬致开幕词，副主任委员田华咏作会议总结。副主任委员唐昭海、马伯元分别主持会议。

8. 湖南省第四届中西医结合民族医药学术交流会

“湖南省第四届中西医结合民族医药学术交流会”，1996 年 8 月 21～24 日在衡山召开。来自省内各地代表 30 余人参加学术交流会。收到论文 90 篇，大会宣读 16 篇，其它 74 篇分组交流。民族医药专业委员会主任委员何炬主持本次会议。

9. 湖南省第五届中西医结合民族医药学术交流会暨怀化市第二届民族民间医药学术交流会

“湖南省第五届中西医结合民族医药学术交流会暨怀化市第二届民族民间医药学术交流会”，1998 年 10 月 10～12 日，在怀化市通道侗族自治县召开。来自省内各地州市，以及广西、贵州等地的代表 160 余人参加本次大会。省民族医药专业委员会主任何炬致开幕词，专委会副主任委员田华咏作学会工作报告，怀化市民族民间医药研究会李运元会长作怀化市民族民间医药研究会工作报告。会议收到学术论文 160 余篇。大会宣读 14 篇，其余论文在分组会议上交流。

10. 湖南省第六届暨怀化市第四届民族医药学术交流会

"湖南省第六届暨怀化市第四届民族医药学术交流会"2000年8月10日~12日，在吉首市召开。参会代表90余人，收到学术论文110篇。大会宣读13篇。大会由省民族医药专业委员会何炬主任委员主持，副主任田华咏作了题为"抓住机遇，跟上步伐，加快湖南省民族医药事业的发展"的学会工作报告；龙开娥代表怀化市民族民间医药研究会作了题为"抓住西部大开发机遇，发展怀化市民族医药事业"的学会工作报告。会议期间，湖南省中西医结合学会民族医药专业委员会表彰了学会工作先进单位和会员。先进学会为通道侗族自治县民族民间医药研究会；先进会员单位为：湘西自治州民族中医院，通道县民族中医院、凤凰县民族中医院；先进会员为：萧成纹、王家祥、罗其林。大会期间，怀化市民族民间医药研究会召开理事会，湘西自治州中西医结合学会召开了理事会。

11. 湖南省第七届暨怀化市第五届中西医结合民族医药学会流会

"湖南省第七届暨怀化市第五届中西医结合民族医药学会流会"，2001年8月17日~19日，在怀化市第三人民医院召开。参加本次大会的代表来自湘西自治州、怀化市、永州、常德等地代表80余人。省民族医药专业委员会常务副主任委员田华咏、怀化市民族民间医药研究会李运元会长分别代表省、市学会作学会工作报告。会议收到学术论文100篇，其中84篇论文收入论文集，16篇编入论文集（续集）。大会宣读16篇。

会议期间，成立了省民族医药专业委员会四个民族医药协作组，即土家族医药研究协作组、苗族医药研究协作组、瑶族医药研究协作组、侗族医药研究协作组。

12. **湖南省第八届暨怀化市第六届中西医结合民族医药学术交流会**

“湖南省第八届暨怀化市第六届中西医结合民族医药学术交流会”，2002 年 10 月 16~18 日，在湘西自治州凤凰县召开。来自省内各州市的 80 余名代表参加了本次学术交流会。大会由省中医药学会民族医药专业委员会副主任向长明主持，省中西医结合学会民族医药专业委员会常务副主任田华咏作学会工作报告及会议总结。省民族医药专业委员会副主任委员李运元、萧成纹、唐世明分别主持学术交流会。会议期间，怀化市民族民间医药研究会召开了会员代表大会，选举产生了新一届理事会，李运元继续当选会长。湖南省中医管理局李国忠副局长到会并讲话。

大会收到学术论文 180 余篇，其中 165 篇收入论文集。在大会上宣读学术论文 12 篇。对参与代表授予 I 类继续教育学分。

13. **湖南省民族医药发展前景学术研讨会**

“湖南省民族医药发展前景学术研讨会”，2003 年 10 月 25 日~27 日，在怀化医学高等专科学校附属医院（怀化市第三人民医院）召开。来自怀化市、湘西自治州、张家界市等地的代表 50 余人参加了大会。大会主题为：“展望湖湘民族医药发展前景，共绘湖湘民族医药美好明开”。湖南省民族医药专业委员会常务副主任田华咏作关于发展湖南省民族医药事业和民族医药教育工作的主题报告。怀化医专刘逢吉校长就民族医药教育工作与代表们广泛的交流。认为民族医药教育是民族医药发展的重要组成部分。与会代表还研讨了湖南省苗族医药、瑶族医药的学术继承、科学研究和开发力度等问题，建议召开专题学术会议研讨苗医、瑶医发展问题。

从 2003 年起，湖南省中医药学会民族医药专业委员会、湖南省中西医结合学会民族医药专业委员会商定，今后召开全省性民族医药学术研讨会两家学会联合主办，每次会议研讨一个主题，即分类指导。

14. 2005 **湖南省苗族医药学术研讨会**

“2005 湖南省苗族医药学术研讨会”，2005 年 10 月 16 日至 18 日，在花垣县召开。参会代表 90 余人，100 余篇学术论文编入会议论文集。本次会议主题为：“苗族医药的保护与发展”湖南省中西医结合学会民族医药专业委员会主任委员田华咏作了“保苗医之根，扬苗医之魂”的大会主题报告。湖南省中医药学会民族医药专业委员会主任委员麻老政就苗医的保护与发展发表讲话。

会议期间，为麻阳苗族自治县滕建甲新著《苗家养生秘录》举行首发仪式。为田兴秀主编的《三本论》一书，进行书评活动。以上新出版的两部苗医专著，是湖南省苗族医药研究的最新成果。

15. 2007 **湖南省苗医药学术研讨会**

“2007 湖南省苗医药学术研讨会”，2007 年 9 月 27～29 日，在我国长寿之乡麻阳苗族自治县中医院召开。来自北京、广西和湖南省湘西自治州、怀化市、张家界等 100 余名代表参加大会。大会开幕式由湖南省中西医结合学会民族医药专业委员会主任田华咏主持。中国民族医药学会会长，国家中医药管理局原副局长诸国本教授莅临大会，并作了题为“把发展苗医药和建设‘新农合’结合起来”的学术报告。湖南省中医药学会民族医药专业委员会主任委员麻老政致辞。会议收到学术论文 90 余篇，收入大会论文集 63 篇，22 篇推荐发表在《中国民族医药杂志》2007 年第 9 期上发表，作为会议的主题论文专辑。大会宣读或讲座学术论文 8 篇。

会议期间，还为麻阳县中医院滕建甲、黄爱辉主编的《苗家实用药方》举行了首发式。作者向与会代表赠书并介绍该书主要内容。田华咏作了题为：“让苗家药方走进千家万户》的书评学术报告。

会议期间，诸国本会长还考察了麻阳苗族自治县民族医药，看望了百岁老寿星和苗家乡村苗医。

三、承办或协助主办全国性民族医药学术研讨会

1. 全国土家族医药学术会议

“全国土家族医药学术会议”，2001 年 12 月 5 日~7 日，在湘西自治州首府吉首召开。本次会议为我国第一次全国性土家族医药学术会议。会议由中国民族医药学会主办，湘西自治州卫生局、湘西自治州民族中医院、湘西自治州民族医药研究所承办。来自湖南、湖北、重庆、北京等省市的代表 135 人参加本次学术会议。会议收到学术论文 100 余篇，编入大会论文集。湘西自治州民族医药研究所田华咏等主编的《土家族医药研究》（内部资料）一书，在大会上交流。大会开幕式，由中国民族医药学会奇玲副秘书长主持，诸国本会长作了：“土家族医药研究的成就与发展”的主题报告。湖南省卫生厅副厅长、湖南省中医药学会会长周绍明，湘西自治州人民政府常务副州长杨先杰等领导在大会开幕式上致词。湖南省中医管理局郭子华副局长，重庆市卫生局中医处熊念处长等领导参加会议。

会议期间，举行了学术报告会。中国中医研究院姜廷良教授作了中药研究现状及民族医药发展的学术报告。田华咏、谭宗艾等 8 位专家学者在大会上作土家族研究专题学术报告。

大会闭幕式由湖南省中医药管理局郭子华主持，诸国本会长作会议总结，对今后我国土家族医药的发展提出具体要求。

2. 首届全国侗族学术研讨会

“首届全国侗族学术研讨会”，2004 年 10 月 20 日~24 日，在湖南省怀化市通道侗族自治州召开。来自湖南省、贵州省、广西自治区、云南、重庆、内蒙古、北京、湖北、四川、福建等

10省市自治区的代表230余人。会议收到学术论文170余篇，以《中国民族医药杂志》全国侗族医药学术会议专辑出版，在大会交流。全国首届侗族医药学术研讨会由中国民族医药学会主办，湖南省通道侗族自治县承办，湖南省民族医药专业委员会、《中国民族医药杂志》协办。中国民族医药学会诸国本会长在大会作了“通道侗族自治县继承、保护与发展民族医药的经验值得学习”的主题报告。黄传贵主任医师作了“民族民间医药在人类健康中的历史地位及其发展”；黄福开研究员作了“中国民族医药发展的五大战略”的学术报告。在大会上萧成纹、龙运光、田华咏等专家学者宣读了有关侗族医药学术论文。

会议期间，大会学术委员会对参会学术论文进行评选，其中贵州省龙运光《独特的侗家水井与侗民族文化发展群体防病意识的探讨》，湖南省田华咏《试论侗族冲傩文化与侗族医药文化的关系》等5篇论文被评为优秀论文一等奖，另外，还评出优秀论文二等奖、三等奖40篇。

3. 2006全国土家族医药学术研讨会

“2006全国土家族医药学术研讨会”，2006年10月14～17日，在湖南省湘西自治州凤凰县召开。本次会议由中国民族医药学会主办，湘西自治州民族医药研究所、湘西自治州民族中医院承办，湖南省民族医药专业委员会协办。来自湖南、湖北、贵州、北京、内蒙、广西、重庆等省市自治区的专家学者150余人参会。会议收到学术论文180余篇，分别收入《中国民族医药杂志》（51篇）2007年第2期，《内蒙古中医杂志》（51篇）2007年第2期，公开发表，以及《2006土家族医药学术研讨会论文集》（55篇），其它作题录附在论文集。

会议开幕式由中国民族医药学会刘成起副秘书长主持，诸国本会长致开幕词和大会总结。学术报告会分别由刘成起副秘书长和中国民族医药学会土家族医药专家委员会田华咏主任委员主持。8 位专家学者作学术报告。会议期间，湘西自治州卫生局组织召开了“湘西自治州民族医药发展座谈会”，邀请诸国本、刘成起、伊广谦、杜江、万定荣、陈玉华、容小翔、汪均植等 12 位专家教授就如何发展湘西自治州民族医药献言献策，同时还邀请州直 14 个部门的主要领导参会，共谋发展湘西民族医药大计。

第十章　湖南省民族医药历史人物

第一节　土家族医药人物

彭　鼎

彭鼎，生于明崇祯甲戌年九月二十日，殁于康熙二十三年之冬（1634～1684）。保靖宣慰司。顺治初年，率所部献舆册投诚，敕奖谕，并赐宣慰司印，为保靖第三十六世宣慰司。

彭鼎，“性质聪明，襟怀豁达，通诗书，解音律，尤善丹青。人得其片纸尺幅，如获至宝。其三公图、五公图，精细入神。且精于医，每年必以百余金求药救济民间之疾苦，故起困苏危，远迩颂德”。（引自《保靖司宗谱》）彭鼎“亦土官之杰出者。”

彭鼎墓址在今保靖县大妥乡甘溪村凤凰岗，墓毁灭于1953年。

刘之余

刘之余，男，清中期人，生平待考。龙山县首善镇（今民安镇）人。据光绪版《龙山县志》（卷十四）名医篇载：“刘之余，本城里人，业儒精医术。性嗜施济人，有贫而病者，之余经诊之，且资以药饵。家故素封职，以窘生业，之余因弗憾也。日后常宿墓侧，一夜有虎至，之余觉，固不为惊，而虎亦旋去。家人劝之余，之余弗应，后以感犯，婴沈疾，乃舁而归，年八十六。后孙世杰补诸生，传其医学。”

胡先容

胡先容（1810~1892），土家族，大庸三岔乡人（今张家界市永定区三岔乡）。胡氏自幼勤奋，苦读四书五经。中青年时先后到长沙、武陵县任教谕，郴州府学正，衡阳府训导。“中年精医理，著有《医方导守约》四卷”。（清《永定县乡士志》卷2）胡氏晚年行医，医术高明，乐善好施，穷苦人求诊，时免药费。著有《医方守约》一书稿，刊于光绪11年秋（公元1885年）。1956年，由大庸县卫生科将原木刻版再重印50本，发县内中医学习参考用。《医方守约》是一部综合性医书，书中还收集了当地民族民间，特别是土家族民间的单方、验方，可谓是集传统医药与土家族医药于一体的医药专著。

李　广

李广（1845~1953），男，土家族，湖南省沅陵县北溶乡洞上坪村田草坪人。从小习武，练得一身功夫，被当地人称为能“上刀山，下火海”的武功师傅。中年跟师学医，以疗温疫疾病为专长，并结合武功气功为当地人治病。饮誉沅陵北溶一带，是土家族名医。

田维和

田维和（1861~1935），字汇川，土家族。保靖县锡调人（今马王乡锡洞村），清未秀才。幼年入私塾，中年在家开办私塾并教书，同时攻读医籍，医理通达，为当地群众施治疾病。

1910年后，以医为业，临床经验丰富。其专长为治疗浮肿之疾，为闻名城乡之名医。

彭廉泉

彭廉泉（1868～1952），土家族，今湖南省湘西土家族苗族自治州永顺县大明乡人。彭氏自幼酷爱当地土家族医药方术，曾多方求医学技，后专攻外伤医术，如专治跌打损伤，封刀接骨治疗骨伤疾病疗效颇佳，是湘西北一带著名骨伤科医生，被当地人称之为"神医"。民国期间，他的医术得到湖南省永顺专员顾家齐等军政要员的赏识。"湘西王"陈渠珍割据湘西时、彭廉泉任军医正，时任县红十字会外科医生，湖南省第八师范学校校医。彭氏还著有《临床经验和奇方异术》手抄本，后佚散。

谭月僧

谭月僧（1882～1996），湖南省张家界市慈利县象耳桥人，终身以医为职业。在数十年的医疗活动中，悬壶于湘西北及长沙等地。谭氏还善于总结临床诊疗经验和探讨医学理论，著有《医学桥》等著述。新中国成立后，部分手稿被编入《湖南中医医论选粹》及《湖南名医验方选编》。

彭子晋

彭子晋（1886～1950），名司笙，土家族，今湖南省湘西自治州永顺县泽家湖人。

彭子晋从小随家人学医，承传祖传土家族医术，终身以医为业，在湘西土家族民间颇著名声。彭氏善用土家族医术治病救人，尤以杂病临床治验丰富，对痨病、尿积病、水蛊胀、寒证、痹证等疾病，多采用土家医传统医疗方法治疗，累奏良效。

彭子晋医术精湛，晚年将临床实践经验进行系统总结，著医药书三卷，为手抄本，未能刊印，因保存不善，已散失无存。

彭子晋花甲之年，受聘为湖南省立第八师范学校校医，为师生服务四年，1950 年 4 月病故于家中。

彭凤斋

彭凤斋，生于清咸丰五年（1855 年），殁于民国 12 年(1923 年)，享年 68 岁。号勇作，男，土家族，湖南省保靖县昂调乡昂调村人。彭氏聪颖好学，读私塾多年，成为晚清秀才。善研读国医和土家族民间草医，医技精湛，善诊脉。临床上以民族医内科、儿科见长，处方药味少，重分量，治病有其独到之处，在当地名重一时。彭氏为人侠义，贫病者求医，随往悉心诊治，拒收谢金。被誉为一代名医。

彭浩天

彭浩天，生于清光绪元年（1875 年)，卒年不详。男，土家族，湖南省保靖县普绒乡西库溪人氏。20 岁时，外地江湖人士路过普绒乡乡村，至彭氏家开设的碾坊歇息投宿，谈及医药，彭浩天则收记别人介绍的一方一技之长。还广收博采当地土家族民间医药的点点滴滴经验。长期勤学钻研，在临床中应用，成为当地经验丰富，名盛一方的土家族名医。

杨子烈

杨子烈（1896～1954），土家族，原名光前，祖籍乾城县（吉首市）漩潭湾人。家贫，幼读私塾数年。12 岁，拜凤凰县名师学医，因勤奋好学，深得青睐。出师后，先在凤凰县独立开业。民国 24 年，迁居沅陵挂牌行医，医术高明，贵州铜仁及本省各地慕名求治者络绎不绝。抗日战争期间，为负伤官兵及贫困百姓治病，分文不取。

1952 年，杨子烈加入沅陵县中医学会。1954 年，入县中医联合诊所工作，深得同行敬重。晚年撰有 10 余万字《经验良方》书稿一册。

陈积元

陈积元（1899～1953），号恩高。张家界市永定区人。

陈氏出生书香门庭，从小熟读诗书，善书画，18 岁设馆教学。21 岁时因小孩病急，决心弃教从医。先后拜名医求学，刻苦研读。五年后，“典籍读熟，医理深邃”。25 岁时启业行医。擅长中医妇儿科，对温病有独到见解，立有温病转变六法，为一生治瘟病之秘。撰写《瘟病转变六法及变症论治》的学术论文。治病时坚持三为主，即男子以肾为主，妇女以经脉为主；小儿以病为主。服药按人的五行相克，药行对时，病人按医嘱服药无不应验。被当地民族医药界誉为“医理陈积元”。抗战时期，陈积元为聘为湖南省立第八职业学校及敦谊、三乐小校校医。晚年将其学术传授其子陈泽索。

彭大善

彭大善，男，土家族。1910 年生于湖南省龙山县洗车镇草谷村上寨组。1935 年至 1940 年跟父学医，又后跟王长洋老药匠学医 7 年。新中国成立后，在龙山县洗车乡卫生院工作。主攻土家医封刀接骨斗榫技术，年诊治各种骨折或脱位 300 余例，其它伤科疾病 1000 余例。彭大善的土家医接骨斗榫及封刀接骨技术（即正骨技术）熟练，在接骨斗榫时采用揉摸、捏拉、摇拐和抵崴四大步骤的 12 种正骨手法，主要手法为摸、捏、端、拍、拉、揉、崴、拐、挤、压、抵、摇，并结合小夹板固定，外敷、内服土家族药物，在恢复期加强功能锻练等综合治疗的一套土家医正骨技术，使得土家族医药在临床上彰显疗效。

对脱榫（脱臼）的复位手法为摇、拉、崴。

罗秉周

罗秉周（1910～1969），男，土家族，湖南省张家界市永定区温塘镇人。罗氏出生医药世家，其父罗庭芳是清末民初当地名医，以正骨术为精。他 15 岁随父从医，在父亲的悉心传授下，继承祖传正骨绝招——梧桐木接骨术。罗氏在祖传接骨术的基础上，经过不断的实践、探索，在实践中总结、提高，将其手法整理为“揉、扯、对、按、裹、夹、敷、包”八法，并用梧桐木作为药物置入伤口，促进骨折愈合，在临床上取得较好疗效。被当地誉为“骨科神医”，也称之为“罗氏正骨法”，成为湘西北有名的骨伤科专家。

罗秉周于 1953 年参加大庸县联合诊所，1956 年保送到沅陵卫校进修中医。1958 年出席湘西自治州中草医代表大会，献出了祖传秘方——“梧桐接骨”方。1959年2月特邀出席了湖南省科技大会，在会上他介绍了“梧桐木接骨”舒筋活络治疗骨伤疾病的医术，受到与会专家的好评。1959年任大庸县中医院副院长。1962年加入中国共产党，并当选大庸县人民代表。1964年任县中医院院长。罗秉周在大庸县中医院任正副院长的10年里，也是他“梧桐木接骨术”得到继承与提高的最好时期，该院用罗氏正骨术治愈了无数骨伤患者，为当地的民族医药事业作出了重要的贡献。1969年罗秉周因病英年早逝，年仅59岁。

第二节　苗族医药人物

闵应骏

闵应骏（1836～1897），男，乾城人。精通内、儿、妇科，擅长拳术、书画。清太学生，曾任陕西府经历。为乾城县同治光绪年间的一代名医。

陆公臣

陆公臣（1864～1937），男，凤凰县人。擅长小儿推拿、骨伤科。1928年任34师中医研究社儿科教师。

谢辅林

谢辅林（1877～1952），男，凤凰县人。精通脉法、瘟病学。陈渠珍任34师军医院少校主任，中医研究社瘟病学主讲。

陈祖敬

陈祖敬（1888～1962），男，苗族。湖南省吉首市白岩乡紫金村人。当地苗医。新中国成立后，任吉首县五星乡卫生院草医（苗医）。藏有《万年看病吉凶》手抄本。

秧时雨

秧时雨（1889～1974），男，乾城人。擅长内、妇、儿科，精通草医草药。他治疗小儿痿症、惊风、泄泻等病有独到之处。1910 年开始学医，1913 年开始半农半医。1935 年，他到沅陵、常德、长沙等地行医，进行广泛地医学交流。建国后，曾任吉首镇中医院事院长、县人民代表、州政协委员等职。

陈发武

陈发武（1879～1955），男，苗族，湖南省吉首县白岩乡阿糯村人。为当地苗医，藏有《看病吉凶科》苗医手抄本。

吴喜明

吴喜明，男，苗族。1898 年生于凤凰县棉寨村（今南华山林场）。17 岁时跟吴桂明苗医学医，擅长治疗骨伤科疾病，以及背花、各种瘤疖、疱疮，如牙癀、猴儿疱、九子疡、磨牙癀、叉蛀、穿蛀等病，用苗药外敷，临床疗效显著。

滕久跃

滕久跃（1901～1985），男，凤凰县人。擅长治疗跌打损伤，各种无名肿毒。1937 年任龙云革屯军军医。

龙玉六

龙玉六（1905～1988），男，花垣县人。精通苗医理论，创立禄马脉苗医学说，擅治各种疾病。5 岁开始随父学苗医，13 岁便可单独治病。1958 年创办猫儿公社苗医院。1964 年被选为州人大代表和州政协委员。

第三节　侗族医药人物

黄汉信

黄汉信，字宋南，清同治年间生于靖州横江桥乡赤竹坳村。自幼从师学医，很有长进。光绪二十八年（1902 年）考取进士，领翰林学士之位。黄谢辞朝廷重任，回乡重操医业。出诊不分昼夜风雨、贵贱亲疏。某夜，一樵夫儿病危求出诊，黄即提马灯风雪 15 公里应诊。病儿天明苏醒，樵夫跪拜，仅有几枚铜钱谢黄。黄婉言谢绝。次日，还遣学徒送去滋补药品。黄还救活河街瓷杂店张聚昌之子。张谢其恩，将店铺一半让黄开设药店，他人悬“汉信济民药堂”醒目大匾于门上，求诊拜师更众，被州人誉为晚清名医之首。

戈心泉

戈心泉，名敦澄，字坤涛，排行第七，人称戈七公。生于清同治癸亥年（1863 年），靖州飞山戈家团人。从师名医黄汉信，机灵好学，尽得师传。怀医人济世之志，行医于城乡。精方脉、推拿，经治多验，声誉日高。对小儿惊风，尤有“起死回生”之术。靖、会、通、芷、黔、晃各县均有得救者。民国二年（1913 年），省督谭延闿因“瘟疫”医治无效，日渐危重，昏迷不醒，群医束手。时值戈任驻省议员，三方用毕，便起立行走。谭谢以重金，戈坚辞不受，乃委其三兄为省矿务局局长。

戈诊病以切脉为主，治病以处方为慎。常说：“治病非儿戏，能救人亦能杀人。”又感市场上药不真，制不法，乃于民国初年在河街开设太生堂药店，重薪聘请名药师胡启隆，依古法一丝不苟加工炮制，如熟地、黄精必须九蒸，香附九制。凡求诊取药，贫民照本，赤贫奉送，特贫并济钱粮。若乞讨病途，雇人照料药食。乞丐死于街头，捐棺义葬。不几年，资产耗半。药师愧辞，跪辞再三。戈感其诚，遂将药店义赠于胡。胡尊戈训：“诚心济世，薄利经营。”民国 9 年（1920 年），戈到杨再杰部任军医。

戈专心医学，虽病重垂危亦手不释卷。其手稿《难经秘要》、《小儿惊风秘诀》、《奇难杂证实录》、《伤寒温病明辩》，临终时传其爱徒储世龙。民国 13 年病故，享年 62 岁。

黄熹元

黄熹元，号炽昌，人称亮老爷，靖州甘棠祥贝人，生于清同治十二年（1873 年）。幼时半耕半读。年弱冠，以“不为良相，当为良医”自勉，怀济困扶危之志，先后拜师于黄汉信、储先模、戈心泉、杨进禄等人门下。18 岁开始肩挑药担，走村串户，走遍甘棠、文溪、会同团河、东山、绥宁鹅公岭以及贵州天柱远口、白岩塘一带。其间，广积民间验方，多识民族草药。光绪二十九年（1903 年），设聚春堂药店于甘棠镇上。出诊挖药，业余加工。看病不开处方，发药不用秤称，用药有拘中草，病人不分贵贱，药费不论有无。因就诊取药简便，收费低廉，加之兼通内科杂症，诊治每多奇验，群医敬服，誉满乡里。荣获病人“感恩再造”横幅，以及“济世济贫不济富，劳心劳力又劳神”对联。民国 28 年（1939 年），甘棠一带“霍乱”流行，死者甚多。黄研制“霍乱救急丸”，服后十之八、九得救，四周百姓，感恩戴德。黄还热心修桥、建亭等事，曾于民国 32 年捐田 30 亩资助创办县立中学，县政府赠“兴学育才”横匾以资表彰。古稀之年，黄还布衣草履，百里之外行医。1956 年农历闰三月十二，因中风脱症去世，享年 83 岁。噩耗传出，四邻百姓，莫不哀悼。

易祚兴

易祚兴，号勃然，清同治十二年（1873 年）生于靖州州城。幼读私塾 6 年，清末秀才。不取仕进，自学医术成才。屡起沉疴，善治虚损，喜用温补，在当地侗族民间颇有名望。

吴元亨

吴元亨（1874～1943），男，侗族，通道县播阳镇贯团村人。青年从师于靖州地角（今属通道播阳镇）名草医杨某名下，获真传，并撰写医技手抄本一卷。后又经多位名师指点秘技，故医技高超。吴先生精通切脉之术，熟知100余种中草药性能，除治疗常见病外，擅长皮肤病、肾及膀胱结石、小儿惊风、痢疾、霍乱、天花的诊治，每予辨症施治应验。8岁患儿吴昌满高烧惊风，神志不清，翻白眼，已无语，生命垂危，经推拿、揉捏，即有哭声，加服草药后痊愈。12岁女孩吴金芝尿道结石，痛滚于地，经数剂草药化解即愈。民国24年（1935），黄土轩至上寨一带天花流行，采用九剂中药处方，一日一方，连服9日，并兼服草药，伴之以推拿、穴位点药，救治200余人，除1名4岁患儿求治较迟而夭折外，其他均愈。在诊治中崇尚医德，不恋钱财，随喊随到，收治病人常待食如宾。中年即享誉播阳及贵州邻近地带。其医艺授徒吴立生、吴启焕。吴立生德艺均高，亦远近闻名。吴先生晚年将数种医技秘方传授予孙吴昌杰。

田紫斋

田紫斋，芷江县人，清光绪壬午年（1882年）生。初学布商，后随岳父学医。成年后，长期在靖县杨万盛药店坐堂应诊，精脉理，长于妇科、伤寒。田存谷10担于店内，贫民无钱支付药费，就从其中开支。1968年8月弥留之际，还念念不忘“要杨柏辉、戴双飞快来开药方，我快走了!”享年86岁，其门徒申开馨为靖州当代名医。

佘支峰

佘支峰，通道县藕团乡人，清光绪十三年（1887）生，草医把式。善武术，以骨伤科称著于靖。1957年录为县人民医院医生。一次，一肩关节脱臼患者，外科西医欲转洪江。佘说：“我来!”乃靠墙斜架一梯，患者立于梯下凳上，双手紧抓梯子横柱。余于伤处猛喷冷水一口，就势将凳子踢开，患者“啊”的一声，痛叫跌地，伤肢即愈。余于1961年病逝，享年74岁。

袁云樵

袁云樵，清光绪十七年（1891年）生于靖城。其父在城内开设袁日生药店。袁幼读私塾5年，后随父识药3年，学医8年，后继父业。数年后，竟以儿科称著于靖。对麻痘痧症、疳积注夏，能挽垂危于顷刻。民国30年，救活县长秦镜之子，秦赠“良医”横匾，悬于店门之上，声名更噪。袁对中药炮制颇有研究，小儿用药，皆该店精工配制，袁且必亲临指导参与，疗效确著。解放后，申请偕子袁立伟到横江桥开业。1956年4月参加横江桥联合诊所。

龙儒恩

龙儒恩（1893~1974），男，侗族，通道县坪坦乡阳烂村人。骨伤科医学世家龙昌跃的第七代传人。36岁始随父龙怀仁学艺，为早日学成，检尸骨以究人体骨骼结构，并详参祖传手抄本《骨伤正位要略》、《骨伤医方集》。不惑之年，即艺成名就，享誉湘桂黔边境。省维尼纶厂一职工股骨骨折，经其治疗，7日即下床活动。铁路工程局第二局运输连一职工腰椎骨折，已卧床2年，经收治，次日即能下床。广西、贵州、湖北等省区及长沙、靖县、绥宁等地骨伤病人，慕名求治者甚多，每获奇效。其行医尤重医德，不求索取，对病者常以茶饭相待。其人思想开朗，中年传医技与次子龙敏，老年传给孙辈龙文丰、龙文耀、龙开娥等，其后代形成四县（通道、靖州、龙胜、三江）联手骨伤科系统。

甄上楹

甄上楹，号尚岭，字习懒，靖县城墙界人。清光绪二十二年(1896 年) 生。甄少理家桑，衣着补素，饮食淡泊。毕生好学，通达经史。壮设杏坛，培育人才。后攻读医书。解放后，相继在甘棠、坳上、江东卫生院工作，屡获奖状。临床处方，十分经心。对疑难杂症，尤有妙术，施治出奇制胜。先后治愈乙脑、产后严重中风、妇女不孕等奇异病症 10 数例，声名远著。“文化大革命”时，因迷信活动被除名。赋闲家中，矢志写作，抄注《常阅医案》、《内经漫话》、《金匮要略注解》，撰有《伤寒论庸》等共 30 余万字。1975 年，收回工作后，又进一步落实政策。1980 年去世，享年 84 岁。

伍远朝

伍远朝（1902～1977），男，通道县木脚乡木脚村人，著名医家伍凤仁第四代传人。幼年从祖父伍进境学医，中年时已医技精湛。擅长惊风、风温病医治。2 岁幼童伍世伯惊风似死，全家恸哭，经其穴位按捏及中药灌服痊愈。5 岁幼儿伍菊荣经西医诊断为风湿性心脏病，全身水肿病危，两次住院治疗未见好转，经其以中草药治疗痊愈，现仍健在。因其医技精，医德高尚，邻近的绥宁、城步、靖县常有患者求治。晚年传医技于子伍世平。

吴未喜

吴未喜（1907～1983），男，侗族，通道县独坡乡新丰村人，原大队（村）专职草医。1927 年投师本村草医吴国亮、吴光盛，学习有成。擅长治疗急慢性胆囊炎、肠胃炎、肝炎、痢疾等，对风湿病、神经痛及瘫痪，用药内服外洗，结合灯火灸疗，每见奇效。治疗“癫痫”亦有良方。吴先生中年丧偶，晚年孤身一人，坚持为民除疾，不计报酬。“文革”时期，有两名外乡“癫痫”患者上门求治，他免费为其治愈。

第四节 白族医药人物

钟古轩

钟古轩（1880~1972），男，桑植县人。擅长内科及草医伤科，兼精妇科和小儿推拿。1902 年开学医，1920 年在县城开设“济人国药号”。1956 年加入城关中医联合诊所。1959 年调县人民医院工作。

黄柏林

黄柏林（1891~1966），男，桑植县人。擅长内、妇、儿科。35 岁时开始在乡间行医。1952 年在桑植县凉水口开设私人中医诊所。1958 年调州人民医院工作。1964 年被选为州政协委员。

许德生

许德生（1893~1975），男，桑植县人。精通医理，擅长内、妇、儿科，尤其擅诊治各种疑难杂证，精通草医草药。自幼随父学医，19 岁时便开始独立行医。建国后，曾任澧源镇中医联合诊所主任，桑植县医药卫生协会理事长，州县一、二、三届人大代表，州政协委员。

后　记

经过4年多断断续续的调查研究、资料收集及文字整理，这本《湖南民族医学史》就算编著完成了。

在完成《湖南省民族医药发展史研究》课题及《湖南民族医学史》编著工作中，得到湖南省中医管理局的科技立项资助；在课题研究和著作的编写工作中，得到湘西土家族苗族自治州民族医药研究所的大力支持；在调研工作中得到湘西土家族苗族自治州中医院马伯元主任医师、张家界市侯启年先生、湘西土家族苗族自治州民族医药研究所潘永华先生、彭芳胜先生的关心和支持。对于关心和支持本项工作的单位和个人，在此致以真诚的谢意！

编　者

2008年7月8日